# 运动、营养与健康

YUNDONG YINGYANG YU JIANKANG

主　编　张友毅

副主编　梁　芳　黄文胜

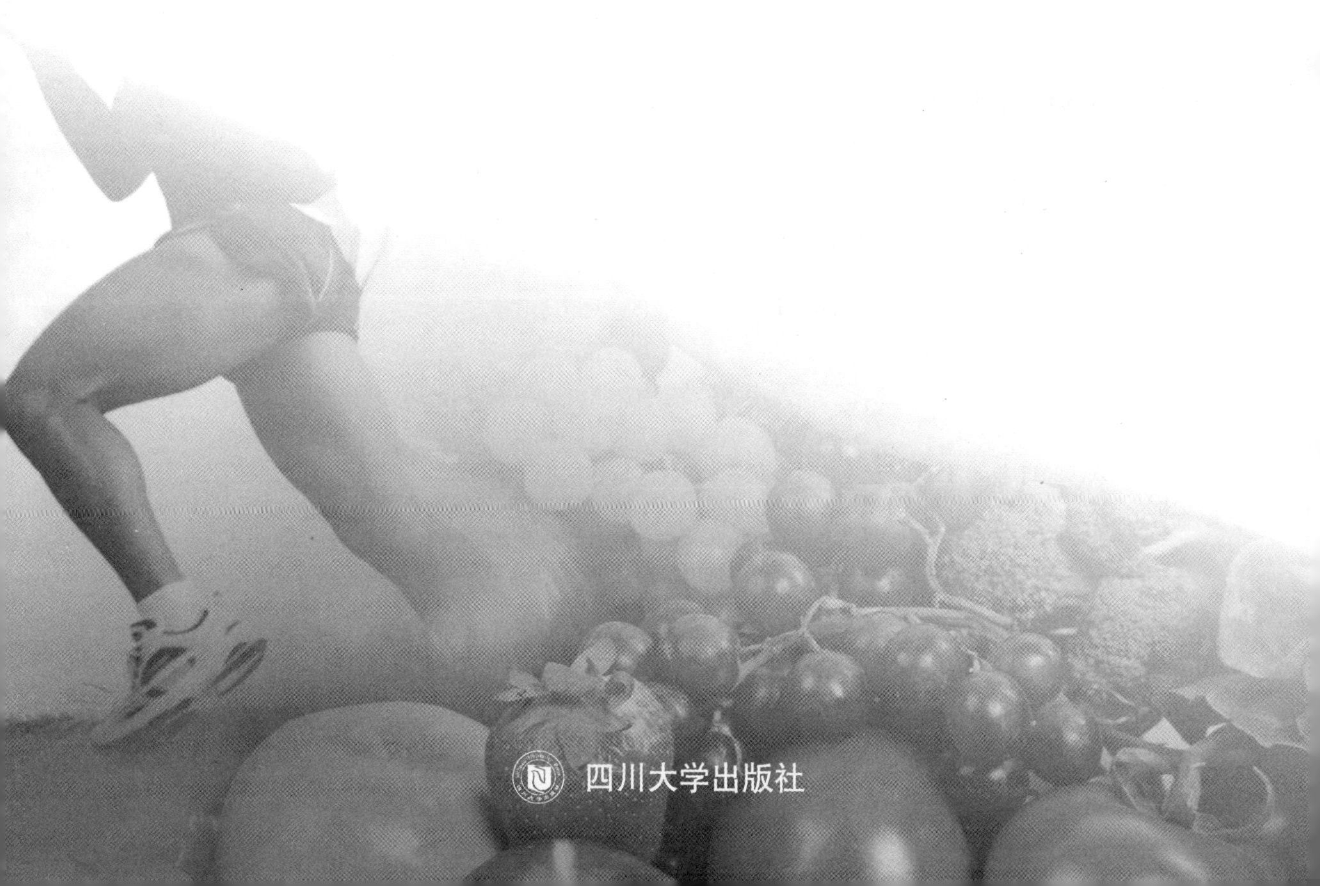

四川大学出版社

责任编辑:王　平
责任校对:蒋姗姗
封面设计:墨创文化
责任印制:王　炜

**图书在版编目(CIP)数据**

运动、营养与健康 / 张友毅主编. —成都：四川大学出版社，2011.6
ISBN 978-7-5614-5313-1

Ⅰ.①运…　Ⅱ.①张…　Ⅲ.①体育卫生-营养学
Ⅳ.①G804.32

中国版本图书馆 CIP 数据核字（2011）第 105606 号

书名　**运动、营养与健康**

主　　编　张友毅
出　　版　四川大学出版社
地　　址　成都市一环路南一段 24 号 (610065)
发　　行　四川大学出版社
书　　号　ISBN 978-7-5614-5313-1
印　　刷　四川新恒川印务中心
成品尺寸　185 mm×260 mm
印　　张　15.25
字　　数　362 千字
版　　次　2011 年 6 月第 1 版
印　　次　2019 年 3 月第 3 次印刷
定　　价　38.00 元



◆读者邮购本书,请与本社发行科联系。
电话:(028)85408408/(028)85401670/
(028)85408023　邮政编码:610065
◆本社图书如有印装质量问题,请
寄回出版社调换。
◆网址:http://press.scu.edu.cn

# 前　言

在人们对身体健康日益重视的今天，如何进行科学运动和合理膳食显得尤为重要。影响健康的诸多因素包括运动、营养、睡眠、心理等，其中运动、营养与健康的关系最为密切。而运动不科学、饮食不合理的现象，在目前仍然普遍存在。为了让广大学生、体育爱好者和教育工作者更好地了解运动与营养方面的知识，掌握科学的健身方法和合理地补充营养，以及针对常见病的运动和饮食疗法，我们编写了《运动、营养与健康》一书，作为大学生健康教育的教材之一。

本书较为全面地叙述了各种营养素的理化性质、生物学功能，以及膳食供给量与运动对健康的影响，介绍了运动补给的功效，列举了常见病及健身的运动和营养处方。在编写本教材过程中，既注重营养学基本理论和基础知识的介绍，又联系运动实际，并结合教学实践和当前最新的科研成果，深入浅出，使健身的运动与营养知识及方案易懂、易行，便于操作。

本书共有十六章。第一章人体构成及食物的消化吸收，介绍了基础营养、人体构成、食物的消化吸收等机理。第二章能量，详细介绍了能量来源、消耗及测定。第三章蛋白质，介绍了蛋白质的组成和分类、蛋白质的生理功能、消化吸收及代谢、营养评价和互补作用。第四章脂类，介绍了脂类的分类、生理功能、消化吸收，脂肪酸、磷脂及胆固醇以及膳食参考摄入量及食物来源。第五章碳水化合物，介绍了碳水化合物的分类、生理功能、代谢以及膳食参考摄入量与食物来源。从第六章到第十六章介绍了营养相关知识及合理补充营养等。第六章运动与无机盐营养，第七章运动与维生素营养，第八章 B 族维生素与运动，第九章运动与水营养，第十章运动与膳食纤维营养，第十一章健康与亚健康，第十二章减肥与营养，第十三章健美增肌与营养，第十四章儿童、青少年的运动与营养，第十五章营养素与运动，第十六章常见食物与营养。

本书由大连交通大学张友毅任主编，大连交通大学梁芳、大连轻工业学院黄文胜任副主编。本书的第一、二、三、四、五、六章由张友毅编写，第七、八、九、十、十一、十二章由梁芳编写，第十三、十四、十五、十六章由黄文胜编写。全书由梁芳主审。

本书编写时参考了营养学、运动营养学、生物化学、运动生物化学、运动医学等方面的论著和有关网站的资料，在此向各位作者致以诚挚的谢意。

由于编者水平有限，在材料选用、内容安排、文字修辞等方面肯定存在不妥和疏忽之处，敬请专家、读者指正。

编者

2010 年 11 月 8 日于大连

# 前言

2010年11月于大连

# 目　　录

# 第一章 人体构成及食物的消化吸收

## 第一节 基础营养

“营养”作为一个名词、术语已为众所习用，但对它的确切定义却未必准确了解。

“营”在汉字里是谋求的意思，“养”是养生或养身，两个字组合在一起应当是“谋求养生”的意思。确切地说，应当是“用食物或食物中的有益成分谋求养生”。“营养”一词确切而比较完整的定义应当是：“机体通过摄取食物，经过体内消化、吸收和代谢，利用食物中对身体有益的物质作为构建机体组织器官、满足生理功能和体力活动需要的过程。”研究人体以及其他生物的营养问题的学问被称为营养学。

人类在生命活动过程中需要不断地从外界环境中摄取食物，从中获得生命活动所需的营养物质，这些营养物质在营养学上称为“营养素”。

人体所需的营养素有碳水化合物、脂类、蛋白质、矿物质、维生素，共五大类，其中不能在体内合成，而必须从食物中获得的，称为“必需营养素”。这些必需营养素包括9种氨基酸：异亮氨酸、亮氨酸、赖氨酸、蛋氨酸、苯丙氨酸、苏氨酸、色氨酸、缬氨酸、组氨酸；2种脂肪酸：亚油酸、α-亚麻酸；碳水化合物；7种常量元素：钾、钠、钙、镁、硫、磷、氯；8种微量元素：铁、碘、锌、硒、铜、铬、钼、钴；14种维生素：维生素A、维生素D、维生素E、维生素K、维生素$B_1$、维生素$B_2$、维生素$B_6$、维生素C、烟酸、泛酸、叶酸、维生素$B_{12}$、胆碱、生物素；加上水等，共计40余种。

其中碳水化合物、脂类和蛋白质因为需要量多，在膳食中所占的比重大，称为“宏量营养素”；矿物质和维生素因为需要量相对较少，在膳食中所占比重也较小，称为“微量营养素”；矿物质中有7种在人体内含量较多，称为“常量元素”，有8种在人体内含量较少，称为“微量元素”。

这些营养素在体内有三方面功用：一是供给生活、劳动和组织细胞功能所需的能量；二是提供人体的“建筑材料”，用以构成和修补身体组织；三是提供调节物质，用以调节机体的生理功能。由此可见，营养素是健康之本，是健康的物质基础。

为了指导居民合理营养、平衡膳食，许多国家的营养学术权威机构向国内公众推荐膳食营养素推荐供给量（recommended dietary allowances，RDAs）。RDAs值基本上是根据预防缺乏病提出的参考值，没有考虑预防慢性病，也没有考虑过量的危害。近年来，欧美国家提出了“膳食营养素参考摄入量”（dietary reference intakes，DRIs）这一新概念，并制定出新的DRIs，用以取代RDAs。中国营养学会根据国际上的发展趋势，结合我国具体情况，于2000年制定并推出了《中国居民膳食营养素参考摄入量》。

“膳食营养素参考摄入量”是一组每日平均膳食营养素摄入量的参考值，包括“平均需要量”（EAR）、“推荐摄入量”（RNI）、“适宜摄入量”（AI）、“可耐受最高摄入量”（UL）。

EAR是群体中各个体需要量的平均值，由个体需要量研究资料计算而得。EAR可以满足某一特定性别、年龄及生理状况群体中的50%个体需要量的摄入水平，而不能满足另外50%个体对营养的需要，是制定RNI的基础。

RNI相当于传统使用的RDAs，是可以满足某一特定性别、年龄及生理状况群体中绝大多数（97%~98%）个体需要量的摄入水平；长期达到RNI水平，可以满足身体对该营养素的需要，保持健康和维持组织中有适当的储备。RNI是以EAR为基础制定的，主要用途是作为个体每日摄入该营养素的目标值。

当某种营养素的个体需要摄入量的研究资料不足而无法计算EAR，进而不能推算RNI时，可设定AI以代替RNI。AI是通过观察或实验获得的健康人群某种营养素摄入量，亦可用作个体摄入量的目标，该量可满足目标人群中几乎所有个体的需要。

UL是平均每日可以摄入该营养素的最高量。“可耐受”是指该摄入水平是可以耐受的，对一般人群的几乎所有个体都不至于损害健康。但是，当摄入量超过UL而进一步增加时，损害健康的危险性也随之增加。

## 第二节　人体构成

人体是以物质为基础的一个有机体。根据人们对人体认识的程度，可以从5个层次上来认识人体，即原子水平、分子水平、细胞水平、组织水平以及整体水平。

### 一、原子水平

在原子水平上，目前已知的元素有130余种，其中人体内含有的元素有60多种，主要为氧、氢、碳、氮、钙及磷等，其中氧含量约为65%，碳约为18%，氢约为10%，氮为3.0%，钙为2.0%，磷为1.0%。氧、碳、氢、氮就占了人体总重量的96%。其他元素虽然在人体内所占的比例很小，但并不代表着它们不重要，如血红蛋白是体内氧的携带者，而铁则是血红蛋白的重要组成成分。

### 二、分子水平

在分子水平上，人体是由蛋白质、脂类、碳水化合物、水及矿物质等构成的。以一位体重为65 kg的男性为例，其体内的水量约为40 kg，占体重的60%多；脂类约为9 kg，占体重的14%，其中估计有1 kg为生命活动所必需的，其余的为能量储备，可以根据人体的活动状况而改变；蛋白质约为11 kg，占体重的17%，大部分蛋白质在身体内作为基本构成成分而存在，损失超过2 kg就会导致严重的生理功能失调。碳水化合物在体内主要是以糖原形式存在，可以用于消耗的储备不超过200 g。

### 三、细胞水平

在细胞水平上，人体是由细胞、细胞外液及细胞外固体组成的。细胞是身体行使功能的主要组成部分。按照细胞存在的组织通常将其分为肌肉细胞、脂肪细胞、上皮细胞、神经细胞等类型。

### 四、组织水平

在组织水平上，人体是由组织、器官及系统构成的，这样体重就等于脂肪组织、骨骼肌、骨、血及其他如内脏器官等的总和。脂肪组织包括脂肪细胞、血管及一些支撑性结构成分，是储存脂肪的主要地方。骨骼肌有 600 多块，占体重的比例因性别、年龄不同而有差异。成年男性约占 40%，成年女性约占 35%。四肢肌约占全身肌肉重量的 80%，其中下肢肌约占 50%，上肢肌约占 30%。正常人的总血量占体重的 8%左右。一位体重为 50 kg 的人，约有血液 4000 ml，而真正参与循环的血量只占全身血液的 70%～80%，其余的则储存在肝、脾等“人体血库”内。当人体出现少量失血时，储存在“人体血库”中的血液便会立即释放出来，随时予以补充。骨骼是人体的支架系统，人体有 206 块骨头，成年人骨骼的重量大约有 9 kg。

### 五、整体水平

需要说明的是，人体在各个水平上的构成是一个动态的过程。对于一个个体来说，在胎儿、婴儿、幼儿、青春期、成年、老年等各个时期，身体成分会呈现一定的变化，在疾病、应激等状态下也会发生一定的改变。但通常情况下，在某一特定时间内，如以月或年为单位来衡量时，人体的构成在各个水平上都是相对稳定的，即各组成部分之间呈现稳定的定量关系。所以，可以通过在整体水平上的人体测量确定各个水平上身体的构成。这也是身高、体重、皮褶厚度、体质指数（BMI）等人体测量学指标在人体营养状况评价中得到普遍应用的理论基础之一。

## 第三节 食物的消化吸收

人体摄入的食物必须在消化道内被加工处理分解成小分子物质后才能进入体内，这个过程称为消化（digestion）。消化有两种方式：一种是通过机械作用，把食物由大块变成小块，称为机械消化；另一种是在消化酶的作用下，把大分子变成小分子，称为化学消化。通常，食物的机械消化与化学消化是同时进行的。食物经消化后，其中所含营养素所形成的小分子物质通过消化道进入血液或淋巴液的过程，称为吸收（absorption）。

### 一、消化系统的组成与功能

#### （一）消化系统的组成及机理

消化系统由消化道和消化腺两部分组成。消化道是一条起自口腔延续为咽、食道、胃、小肠、大肠，终于肛门的很长的肌性管道，包括口腔、咽、食管、胃、小肠（十二指肠、空肠、回肠）及大肠（盲肠、结肠、直肠）等部分。消化腺有小消化腺和大消化腺两种。小消化腺散在消化道各部分的管壁内，大消化腺有三对唾液腺（腮腺、下颌下腺、舌下腺）、肝和胰，它们均借助导管，将分泌物排入消化道内。

1. 口腔

口腔位于消化道的最前端，是食物进入消化道的门户。口腔内参与消化的器官有牙齿、舌、唾液腺。

（1）牙齿：牙齿是人体最坚硬的器官，通过牙齿的咀嚼，食物由大块变成小块。

（2）舌：在进食过程中，舌使食物与唾液混合，并将食物向咽喉部推进，用以帮助食物吞咽；同时舌是味觉的主要器官。

（3）唾液腺：人的口腔内有三对大唾液腺：腮腺、舌下腺、下颌下腺，还有无数散在的小唾液腺，唾液就是由这些唾液腺分泌的混合液。唾液为无色、无味近于中性的低渗液体。唾液中的水分约占99.5%，有机物主要为黏蛋白，还有唾液淀粉酶、溶菌酶等，无机物主要有钠、钾、钙、硫、氯等。唾液的作用：①唾液可湿润与溶解食物，以引起味觉；②唾液可清洁和保护口腔，当有害物质进入口腔后，唾液可起冲洗、稀释及中和的作用，其中的溶菌酶可杀灭进入口腔内的微生物；③唾液可使食物细胞黏成团，便于吞咽；④唾液中的淀粉酶可对淀粉进行简单的分解，但这一作用很弱，且唾液淀粉酶仅在口腔中起作用，当进入胃与胃液混合后，pH值下降，此酶迅速失活。食物在口腔内的消化过程是经咀嚼后与唾液合成团，在舌的帮助下送到咽后壁，经咽与食管进入胃。食物在口腔内主要进行的是机械性消化，伴随少量的化学性消化，且能反射性地引起胃、肠、胰、肝、胆囊等器官的活动，为以后的消化做准备。

2. 咽与食管

咽位于鼻腔、口腔和喉的后方，其下端通过喉与气管和食管（esophagus）相连，是食物与空气的共同通道。当吞咽食物时，咽后壁前移，封闭气管开口，防止食物进入气管而发生呛咳。食团进入食管后，在食团的机械刺激下，位于食团上端的平滑肌收缩，推动食团向下移动，而位于食团下方的平滑肌舒张，这一过程的往复，便于食团的通过。

3. 胃

胃位于左上腹，是消化道最膨大的部分，其上端通过贲门与食管相连，下端通过幽门与十二指肠相连。胃的肌肉由纵状肌肉和环状肌肉组成，内衬黏膜层。肌肉的舒缩形成了胃的运动，黏膜层则具有分泌胃液的作用。

（1）胃的运动：①胃的容受性舒张。胃在充盈的状态下体积可增大到1000 ml～1500 ml，使胃可以很容易地接受食物而不引起胃内压力的增大。胃的容受性舒张的生理意义是使胃的容量适应于大量食物的涌入，以完成储存和预备消化食物的功能。②胃的紧张性收缩。胃被充满后，就开始了它的持续较长时间的紧张性收缩。在消化过程中，紧张性收缩逐渐加强，使胃腔内有一定压力，这种压力有助于胃液渗入食物，并能协助推动食物向十二指肠移动。③胃的蠕动。胃的蠕动由胃体部发生，向胃底部方向发展。蠕动的作用是使食物与胃液充分混合，以利于胃液的消化作用并把食物以最适合小肠消化和吸收的速度向小肠排放。

（2）胃液：胃液为透明、淡黄色的酸性液体，pH值为0.9～1.5。胃液主要由以下成分组成：①胃酸。胃酸由盐酸构成，由胃黏膜的壁细胞分泌。胃酸主要有以下功能：

A. 激活胃蛋白酶原，使之转变为有活性的胃蛋白酶；B. 维持胃内的酸性环境，为胃内的消化酶提供最合适的酸碱度，并使钙、铁等矿质元素处于游离状态，利于吸收；C. 杀死随同食物进入胃内的微生物；D. 造成蛋白质变性，使其更容易被消化酶所分解。②胃蛋白酶。胃蛋白酶是由胃黏膜的主细胞以不具活性的胃蛋白酶原的形式所分泌的，胃蛋白酶原在胃酸的作用下转变为具有活性的胃蛋白酶。胃蛋白酶可对食物中的蛋白质进行简单分解，主要作用于含苯丙氨酸或酪氨酸的肽键，生成胨和胨，但很少形成游离氨基酸，当食糜被送入小肠后，随 pH 值升高，此酶迅速失活。③黏液。黏液的主要成分为糖蛋白。它覆盖在胃细胞膜的表面，形成一个厚约 500 $\mu$m 的凝胶层，具有润滑作用，使食物易于通过；黏液还保护胃黏膜不受食物中粗糙成分的机械损伤；黏液为中性或偏碱性，可降低 HCl 胃酸酸度，减弱胃蛋白酶活性，从而防止酸和胃蛋白酶对胃细胞膜的消化作用。④内因子。由壁细胞分泌，可以和维生素 $B_{12}$ 成复合体，有促进回肠上皮细胞吸收维生素 $B_{12}$ 的作用。

4. 小肠

小肠是食物消化的主要器官。在小肠，食物受胰液、胆汁及小肠液的化学性消化。绝大部分营养成分也在小肠吸收，未被消化的食物残渣，由小肠进入大肠。小肠位于胃的下端，长 5 m～7 m，从上到下分为十二指肠、空肠和回肠。十二指肠长约 25 cm，在中间偏下处的肠管稍粗，称为十二指肠壶腹，该处有胆总管的开口，胰液及胆汁经此开口进入小肠，开口处有环状平滑肌环绕，起括约肌的作用，称为 Oddi 括约肌，防止肠内容物反流入胆管。

（1）小肠的运动：①紧张性收缩。小肠平滑肌的紧张性是其他运动形式有效进行的基础，当小肠紧张性降低时，肠腔扩张，肠内容物的混合和转运减慢；相反，当小肠紧张性增高时，食糜在小肠内的混合物和转运过程就加快。②节律性分节运动。此运动是由环状肌的舒缩来完成的。在食糜所在的一段肠管上，环状肌在许多点同时收缩，把食糜分割成许多节段；随后，原来收缩处舒张，而原来舒张处收缩，使原来的节段分为两半，相邻的两半则合拢为一个新的节段。如此反复进行，食糜得以不断地分开，又不断地混合。分节运动的向前推进作用很小，它的作用在于：A. 使食糜与消化液充分混合，便于进行化学性消化；B. 使食糜与肠壁紧密接触，为吸收创造条件；C. 挤压肠壁，有助于血液和淋巴的回流。③蠕动：蠕动是一种把食糜向着大肠方向推进的作用。蠕动由环状肌完成。由于小肠的蠕动很弱，通常只进行一段距离后便立即消失，所以食糜在小肠内的推进速度很慢，为 1 cm/min～2 cm/min。

（2）进入小肠的消化液：①胰液。胰液是由胰腺的外分泌腺部分分泌，所分泌的胰液进入胰管，流经胰管与胆管合并而成的总胆骺位于十二指肠处的总胆管开口进入小肠。胰液为无色、无嗅的弱碱性液体，pH 值为 7.8～8.4，含水量类似于唾液；无机物主要为碳酸氢盐，其作用是中和进入十二指肠的胃酸，使肠细胞膜免受强酸的侵蚀，同时也提供了小肠内多种消化酶活动的最适 pH 值；有机物则为由多种酶组成的蛋白质。A. 胰淀粉酶：为 $\alpha$ 淀粉酶；B. 胰脂肪酶类：胰液中消化脂类的酶有胰脂肪酶、磷脂酶 A2、胆固醇酯酶和辅脂酶；C. 胰蛋白酶类：胰液中的蛋白酶基本上分为两类即内肽酶和外肽酶，胰蛋白酶、糜蛋白酶和弹性蛋白酶属于内肽酶，而外肽酶主要有羧基肽酶 A 和羧基肽酶 B。胰腺细胞最初分泌的各种蛋白酶都是以无活性的酶原形式存在的，进入十二指肠后被肠致活酶所激活。除上述三类主要的酶外，胰液中还含有核糖核酸酶和脱氧核糖核酸酶。胰液中的所有酶类的最适 pH 值为 7.0 左右。②胆汁。胆汁是由肝细胞合成的，储存于胆囊，经浓缩后由胆囊排出至十二指肠。胆汁是一种金黄色或橘棕色有苦味的浓稠液体，其中除含有水分和钠、钾、钙、碳酸氢盐等无机成分外，还含有胆盐、胆色素、脂肪酸、磷脂、胆固醇和细胞蛋白等有机成分。胆盐是由肝脏利用胆固醇合成的胆汁酸与甘氨酸或牛磺酸结合形成的钠盐或钾盐，是胆汁参与消化与吸收的主要成分。一般认为，胆汁中不含消化酶。胆汁的作用是：A. 胆盐可激活胰脂肪酶，使后者催化脂肪分解的作用加速；B. 胆汁中的胆盐、胆固醇和卵磷脂等都可作为乳化剂，使脂肪乳化呈细小的微粒，增加了胰脂肪酶的作用面积，使其对脂肪的分解作用大大加速；C. 胆盐与脂肪的分解产物如游离脂肪酸、甘油一酯等结合成水溶性复合物，促进了脂肪的吸收；D. 通过促进脂肪的吸收，间接帮助了脂溶性维生素的吸收。此外，胆汁还是体内胆固醇和胆色素代谢产物排出体外的主要途径。③肠液。小肠液是由十二指肠腺细胞和肠腺细胞分泌的一种弱碱性液体，pH 值约为 7.6。小肠液中的消化酶包括氨基肽酶、α－糊精酶、麦芽糖酶、乳糖酶、蔗糖酶、磷酸酶等；主要的无机物为碳酸氢盐；小肠液中还含有肠致活酶，可激活胰蛋白酶原。

5. 大肠

人类的大肠内没有重要的消化活动。大肠的主要功能在于吸收水分，大肠还为消化后的食物残渣提供临时储存场所。一般说来，大肠并不进行消化，大肠中物质的分解也多是细菌作用的结果，细菌可以利用肠内较为简单的物质合成 B 族维生素和维生素 K，但更多的是细菌对食物残渣中未被消化的碳水化合物、蛋白质与脂肪的分解，所产生的代谢产物也大多对人体有害。

(1) 大肠的运动：大肠的运动少而慢，对刺激的反应也较迟缓，这些有利于对粪便的暂时储存。①袋状往返运动。由环状肌无规律的收缩所引起，可使结肠袋中的内容物向两个方向做短距离位移，但并不向前推进。②分节或多袋推进运动：由一个结肠袋或一段结肠收缩完成，把肠内容物向下一段结肠推动。③蠕动。由一些稳定向前的收缩波组成，收缩波前方的肌肉舒张、后方的肌肉收缩，使这段肠关闭合并排空。

(2) 大肠内的细菌活动：大肠中的细菌来自于空气和食物，它们依靠食物残渣而生存，同时分解未被消化吸收的蛋白质、脂肪和碳水化合物。蛋白质首先被分解为氨基酸，氨基酸或是再经脱羧产生胺类，或是再经脱氨基形成氨，这些可进一步分解产生苯酚、吲哚、甲基吲哚和硫化氢等，是粪便臭味的主要来源；碳水化合物可被分解产生乳酸、醋酸等低级酸，以及 $CO_2$、沼气等；脂肪则被分解产生脂肪酸、甘油、醛、酮等，这些成分大部分对人体有害，有的可以引起结肠癌。可溶性膳食纤维，可加速这些有害物质的排泄，缩短它们与结肠的接触时间，有预防结肠癌的作用。

(二) 消化系统的基本功能

可以概括为消化食物，吸收养料、水分和无机盐并排出残渣。

食物的消化和吸收，供机体所需的物质和能量，食物中的营养物质除维生素、水和无机盐可以被直接吸收利用外，蛋白质、脂肪和糖类等物质均不能被机体直接吸收利用，需在消化道内被分解为结构简单的小分子物质，才能被吸收利用。食物在消化道内被分解成结构简单、可被吸收的小分子物质的过程就称为消化。这种小分子物质透过消化道黏膜上皮细胞进入血液和淋巴液的过程就是吸收。消化和吸收是两个相辅相成、紧密联系的过程。不能被消化和吸收的食物残渣，最后以粪便的形式排出体外。

（三）物理性消化和化学性消化

消化过程包括物理性消化和化学性消化两种形式。

1. 物理性消化

物理性消化是指消化道对食物的机械作用，包括咀嚼、吞咽和各种形式的蠕动运动以磨碎食物，使消化液充分与食物混合，并推动食团或食糜下移等。这种消化过程叫做机械性消化，或物理性消化。

2. 化学性消化

化学性消化是指消化腺分泌的消化液对食物进行化学分解而言。由消化腺所分泌的各种消化液，将复杂的各种营养物质分解为肠壁可以吸收的简单化合物，如把蛋白质分解为氨基酸、淀粉分解为葡萄糖、脂类分解为甘油及脂肪酸等。然后，这些分解后的营养物质被小肠（主要是空肠）吸收进入体内，进入血液和淋巴液。这种消化过程叫做化学性消化。

## 二、食物的吸收

吸收（absorption）是指食物成分在消化道（主要）上皮细胞吸收进入血液或淋巴液，从而进入肝脏的过程。

（一）吸收部位

食物吸收的主要部位是小肠上段的十二指肠和空肠。回肠主要是吸收功能的储备，用于代偿时的需要，而大肠主要是吸收水分和盐类。

在小肠内壁上布满了环状皱褶、绒毛和微绒毛。经过这些环状皱褶、绒毛和微绒毛的放大作用，使小肠的吸收面积可达 $200m^2$；且小肠的这种结构使其内径变细，增大了食糜流动时的摩擦力，延长了食物在小肠内的停留时间，为食物在小肠内的吸收创造了有利条件。

（二）吸收形式

小肠细胞膜的吸收作用主要依靠被动转运与主动转运来完成。

1. 被动转运

被动转运过程主要包括被动扩散、易化扩散、滤过、渗透等。

（1）被动扩散：通常，物质透过细胞膜，总是与它在细胞膜内外的浓度有关。不借助载体，不消耗能量，物质从浓度高的一侧向浓度低的一侧透过的过程称为被动扩散。由于细胞膜的基质是类脂双分子层，脂溶性物质更易进入细胞。物质进入细胞的速度取决于它在脂质中的溶解度和分子大小，溶解度越大，透过越快；如果在脂质中的溶解度相等，则较小的分子透过较快。

（2）易化扩散：易化扩散是指非脂溶性物质或亲水物质如 $Na^+$、$K^+$、葡萄糖和氨基酸等，不能透过细胞膜的双层脂类，需在细胞膜蛋白质的帮助下，由膜的高浓度一侧向低浓度一侧扩散或转运的过程。与易化扩散有关的膜内转运系统和它们所转运的物质之间，具有高度的结构特异性，即每一种蛋白质只能转运具有某种特定化学结构的物质；易化扩散的另一个特点是所谓的饱和现象，即扩散通量一般与浓度梯度的大小成正比，当浓度梯度增加到一定限度时，扩散通量就不再增加。

（3）滤过：消化道上皮细胞可以看做是滤过器。如果胃肠腔内的压力超过毛细血管时，水分和其他物质就可以滤入血液。

（4）渗透：渗透可看做是特殊情况下的扩散。当膜两侧产生不相等的渗透压时，渗透压较高的一侧将从另一侧吸引一部分水过来，以求达到渗透压的平衡。

2. 主动转运

在许多情况下，某种营养成分必须要逆着浓度梯度（化学的或电荷的）的方向穿过细胞膜，这个过程称为主动转运。营养物质的主动转运需要有细胞上载体的协助。所谓载体，是一种运输营养物质进出细胞膜的脂蛋白。营养物质转运时，先在细胞膜同载体结合成复合物，复合物通过细胞膜转运进入上皮细胞时，营养物质与载体分离而释放进入细胞中，然后载体又转回到细胞膜的外表面。主动转运的特点是：载体在转运营养物质时，需有酶的催化和提供能量，能量来自三磷酸腺苷的分解；这一转运系统可以饱和，且最大转运量可被抑制；载体系统有特异性，即细胞膜上存在着几种不同的载体系统，每一系统只运载某些特定的营养物质。

# 第二章　能量

新陈代谢是一切生命活动的基本特征。人体在生命活动过程中不断从外界环境中摄取食物，从中获得人体必需的营养物质，其中包括碳水化合物、脂类和蛋白质，一般称为三大营养素。三大营养素经消化转变成可吸收的小分子物质被吸收入血。这些小分子物质，一方面经过合成代谢构成机体组成成分或更新衰老的组织；另一方面经过分解代谢释放出所蕴藏的化学能。这些化学能经过转化便成为生命活动过程中各种能量的来源。所以，分解代谢是放能反应；而合成代谢则需要供给能量，是吸能反应。机体在物质代谢过程中所伴随的能量释放、转移和利用则构成了整个能量代谢过程，是生命活动的基本特征之一。

## 第一节　能量单位

"能"（energy）在自然界有多种形式，如太阳能、化学能、机械能、电能，它们之间可以相互转换。为了计量上的方便，国际上制定了统一的单位，即焦耳（J）或卡（cal）。1 kcal 是指常压下，1 kg 纯水温度升高或降低 1 摄氏度，所吸收或释放的热量。1 焦耳则是指用 1 牛顿（N）力把 1 kg 物体移动 1 m 所需要的能量。1000 J 等于 1"千焦耳"（kJ）；1000 kJ 等于1"兆焦耳"（MJ）。两种能量单位的换算如下：

1 kcal=4.184 kJ　　　1 kJ=0.239 kcal

1000 kcal=4.184 MJ　　　1 MJ=239 kcal

## 第二节　能量来源

人体在生命活动过程中都需要能量，如物质代谢的合成和分解反应、心脏跳动、肌肉收缩、腺体分泌等，而这些能量来源于食物。现代科学已证明，生物的能量来源于太阳的辐射能。其中，植物借助叶绿素的功能吸收利用太阳辐射能，通过光合作用将二氧化碳和水合成碳水化合物；植物还可以吸收利用太阳辐射能合成脂类、蛋白质。动物在食用植物时，实际上是从植物中间接吸收利用太阳辐射能。人类则是通过摄取动、植物性食物获得所需的能量。动、植物性食物中所含的营养素可分为五大类：碳水化合物、脂类、蛋白质、矿物质和维生素，如果加上水，则为六大类。其中，碳水化合物、脂类和蛋白质，经体内代谢可释放能量。三者统称为"产能营养素"或能源物质。

## 一、产能营养素

### （一）碳水化合物

碳水化合物是机体的重要能量来源。我国人民所摄取食物中的营养素，以碳水化合物所占的比重最大。一般说来，机体所需能量的50%以上是由食物中的碳水化合物提供的。食物中的碳水化合物经消化产生的葡萄糖被吸收后，有一部分以糖原的形式储存在肝脏和肌肉中。肌糖原是骨骼肌中随时可以动用的储备能源，用来满足骨骼肌在工作情况下的需要。肝糖原也是一种储备能源，储存量不大，主要用于维持血糖水平的相对稳定。

脑组织消耗的能量相对较多，在通常情况下，脑组织消耗的能量均来自碳水化合物在有氧的条件下的氧化，因而脑组织对缺氧非常敏感。另外，脑组织细胞储存的糖原又极少，代谢消耗的碳水化合物主要来自血糖，所以脑功能对血糖水平有很大的依赖性。

### （二）脂类

机体内的脂类分为组织脂质和储存脂质两部分。组织脂质主要包括胆固醇、磷脂等，是组织、细胞的组成成分，在人体饥饿时也不减少，不能成为能源。储存脂质主要是脂肪，也称甘油三酯或中性脂肪。在全部储存脂质中，脂肪约占98%。其中，一部分是来自食物的外源性脂肪；另一部分是来自体内碳水化合物和氨基酸转化成的内源性脂肪。脂肪含能量最高，是体内各种能源物质的主要储存形式。

在正常情况下，人体所消耗的能源物质中有40%～50%来自体内的脂肪，其中包括从食物中摄取的碳水化合物所转化成的脂肪；在短期饥饿情况下，则主要由体内的脂肪供给能量。脂肪酸可直接供给很多组织利用，也可经肝脏转化成丙酮酸后再供给其他组织利用。不但骨骼肌、心肌等可利用脂肪酸和酮体，在饥饿时，脑组织也可利用酮体。所以，脂肪也是重要的能源物质，但它不能在机体缺氧条件下供给能量。

### （三）蛋白质

蛋白质是由氨基酸构成的，在机体蛋白质代谢中，也主要是利用氨基酸进行合成和分解代谢。体内氨基酸有两个来源：一是来自食物蛋白质消化所产生的氨基酸，由小肠吸收入血；二是在机体新陈代谢过程中，组织、细胞蛋白质分解所产生的氨基酸。这两部分氨基酸主要用于合成细胞成分以实现自我更新，也用于合成酶、激素等生物活性物质。氨基酸也可以作为能源物质，但这是用较高的代价而取得的。

氨基酸在体内经过脱氨基作用或氨基转换作用，分解为非氮成分和氨基。其中非氮成分（α－酮酸）可以氧化供能，氨基则经过处理后主要由肾脏排出体外。人体在一般情况下主要利用碳水化合物和脂肪氧化供能。但在某些特殊情况下，机体所需能源物质供能不足，如长期不能进食或消耗量过大时，体内的糖原和储存脂肪已大量消耗之后，将依靠组织蛋白质分解产生氨基酸来获得能量，以维持必要的生理功能。

进食是周期性的，而能量消耗则是连续不断的，因而储备的能源物质不断被利用，又不断补充。当机体处于饥饿状态时，碳水化合物的储备迅速减少，而脂肪和蛋白质则作为长期能量消耗时的能源。

## 二、食物的卡价

人体所需要的能量来源于动物性与植物性食物中的碳水化合物、脂类和蛋白质三种产能营养素。每克产能营养素在体内氧化所产生的能量值称为“食物的热价”或“食物的能量卡价”，亦称“能量系数”。

（一）食物在体外的燃烧热

物质燃烧时所释放出的热，称为燃烧热。食物可在动物体内氧化，也可在动物体外燃烧。体外燃烧和体内氧化的化学本质是一致的，每克产能营养素在体外燃烧时所产生的能量值称为“物理卡价”。

食物的燃烧热通常采用“弹式热量计”测定。“弹式热量计”的基本构造是两中空形金属球（或带盖小钢罐），即钢弹。钢弹内安放能放电的电极及其引出的导线。操作时，先将定量的食物或产能营养素样品置于钢弹内电极附近，然后紧闭钢弹，从气口充入纯氧至一定压力，置钢弹于定量的特制水箱内，水箱中置一精密温度计；导线通电后，可使钢弹内食物或产能营养素样品在纯氧的环境中充分燃烧，燃烧所产生的热量经过钢弹传导给水箱中的水，于是水温上升；再根据样品的重量、水箱中的水量和水温上升的度数推算出所产生的燃烧热。

（二）食物在体内的燃烧热

产能营养素在体内燃烧（生物氧化）的过程和在体外燃烧的过程不尽相同。体外燃烧是在氧作用下完成的，化学反应激烈，伴随着光和热；体内氧化是在酶的作用下缓慢进行的，比较温和。特别是最终产物不完全相同，所以产生的热量（能量）也不完全相同。根据用“弹式热量计”测定，1 g 碳水化合物在体外燃烧时平均产生能量 17.15 kJ（4.1 kcal）；1 g 脂肪平均产能 39.54 kJ（9.45 kcal）；1 g蛋白质平均产能 23.64 kJ（5.65 kcal）。但在体内氧化时，碳水化合物和脂肪的最终产物与体外燃烧时的最终产物相同，均为二氧化碳和水，所产生的能量也相同。蛋白质在体内氧化时的最终产物为二氧化碳、水、尿素、肌酐及其他含氮有机物，而在体外燃烧时的最终产物则为二氧化碳、水、氨和氮等，体内氧化不如体外燃烧完全。若将 1 g 蛋白质在体内氧化的最终产物收集起来，继续在体外燃烧，还可产生能量 5.44 kJ（1.3 kcal）。如果用“弹式热量计”测定体外食物的燃烧热来推算体内氧化产生的能量值，则应是：1 g 碳水化合物为 17.15 kJ（4.1 kcal），1 g 脂肪为 39.54 kJ（9.45 kcal），1 g 蛋白质的能量值=23.64−5.44=18.2 kJ（4.35 kcal）。

另外，食物中的营养素在消化道内并非百分之百被吸收。一般混合膳食中碳水化合物的吸收率为 98%、脂肪为 95%、蛋白质为 92%。所以，三种产能营养素在体内氧化实际产生的能量是 16.81 kJ、37.56 kJ、16.74 kJ，即

1 g 碳水化合物：17.15 kJ×98%≈16.81 kJ（4.0 kcal）

1 g 脂肪：39.54 kJ×95%≈37.56 kJ（9.0 kcal）

1 g 蛋白质：18.20 kJ×92%≈16.74 kJ（4.0 kcal）

## 三、能量来源分配

三类产能营养素在体内都有其特殊的生理功能并且彼此相互影响，如碳水化合物与脂肪的相互转化及它们对蛋白质有节约作用。因此，三者在总能量供给中应有一个恰当的比例。根据我国的饮食特点，成人碳水化合物供给的能量以占总能量的 55%～65%、脂肪占 20%～30%、蛋白质占 10%～15%为宜。年龄越小，蛋白质及脂肪供能占的比例相应增加。成人脂肪摄入量一般不宜超过总能量的 30%。

# 第三节 能量消耗

能量从一种形式转化为另一种形式的过程中，其能量既不增加也不减少，这是所有形式的能量互相转化的一般规律，即能量守恒定律。机体的能量代谢也遵循这一普遍规律，即在整个能量转化过程中，机体所利用的蕴藏于食物中的化学能与最终转化成的能量和所做的外功，按能量折算是完全相等的。也就是说，机体的能量需要与消耗是一致的。在理想的平衡状态下，个体的能量需要量等于其消耗量。成年人的能量消耗主要用于维持基础代谢、体力活动和食物生热效应；孕妇还包括子宫、乳房、胎盘、胎儿的生长及体脂储备；乳母则需要合成乳汁；儿童、青少年则应包括生长发育的能量需要；创伤病人康复期间等也需要能量。

## 一、基础代谢

### （一）基础代谢与基础代谢率

基础代谢（basal metabolism，BM）是指人体维持生命的所有器官所需要的最低能量需要。测定方法是在清晨而又极端安静状态下，不受精神紧张、肌肉活动、食物和环境温度等因素影响时的能量代谢。而单位时间内的基础代谢，称为基础代谢率（basal metabolic rate，BMR）。一般是以每小时所需要的能量为指标。

基础代谢的测量一般都在清晨未进餐以前进行，距离前一天晚餐 12 h～14 h。测量前的最后一次进餐不要吃得太饱，膳食中的脂肪量也不要太多，这样可以排除食物热效应作用的影响。测量前不应做费力的劳动或运动，而且必须静卧半小时以上。测量时采取平卧姿势，并使全身肌肉尽量松弛，以排除肌肉活动的影响。测量时的室温应保持在 20℃～25℃之间，以排除环境温度的影响。

### （二）基础代谢的测量

1. 气体代谢法

能量代谢始终伴随着氧的消耗和二氧化碳的产生，故可根据氧的消耗量推算能量消耗量。目前临床上常用的是一种特制的代谢车。

2. 用体表面积计算

基础代谢一般以每小时、每平方米体表面积的产热量为单位。传统以 kcal/($m^2$ · h) 表示，现按国际制单位则以 kJ/($m^2$ · h) 表示。基础代谢消耗的能量常根据体表面积或体重和基础代谢率计算。

$$\text{基础代谢}=\text{体表面积}(m^2)\times\text{基础代谢率}[kJ/(m^2\cdot h)\text{或}\ kcal/(m^2\cdot h)]$$

人体的体表面积，可根据身高和体重来推算。Stevenson 根据对中国人的体表面积测量结果提出体表面积计算公式为

$$S(m^2)=0.0061\,\text{身高}(cm)+0.0128\,\text{体重}(kg)-0.1529$$

20 世纪 80 年代赵松山等测量了 56 名 18～45 岁成年人的体表面积，提出中国人的体表面积计算公式为

$$S(m^2)=0.00659\,身高(cm)+0.0126\,体重(kg)-0.1603$$

中国人正常基础代谢率平均值见表 2—1。

**表 2—1 中国人正常基础代谢率平均值** [kJ/(m² · h)]

| 年龄(岁) | 11～15 | 16～17 | 18～19 | 20～30 | 31～40 | 41～50 | >51 |
|---|---|---|---|---|---|---|---|
| 男 | 195.5<br>(46.7) | 193.4<br>(46.2) | 166.2<br>(39.7) | 157.8<br>(37.9) | 158.7<br>(37.7) | 154.1<br>(36.8) | 149.1<br>(35.6) |
| 女 | 172.5<br>(41.2) | 181.7<br>(43.4) | 154.1<br>(36.8) | 146.5<br>(35.1) | 146.4<br>(35.0) | 142.4<br>(34.0) | 138.6<br>(33.1) |

注：括号内数值为 kcal/(m² · h)。

（三）影响基础代谢的因素

1. 体表面积

基础代谢率的高低与体重并不成比例关系，而与体表面积基本上成正比。因此，用每平方米体表面积为标准来衡量能量代谢率是比较合适的。

2. 年龄

在人的一生中，婴幼儿阶段是整个代谢最活跃的阶段，其中包括基础代谢，以后到青春期又出现一个较高代谢的阶段。成年以后，随着年龄的增加代谢缓慢地降低，其中也有一定的个体差异。

3. 性别

实际测定表明，在同一年龄、同一体表面积的情况下，女性基础代谢率低于男性。

4. 激素

激素对细胞的代谢及调节都有较大影响，如甲状腺功能亢进可使基础代谢率明显升高；相反，患黏液水肿时，基础代谢率低于正常。去甲肾上腺素可使基础代谢率下降 25%。

5. 季节与劳动强度

基础代谢率在不同季节和不同劳动强度人群中存在一定差别，说明气候和劳动强度对基础代谢率有一定影响。例如，寒季基础代谢高于暑季；劳动强度高者高于劳动强度低者。

（四）静息代谢

静息代谢是一种与基础代谢很接近的代谢状态。在代谢测量中仅省略摄入食物的这个条件，测量过程要求全身处于休息状态，不用早上睡醒测量，但不是空腹而是在进食 3 h～4 h 后测量；此时机体仍在进行着若干正常的消化活动，这种状态比较接近于人们正常生活中处于休息的状态。在这种条件下测出的代谢率，称为静息代谢率（resting metabolism rate，RMR）。RMR 与 BMR 相差约 10%，故在实际工作中可以采用。RMR 一般占总能量消耗的大部分（60%～75%）。人体 24 小时静息代谢参考值见表 2—2。

表 2-2　人体 24 小时静息代谢参考值（kcal）

| 年龄（岁） | 体重（kg） | | | | | | | | |
|---|---|---|---|---|---|---|---|---|---|
| | 40 | 50 | 57 | 64 | 70 | 77 | 84 | 91 | 100 |
| 男性 | | | | | | | | | |
| 10～17 | 1351 | 1526 | 1648 | 1771 | 1876 | 1998 | 2121 | 2243 | 2401 |
| 18～29 | 1291 | 1444 | 1551 | 1658 | 1750 | 1857 | 1964 | 2071 | 2209 |
| 30～59 | 1343 | 1459 | 1540 | 1621 | 1691 | 1772 | 1853 | 1935 | 3039 |
| 60 以上 | 1027 | 1162 | 1256 | 1351 | 1423 | 1526 | 1621 | 1716 | 1837 |
| 女性 | | | | | | | | | |
| 10～17 | 1234 | 1356 | 1441 | 1527 | 1600 | 1685 | 1771 | 1856 | 1966 |
| 18～29 | 1084 | 1231 | 1334 | 1437 | 1525 | 1682 | 1731 | 1833 | 1966 |
| 30～59 | 1177 | 1264 | 1325 | 1386 | 1438 | 1499 | 1560 | 1621 | 1699 |
| 60 以上 | 1016 | 1121 | 1195 | 1268 | 1331 | 1404 | 1478 | 1552 | 1646 |

## 二、体力活动

除了基础代谢外，体力活动是人体能量消耗的主要因素。因为生理情况相近的人，基础代谢消耗的能量是相近的，而体力活动情况却相差很大。机体任何轻微活动都可提高代谢率，人在运动或劳动时耗氧量显著增加。这是因为运动或劳动等体力活动时肌肉需要消耗能量，而能量则来自营养物质的氧化，这就必然导致机体耗氧量增加。机体耗氧量的增加与肌肉活动的强度呈正比关系。耗氧量最多可达到安静时的 10～20 倍。通常，各种体力活动所消耗的能量约占人体总能量消耗的 15%～30%。

人们每天的工作和生活包括多种活动，这些都需要肌肉做功来完成。在人体的整个能量消耗中，肌肉活动或体力活动占较大比例，因为一切活动都需要能量。

影响体力活动能量消耗的因素：①肌肉越发达者，活动能量消耗越多；②体重越重者，能量消耗越多；③劳动强度越大、持续时间越长，能量消耗越多；④与工作的熟练程度有关。其中劳动强度和持续时间是主要影响因素，而劳动强度主要涉及劳动时牵动的肌肉多少和负荷的大小。

## 三、食物热效应

食物热效应（thermic effect of food，TEF）是指由于进食而引起能量消耗增加的现象，过去称为食物的特殊动力作用（specific dynamic action，SDA）。例如，进食碳水化合物可使能量消耗增加 5%～6%，进食脂肪可使能量消耗增加 4%～5%，进食蛋白质可使能量消耗增加 30%～40%。一般混合膳食约增加基础代谢的 10%。

食物热效应只能增加体热的外散，而不能增加可利用的能。换言之，食物热效应对于人体是一种损耗而不是一种收益。当只够维持基础代谢的食物摄入后，消耗的能量多于摄入的能量，外散的热多于食物摄入的热，而此项额外的能量却不是无中生有的，而是来源于体内的营养储备。因此，为了保存体内的营养储备，进食时必须考虑食物热效应额外消耗的能量，使摄入的能量与消耗的能量保持平衡。

### 四、生长发育及影响能量消耗的其他因素

处在生长发育过程中的儿童，其一天的能量消耗应包括生长发育所需要的能量。怀孕的妇女，由于子宫内胎儿的发育，孕妇间接地承担并提供其迅速发育所需的能量，加上自身器官及生殖系统的进一步发育需要的特殊能量，尤其在怀孕后半期。

除上述影响基础代谢的几种因素对机体能量消耗有影响之外，还受情绪和精神状态影响。脑的重量只占体重的2%，但脑组织的代谢水平是很高的。例如，精神紧张的工作，可使大脑的活动加剧，能量代谢约增加3%～4%，当然，与体力劳动相比，脑力劳动的消耗仍然相对较少。

## 第四节　能量消耗测定

人体各项活动消耗的能量及每日的总能量消耗，有不同的测定方法。人体总能量消耗（total energy expenditure，TEE）测定是研究能量需要量的常用方法。

### 一、直接测量法

直接测量法（direct calorimetry）是测定能量消耗较精确的方法，可直接测定人体在某一时间内向外散失的热量。其操作是：将受试者关闭在直接量热器内。量热器是用铜板特制的小室，整个小室又用锌板及木板包围，铜板、锌板及木板中间各隔一层空气，使其不易传热。室顶装置铜管，借冷水在管内的流动，以吸收受试者散出的热量并维持室内温度的恒定。受试者在室内呼出的二氧化碳和水，分别用氢氧化钾及浓硫酸吸收，而所消耗的氧，则设法补充。用压力调节器调节室内压力，使压力恒定。受试者所放出的热，一部分用以蒸发排出的水使之变为水蒸气，随空气流出室外，所以即可根据空气中水蒸气含量及被浓硫酸吸收的水量计算水蒸发时所需的热量；另一部分则被室顶铜管内的冷水所吸收，所以测定水的循环量及流入和流出量热室的温度差，即可计算随水流出室外的热量，因为整个量热室温度恒定。受试者的体温亦无改变，所以水蒸发时所需的热量与随水流出室外的热量之和即为受试者的能量消耗量。

多年来，直接测热装置有不少改进。例如，用空气代替水来吸收受试者所散发的热量，即将调节到一定温度的空气送入隔热的受试者居室中，然后使这些空气通过热交换装置，以测算受试者在一定时间内散发的热量。这种测热装置适用于人和大动物，而且同早期的测热装置相比更为精确。

由于这种测热装置的设计、制造复杂，因而应用受到限制，目前主要用于肥胖和内分泌系统功能障碍等研究工作。

### 二、间接测量法

#### （一）气体代谢法

在化学反应中，反应物的量和生成物的量之间存在一定的比例关系，即定比关系。例如，氧化1 mol葡萄糖，需要6 mol $O_2$，同时产生6 mol $CO_2$ 和6 mol $H_2O$，并释放一定

的能量。同一种化学反应，不论经过什么样的中间步骤，也不管反应条件差异有多大，这种定比关系不变。例如，在体内氧化 1 mol 葡萄糖与体外燃烧 1 mol 葡萄糖都要消耗 6 mol $O_2$，产生 6 mol $CO_2$，和 6 mol $H_2O$，而且产生的能量也相等。因为测定时，人体所用的能量可由蛋白质、脂肪及碳水化合物提供，不同的比例，其产能也不同，故在测定呼出气体中可求出呼吸商（RQ），以准确求出能量消耗。总的来说，可以根据生活劳动过程中氧的消耗与二氧化碳的排出，测定、推算能量消耗量。

（二）双标记水法

其基本方法是给实验对象喝少量双标记水（婴儿剂量 0.3 g/kg），然后每隔 1～2 天收集一次尿样，用同位素质谱仪测定尿样$^2$H 和$^{18}$O 的丰度（enrichment）。根据$^2$H 和$^{18}$O 的消失率计算能量消耗量。

（三）生活观察法

生活观察法是记录被测定对象一天生活和工作的各种动作及时间，然后查《能量消耗率表》，再经过计算，得出一天能量消耗量。例如，某调查对象，身高 173 cm，体重 63 kg，体表面积为 1.72 $m^2$，则该被调查对象 24 小时能量消耗量见表 2－3。

表 2－3　生活观察法能量消耗量计算表

| 动作名称 | 动作所用时间 | 能量消耗率 | | 能量消耗量 | |
|---|---|---|---|---|---|
| | min | kJ/min | kcal/min | kJ | kcal |
| 穿脱衣服 | 9 | 9.86 | 1.64 | 99.8 | 14.8 |
| 大小便 | 9 | 4.10 | 0.98 | 36.9 | 8.82 |
| 擦地板 | 10 | 8.74 | 2.09 | 87.5 | 20.9 |
| 跑步 | 8 | 23.26 | 5.56 | 186.1 | 44.4 |
| 洗漱 | 16 | 4.31 | 1.03 | 69.0 | 16.5 |
| 刮脸 | 9 | 6.53 | 1.56 | 58.8 | 14.0 |
| 读外语 | 28 | 4.98 | 1.19 | 139.4 | 33.3 |
| 走路 | 96 | 7.03 | 1.68 | 674.8 | 161.3 |
| 听课 | 268 | 4.02 | 0.96 | 1077.0 | 257.3 |
| 站立听讲 | 75 | 4.14 | 0.99 | 310.6 | 74.3 |
| 坐着写字 | 70 | 4.08 | 1.07 | 313.38 | 74.9 |
| 看书 | 120 | 3.51 | 0.84 | 421.2 | 100.8 |
| 站着谈话 | 43 | 4.64 | 1.11 | 199.5 | 47.7 |
| 坐着谈话 | 49 | 4.39 | 1.05 | 215.1 | 51.5 |
| 吃饭 | 45 | 3.51 | 0.84 | 158.0 | 37.8 |
| 打篮球 | 35 | 13.85 | 3.31 | 484.8 | 115.9 |
| 唱歌 | 20 | 9.50 | 2.27 | 190.0 | 45.4 |
| 铺被 | 5 | 7.70 | 1.84 | 38.5 | 9.2 |
| 睡眠 | 515 | 2.38 | 0.57 | 1126.0 | 293.6 |
| 合计 | 1430 | | | 5886.4 | 1422.4 |

（四）心率监测法

用心率监测器和气体代谢法同时测量各种活动的心率和能量消耗量，推算出心率－能量消耗多元回归方程式。目前已有几种简便仪器用于监测个体自由活动的心率，这种方法误差较大，因为心理活动也可以影响心率。

## 第五节　需要量及膳食参考摄入量

人体能量代谢的最佳状态是达到能量消耗与能量摄入的平衡。这种能量平衡（energy balance）能使机体保持健康并能胜任必要的社会生活。能量代谢失衡，即能量缺乏或过剩都对身体健康不利。

### 一、能量需要量的确定

迄今，直接测定成年人在自由活动情况下的能量消耗量仍十分困难；由于BMR约占总能量消耗的60%～70%，所以它是估算成年人能量需要量的重要基础。世界卫生组织（WHO，1985）、美国（1989）、日本（1990）修订推荐摄入量时均采用了“要因加算法”（factorial approach）估算成年人的能量需要量。以BMR乘以体力活动水平（physical activity level，PAL）计算人体的能量消耗量或需要量，即

$$能量需要量=BMR\times PAL$$

对儿童、孕妇、乳母等特殊生理情况下尚需考虑其特殊需要。

Schofield按体重推算BMR公式已被WHO（1985）采纳，现已成为估算人群能量需要量的重要依据。按Schofield公式计算亚洲人的BMR可能偏高，亚洲人的BMR可能比欧洲人低10%。据我国以往实测成年人的BMR也呈现这种偏低的趋势。为此，我国在应用WHO推荐的BMR计算公式时，采取减5%的办法作为计算18～44岁和45～59岁两个人群的BMR。成年人的PAL受劳动强度的影响，不同劳动强度的PAL值见表2－4。

**表2－4　不同活动强度PAL值**

| 活动强度 | PAL值 |
|---|---|
| 轻 | 1.0～2.5 |
| 中 | 2.6～3.9 |
| 重 | 4.0～以上 |

### 二、膳食能量推荐摄入量

根据上述BMR和PAL的计算方法，并按能量推荐摄入量计算公式：BMR×PAL，推算出中国居民膳食能量推荐摄入量（RNI，成年人），见表2－5。

表 2—5　中国居民膳食能量推荐摄入量（RNI，成年人）

| 年龄（岁）及活动强度 | RNI（MJ/d） | | RNI（kcal/d） | |
|---|---|---|---|---|
| | 男 | 女 | 男 | 女 |
| 18～49 | | | | |
| 轻体力活动 | 10.03 | 8.80 | 2400 | 2100 |
| 中体力活动 | 11.29 | 9.62 | 2700 | 2300 |
| 重体力活动 | 13.38 | 11.30 | 3200 | 2700 |
| 50～59 | | | | |
| 轻体力活动 | 9.62 | 8.00 | 2300 | 1900 |
| 中体力活动 | 10.87 | 8.36 | 2600 | 2000 |
| 重体力活动 | 13.00 | 9.20 | 3100 | 2200 |
| 60～69 | | | | |
| 轻体力活动 | 7.94 | 7.53 | 1900 | 1800 |
| 中体力活动 | 9.20 | 8.36 | 2200 | 2000 |
| 70～79 | | | | |
| 轻体力活动 | 7.94 | 7.10 | 1900 | 1800 |
| 中体力活动 | 8.80 | 8.00 | 2100 | 1900 |
| 80 以上 | 7.74 | 7.10 | 1900 | 1700 |

在一定的时间内，了解人的能量是否平衡，精确了解体重的变化，是一个可行的自我监测方法。测定时应先排便，除去衣物用可靠的称量工具来测定。

## 第六节　能量的食物来源

人体的能量来源是食物中的碳水化合物、脂肪和蛋白质，这三类营养素普遍存在于各种食物中。粮谷类和薯类食物含碳水化合物较多，是膳食能量最经济的来源；油料作物富含脂肪；动物性食物一般比植物性食物含有更多的脂肪和蛋白质；但大豆和坚果类例外，它们含丰富的油脂和蛋白质；蔬菜和水果一般含能量较少。常见食物能量含量见表 2—6。

表 2—6　常见食物能量含量（100 g）

| 食　物 | 能　量 | | 食　物 | 能　量 | |
|---|---|---|---|---|---|
| | kcal | kJ | | kcal | kJ |
| 小麦粉（标准粉） | 344 | 1439 | 蚕豆 | 335 | 1402 |
| 粳米（标一） | 343 | 1435 | 绿豆 | 316 | 1322 |
| 籼米（标一） | 346 | 1448 | 赤小豆 | 309 | 1293 |
| 玉米（干） | 335 | 1402 | 花生仁 | 563 | 2356 |
| 玉米面 | 341 | 1427 | 猪肉（肥瘦） | 395 | 1653 |

# 第三章 蛋白质

蛋白质（protein）是化学结构复杂的一类有机化合物，是人体的必需营养素。蛋白质一词源于希腊文的 proteios，是“头等重要”的意思，表明蛋白质是生命活动中头等重要物质。现已证明，生命的产生、存在和消亡都与蛋白质有关，蛋白质是生命的物质基础，没有蛋白质就没有生命。

## 第一节 蛋白质的组成和分类

### 一、蛋白质的组成

蛋白质是自然界中一大类有机物质，从各种动、植物组织中提取出的蛋白质，其元素组成为碳（50%～55%）、氢（6.7%～7.3%）、氧（19%～24%）、氮（13%～19%）及硫（≤4%）；有些蛋白质还含有磷、铁、碘、锰及锌等其他元素。因为碳水化合物和脂肪中仅含碳、氢、氧，不含氮，所以蛋白质是人体氮的唯一来源，碳水化合物和脂肪不能代替。

大多数蛋白质的氮含量相当接近，平均约为 16%。因此，在任何生物样品中，每克氮相当于 6.25g 蛋白质即 $\frac{100}{16}=6.25$，其折算系数为 6.25。只要测定生物样品中的氮含量，就可以算出其中蛋白质的大致含量：

$$样品中蛋白质的百分含量=每克样品中氮含量(g)\times 6.25\times 100\%$$

但不同蛋白质的氮含量是有差别的，故折算系数不尽相同，见表 3－1。

**表 3－1 氮折算蛋白质的折算系数**

| 食 物 | 折算系数 | 食 物 | 折算系数 |
|---|---|---|---|
| 全小麦 | 5.83 | 芝麻、葵花子 | 5.30 |
| 小麦胚芽 | 6.31 | 杏仁 | 5.18 |
| 大米 | 5.95 | 花生 | 5.46 |
| 燕麦 | 5.83 | 大豆 | 5.71 |
| 大麦及黑麦 | 5.83 | 鸡蛋（全） | 6.25 |
| 玉米 | 6.25 | 肉类及鱼类 | 6.25 |
| 小米 | 6.31 | 乳及乳制品 | 6.38 |

## 二、蛋白质的分类

蛋白质的化学结构非常复杂，大多数蛋白质的化学结构尚未阐明，因此无法根据蛋白质的化学结构进行分类。目前只能依照蛋白质三方面性质，即化学组成、溶解度和形状进行分类，在营养学上也常按营养价值分类。

### （一）按化学组成分类

首先根据蛋白质的化学组成的复杂程度，将蛋白质分为单纯蛋白质与结合蛋白质两大类；然后再按其形状和溶解度分成各类蛋白质。单纯蛋白质只由氨基酸组成，其水解的最终产物只是氨基酸；结合蛋白质是由单纯蛋白质与非蛋白质结合而成，其中非蛋白质称为结合蛋白质的辅基。因此，结合蛋白质在彻底水解后，除产生氨基酸外，尚有所含的辅基。

1. 单纯蛋白质

单纯蛋白质又可按其溶解度、受热凝固性及盐析等物理性质的不同分为清蛋白、球蛋白、谷蛋白、醇溶谷蛋白、鱼精蛋白、组蛋白和硬蛋白等 7 类。

2. 结合蛋白质

按辅基不同，结合蛋白质分为核蛋白、糖蛋白、脂蛋白、磷蛋白和色蛋白等 5 类。

### （二）按蛋白质形状分类

按蛋白质形状，蛋白质分为纤维状蛋白和球状蛋白。纤维状蛋白多为结构蛋白，是组织结构不可缺少的蛋白质，由长的氨基酸肽链连接成为纤维状或蜷曲成盘状结构，成为各种组织的支柱，如皮肤、肌腱、软骨及骨组织中的胶原蛋白。球状蛋白的形状近似于球形或椭圆形，许多具有生理活性的蛋白质，如酶、转运蛋白、蛋白类激素、免疫球蛋白、补体等均属于球状蛋白。

### （三）按蛋白质的营养价值分类

食物蛋白质的营养价值取决于所含氨基酸的种类和数量，所以在营养上尚可根据食物蛋白质的氨基酸组成，分为完全蛋白质、半完全蛋白质和不完全蛋白质三类。

1. 完全蛋白质

所含必需氨基酸种类齐全、数量充足、比例适当，不但能维持成人的健康，并能促进儿童生长发育，如乳类中的酪蛋白及乳白蛋白、蛋类中的卵白蛋白及卵磷蛋白、肉类中的白蛋白及肌蛋白、大豆中的大豆蛋白、小麦中的麦谷蛋白、玉米中的谷蛋白等。

2. 半完全蛋白质

所含必需氨基酸种类齐全，但有的氨基酸数量不足、比例不适当，可以维持生命，但不能促进生长发育，如小麦中的麦胶蛋白等。

3. 不完全蛋白质

所含必需氨基酸种类不全，既不能维持生命，也不能促进生长发育，如玉米中的玉米胶蛋白、动物结缔组织和肉皮中的胶质蛋白、豌豆中的豆球蛋白等。

## 第二节 蛋白质的生理功能

### 一、构成和修复组织

蛋白质是构成机体组织、器官的重要成分，人体各组织、器官中无一不含蛋白质。在人体的瘦组织（非脂肪组织）中，如肌肉组织和心、肝、肾等器官中均含有大量蛋白质；骨骼、牙齿，乃至指、趾也含有大量蛋白质；细胞中除水分外，蛋白质约占细胞内物质的80％。因此，构成机体组织、器官的成分是蛋白质最重要的生理功能。身体的生长发育可视为蛋白质的不断积累过程。蛋白质对生长发育期的儿童尤为重要。

人体内各种组织细胞的蛋白质始终在不断更新。例如：人血浆蛋白质的半寿期约为10天；肝中大部分蛋白质的半寿期为1～8天；某些蛋白质的半寿期很短，只有数秒钟。因此，只有摄入足够的蛋白质方能维持组织的更新。另外，身体受伤后也需要蛋白质作为修复材料。

### 二、调节生理功能

机体生命活动之所以能够有条不紊地进行，有赖于多种生理活性物质的调节。而蛋白质在体内是构成多种重要生理活性物质的成分，参与调节生理功能。例如：核蛋白构成细胞核并影响细胞功能；酶蛋白具有促进食物消化、吸收和利用的作用；免疫蛋白具有维持机体免疫功能的作用；收缩蛋白，如肌球蛋白具有调节肌肉收缩的功能；血液中的脂蛋白、运铁蛋白、视黄醇结合蛋白具有运送营养素的作用；血红蛋白具有携带、运送氧的功能；白蛋白具有调节渗透压、维持体液平衡的功能；由蛋白质或蛋白质衍生物构成的某些激素，如垂体激素、甲状腺素、胰岛素及肾上腺素等都是机体的重要调节物质。

### 三、供给能量

蛋白质在体内降解成氨基酸后，经脱氨基作用生成的α－酮酸，可以直接或间接经三羧酸循环氧化分解，同时释放能量，是人体能量来源之一。但是，蛋白质的这种功能可以由碳水化合物、脂肪所代替。因此，供给能量是蛋白质的次要功能。

## 第三节 氨基酸

氨基酸（amino acid）是组成蛋白质的基本单位，是分子中具有氨基和羧基的一类含有复合官能团的化合物，具有共同的基本结构。由于它是羧酸分子的α碳原子上的氢被一个氨基取代的化合物，故又称为α－氨基酸。

### 一、氨基酸的分类和命名

组成蛋白质的氨基酸有20多种，但绝大多数的蛋白质只由20种氨基酸组成。按化学结构式分为脂肪族氨基酸、芳香族氨基酸、杂环氨基酸。

1. 脂肪族氨基酸

这类氨基酸又可按其分子中含有的氨基或羧基的数目，以及是否含有某些特殊元素或基团分成以下各类。

(1) 一氨基一羧基酸：

①不含其他基团的一氨基一羧基酸：甘氨酸、丙氨酸、缬氨酸、亮氨酸、异亮氨酸。

②含羟基的一氨基一羧基酸：丝氨酸、苏氨酸。

③含硫的一氨基一羧基酸：半胱氨酸、蛋氨酸。

④含酰胺的一氨基一羧基酸：天冬酰胺、谷氨酰胺。

(2) 一氨基二羧基酸：天冬氨酸、谷氨酸。

(3) 二氨基一羧基酸：精氨酸、赖氨酸。

2. 芳香族氨基酸

苯丙氨酸、酪氨酸。

3. 杂环氨基酸

脯氨酸、组氨酸、色氨酸。

其中天冬氨酸和谷氨酸含有两个酸性的羧基，常称为酸性氨基酸；精氨酸和赖氨酸都含有两个碱性的氨基和一个酸性的羧基，组氨酸的含氮杂环具有微碱性，三者统称为碱性氨基酸；其他氨基酸通常都叫做中性氨基酸。

## 二、必需氨基酸

在人体和食物蛋白质的20余种氨基酸中，只有一部分可以在体内合成，其余的则不能合成或合成速度不够快。不能合成或合成速度不够快的氨基酸，必须由食物供给，故称为必需氨基酸（essential amino acid）；能在体内合成的则称为非必需氨基酸（non-essential amino acid）。非必需氨基酸并非体内不需要，只是可在体内合成，食物中缺少了也无妨。迄今，已知人体的必需氨基酸有9种，见表3-2。

**表3-2 人体的必需氨基酸**

| 必需氨基酸 | 非必需氨基酸 | 条件必需氨基酸 |
|---|---|---|
| 异亮氨酸 | 天门冬氨酸 | 半胱氨酸 |
| 亮氨酸 | 天门冬酰胺 | 酪氨酸 |
| 赖氨酸 | 谷氨酸 | |
| 蛋氨酸 | 谷氨酰胺 | |
| 苯丙氨酸 | 甘氨酸 | |
| 苏氨酸 | 脯氨酸 | |
| 色氨酸 | 丝氨酸 | |
| 缬氨酸 | 精氨酸 | |
| 组氨酸 | 胱氨酸 | |
| 丙氨酸 | | |

### 三、条件必需氨基酸

氨基酸除了必需与非必需氨基酸之外还应当有第三类氨基酸，即“条件必需氨基酸”(conditionally essential amino acid)。这组氨基酸有两个特点：①在合成氨基酸中用其他氨基酸作为碳的前体，并且只限于某些特定器官，这是与非必需氨基酸在代谢上的重要区别。有些条件必需氨基酸（如酪氨酸）的前体是一种必需氨基酸（苯丙氨酸）；而其他条件必需氨基酸（如精氨酸、脯氨酸和甘氨酸）的前体则是一种非必需氨基酸；还有一些其他条件必需氨基酸（如半胱氨酸）需要必需氨基酸（蛋氨酸作为硫的前体）和非必需氨基酸（丝氨酸）两者作为前体。在代谢水平上，机体合成条件必需氨基酸的能力受适宜氨基酸前体的可利用性所限制。②条件必需氨基酸合成的最高速度可能是有限的，并可能受发育和病理生理因素所限制。出生体重非常低的婴儿不仅不能合成半胱氨酸，并可能缺乏合成足够量甘氨酸的能力。后者是一种很重要的氨基酸，因为人乳蛋白质的甘氨酸含量很低。

半胱氨酸和酪氨酸在体内可分别由蛋氨酸和苯丙氨酸转变而成，如果膳食中能直接提供这两种氨基酸，则人体对蛋氨酸和苯丙氨酸的需要量可分别减少 30%和 50%。所以，半胱氨酸和酪氨酸称为条件必需氨基酸或半必需氨基酸（semiessential amino acid）。在计算食物必需氨基酸组成时，常将蛋氨酸和半胱氨酸、苯丙氨酸和酪氨酸合并计算。

### 四、氨基酸模式及限制氨基酸

#### （一）氨基酸模式

氨基酸模式是指某种蛋白质中各种必需氨基酸的构成比例，即根据蛋白质中必需氨基酸含量，以含量最少的色氨酸为 1 计算出的其他氨基酸的相应比值。

#### （二）限制氨基酸

人体所需蛋白质来源于多种食物，凡蛋白质氨基酸模式与人体蛋白质氨基酸模式接近的食物，其必需氨基酸在体内的利用率就高，反之则低。例如，动物蛋白质中的蛋、奶、肉、鱼等以及大豆蛋白质的氨基酸模式与人体蛋白质氨基酸模式较接近，从而所含的必需氨基酸在体内的利用率就较高，因此被称为优质蛋白质。其中鸡蛋蛋白质的氨基酸模式与人体蛋白质氨基酸模式最为接近，在比较食物蛋白质营养价值时常作为参考蛋白质(referenceprotein)。而食物蛋白质中一种或几种必需氨基酸含量相对较低，导致其他必需氨基酸在体内不能被充分利用而使蛋白质营养价值降低，这些含量相对较低的氨基酸称为限制氨基酸（limiting amino acid)。由于这些氨基酸的不足，限制了其他氨基酸的利用。其中，含量最低的称第一限制氨基酸，余者类推。植物蛋白质中，赖氨酸、蛋氨酸、苏氨酸和色氨酸含量相对较低，所以营养价值也相对较低。

### 五、肽键与肽链

将氨基酸连接起来的键，称为肽键（peptide bond)。肽键（—CO—NH—）是由氨基酸的 α-羧基与相邻氨基酸的 α-氨基脱水缩合而成。蛋白质就是氨基酸以肽键连接在一起，并形成一定空间结构的大分子。由两个以上氨基酸以肽键相连接成的化合物称肽(pep-tide)。例如，由甘氨酸和丙氨酸组成的肽，称为二肽（dipeptide)；由 3 个氨基酸组成的肽，称为三肽（tripeplide）。通常，将 10 个以下氨基酸组成的肽叫做寡肽（oligopeptide），11 个以上氨基酸组成的肽叫做多肽（polypeptide）。

多肽和蛋白质之间没有严格区别，它们都是氨基酸的多聚物。多肽是指含氨基酸数目较少的多聚物，蛋白质则是含氨基酸数目较多的多聚物。

## 第四节　蛋白质的消化吸收及代谢

### 一、蛋白质的消化

蛋白质未经消化不易吸收，有时某些抗原、毒素蛋白可少量通过黏膜细胞进入体内，会产生过敏、毒性反应。一般情况下，食物蛋白质水解成氨基酸及小肽后方能被吸收。由于唾液中不含水解蛋白质的酶，所以食物蛋白质的消化从胃开始，但主要在小肠。

#### （一）胃内消化

胃内消化蛋白质的酶是胃蛋白酶（pepsin）。胃蛋白酶是由胃黏膜主细胞合成并分泌的胃蛋白酶原（pepsinogen）经胃酸激活而生成的；胃蛋白酶也能再激活胃蛋白酶原生成新的胃蛋白酶。胃蛋白酶的最适宜作用的 pH 值为 1.5～2.5，对蛋白质肽键作用的特异性较差，主要水解芳香族氨基酸、蛋氨酸或亮氨酸等残基组成的肽键。胃蛋白酶对乳中的酪蛋白（casein）有凝乳作用，这对婴儿较为重要，因为乳液凝成乳块后在胃中停留时间延长，有利于充分消化。

#### （二）小肠内消化

食物在胃内停留时间较短，蛋白质在胃内消化很不完全，消化产物及未被消化的蛋白质在小肠内经胰液及小肠黏膜细胞分泌的多种蛋白酶及肽酶的共同作用，进一步水解为氨基酸。所以，小肠是蛋白质消化的主要部位。蛋白质在小肠内消化主要依赖于胰腺分泌的各种蛋白酶，可分为两类：①内肽酶（endopeptidase）可以水解蛋白质分子内部的肽键，包括胰蛋白酶、糜蛋白酶和弹性蛋白酶；②外肽酶（exopeptidase）可将肽链末端的氨基酸逐个水解，包括氨基肽酶（aminopeptidase）和羧基肽酶（carboxypeptidase）。

肠黏膜细胞的刷状缘及细胞液中还存在一些寡肽酶（oligopeptidase），例如，氨基肽酶及二肽酶（dipeptidase）等。氨基肽酶从肽链的末端逐个水解释放出氨基酸，最后生成二肽。二肽再经二肽酶水解，最终生成氨基酸。

### 二、蛋白质的吸收

#### （一）氨基酸和寡肽的吸收

经过小肠腔内和膜的消化，蛋白质被水解为可被吸收的氨基酸和 2～3 个氨基酸的小肽。过去认为只有游离氨基酸才能被吸收，现在发现 2～3 个氨基酸的小肽可以被吸收。

#### （二）整蛋白的吸收

在低等动物中，吞噬是摄入大分子的基本方式。而在高等动物中，只有在胚胎动物才保持这种低级的原始机制。例如，母乳中的抗体可通过肠黏膜细胞的吞噬作用传递给婴儿。关于成年人对整蛋白吸收问题已有许多研究，有人将胰岛素和胰蛋白酶抑制剂同时注入大鼠的隔离肠袢，发现可引起血糖降低，说明有一部分胰岛素被吸收；人的血液中存在食物蛋白质的抗体，这说明食物蛋白质可进入血液而起抗原的作用。但一般认为，大分子蛋白质的吸收是微量的，无任何营养学意义，只是应当注意肠内细菌的毒素、食物抗原等可能会进入血液成为致病因子。

## 三、蛋白质的代谢

### （一）蛋白质的分解与合成

1. 蛋白质的分解

进食正常膳食的正常人每日从尿液中排出的氮约 12g。若摄入的膳食蛋白质增多，随尿液排出的氮也增多；若减少，则随尿液排出的氮也减少。完全不摄入蛋白质或禁食一切食物时，每日仍随尿液排出氮 2 g～4 g。这些事实证明，蛋白质不断在体内分解成为含氮废物，随尿液排出体外。

2. 蛋白质的合成

蛋白质在分解的同时也不断在体内合成，以补偿分解。蛋白质合成经两个步骤完成。第一步为转录（transcription），即生物体合成 RNA 的过程，亦即将 DNA 的碱基序列抄录成 RNA 碱基序列的过程；第二步为翻译（translation），是生物体合成 mRNA 后，mRNA 中的遗传信息（DNA 碱基顺序）转变成蛋白质中氨基酸排列顺序的过程，是蛋白质获得遗传信息进行生物合成的过程。翻译在细胞内进行，成熟的 mRNA 穿过核膜进入胞质，在核糖体及 tRNA 等参与下，以各种氨基酸为原料完成蛋白质的生物合成。

### （二）氨基酸的分解代谢

氨基酸分解代谢的最主要反应是脱氨基作用。脱氨基方式有氧化脱氨基、转氨基、联合脱氨基和非氧化脱氨基等，其中以联合脱氨基最为重要。氨基酸脱氨基后生成的 α－酮酸进一步代谢：①经氨基化生成非必需氨基酸；②转变成碳水化合物及脂类；③氧化供给能量。

氨基酸脱氨基作用产生的氨，在正常情况下主要在肝脏合成尿素而解毒；只有少部分氨在肾脏以铵盐的形式由尿液排出。

体内氨基酸的主要功用是合成蛋白质和多肽。此外，也可以转变成某些生理活性物质，如嘌呤、嘧啶、肾上腺素等。正常人尿液中排出的氨基酸极少。各种氨基酸在结构上具有共同特点，所以也有共同的代谢途径；但不同的氨基酸由于结构的差异，也各有其特殊的代谢方式。

1. 个别氨基酸代谢

氨基酸代谢除了一般代谢途径外，有些氨基酸还有特殊代谢途径。例如，氨基酸的脱羧基作用和一碳单位的代谢，以及含硫氨基酸、芳香氨基酸及支链氨基酸的代谢等。

（1）脱羧基作用：氨基酸分解代谢的主要途径是脱氨基作用。但是，部分氨基酸也可以进行脱羧基作用生成相应的胺，生成的胺类含量虽然不高，但具有重要生理意义。例如，谷氨酸脱羧基生成的 γ－氨基丁酸（γ－amino butyric acid，GABA），在脑组织中含量较多，是抑制性神经递质，对中枢神经有抑制作用；半胱氨酸脱羧基生成的牛磺酸在脑组织中含量也颇高，对脑发育和脑功能有重要作用；组氨酸脱羧基生成的组胺在体内分布广泛，在乳腺、肺、肝、肌肉及胃黏膜中含量较高，组胺是一种强烈的血管舒张剂，并能增加毛细血管的通透性；色氨酸脱羧基生成的 5－羟色胺（5－hydroxytryptamine，

5-HT）广泛分布体内各组织，除神经组织外，还存在于胃肠道、血小板及乳腺细胞中，脑中的5-羟色胺作为神经递质，具有抑制作用，在外周组织中的5-羟色胺有收缩血管的作用等。

（2）一碳单位的代谢：某些氨基酸在分解代谢过程中可以产生含有一碳原子的基团，称为一碳单位。体内重要的一碳单位有：甲基（$—CH_3$）、甲烯基（$—CH_2$）、甲炔基（—CH═）、甲酰基（—CHO）、亚甲氨基(—CH═NH）等。一碳单位不能游离存在，常与四氢叶酸（tetrahydrofolic acid FH4）结合而转运和参加代谢。一碳单位主要来源于丝氨酸、甘氨酸、组氨酸及色氨酸的代谢。一碳单位的主要生理功能是作为合成嘌呤及嘧啶的原料，故在核酸的生物合成中占有重要地位。

（3）含硫氨基酸的代谢：体内的含硫氨基酸有三种：蛋氨酸、半胱氨酸及胱氨酸。这三种氨基酸的代谢是相互联系的，蛋氨酸可以转变为半胱氨酸和胱氨酸，半胱氨酸和胱氨酸也可以互相转变，但半胱氨酸及胱氨酸不能转变为蛋氨酸，所以半胱氨酸及胱氨酸是非必需氨基酸或条件必需氨基酸，而蛋氨酸则是必需氨基酸。

（4）芳香氨基酸的代谢：芳香氨基酸包括苯丙氨酸、酪氨酸和色氨酸。苯丙氨酸和酪氨酸在结构上相似，在正常情况下苯丙氨酸的主要代谢途径是经苯丙氨酸羟化酶的作用生成酪氨酸；当苯丙氨酸羟化酶先天性缺乏时，苯丙氨酸不能正常转变成酪氨酸，体内的苯丙氨酸蓄积，并可经转氨基作用生成苯丙酮酸，后者进一步转变成苯乙酸等衍生物，尿液中出现大量苯丙酮酸等代谢产物，称为苯丙酮尿症（phenyl ketonuria，PKU)，是一种先天性代谢性疾病。苯丙酮酸的堆积对中枢神经系统有毒性，是幼儿的智力发育障碍。对此种患儿的治疗原则是早期发现，并适当控制膳食苯丙氨酸含量。酪氨酸经酪氨酸羟化酶的作用，生成多巴［3，4-二羟苯丙氨酸（3，4-dihydroxy-Pheny-lalanine，doba)］；再经多巴脱羧酶的作用生成多巴胺（dopamine）。多巴是脑中的一种神经递质，帕金森病(Parkinson's disease）患者，是由于多巴胺生成减少。多巴胺在肾上腺髓质中可再被羟化，生成去甲肾上腺素（norepinephrine），再经N-甲基转移酶催化，由活性甲硫氨酸提供甲基，转变成肾上腺素（epinephrine）。多巴胺、去甲肾上腺素、肾上腺素统称为儿茶酚胺（catecholamine）。酪氨酸的另一条代谢途径是经酪氨酸酶合成黑色素，当人体缺乏酪氨酸酶时，将发生黑色素合成障碍，皮肤、毛发等发白，称为白化病（albinism）。酪氨酸还可经酪氨酸转移酶的作用生成对羟苯丙酮酸，再经尿黑酸等中间产物进一步变成延胡索酸和乙酰乙酸，二者分别参加碳水化合物和脂肪代谢。当体内尿黑酸酶先天性缺乏时，尿黑酸分解受阻，可出现尿黑酸尿症。色氨酸除经代谢转变成5-羟色胺外，本身还可分解代谢生成犬尿酸、丙氨酸与乙酰辅酶A。此外，色氨酸分解还可以产生烟酸，这是体内合成维生素的特例。

（5）支链氨基酸的代谢：支链氨基酸（branch chain amino acid，BCAA）包括亮氨酸、异亮氨酸和缬氨酸，它们都是必需氨基酸。这三种氨基酸在开始阶段经转氨基作用生成各自相应的α-酮酸；然后再经过若干代谢步骤，缬氨酸分解生成琥珀酸辅酶A，亮氨酸和异亮氨酸生成乙酰辅酶A及乙酰乙酰辅酶A。所以，这三种氨基酸分别是生糖氨基酸、生酮氨基酸及生糖兼生酮氨基酸。支链氨基酸的分解代谢主要在骨骼肌中进行，而其他氨基酸多在肝脏代谢，这对外科手术、创伤应激等状态下肌肉蛋白质的合成与分解具有特殊重要作用。支链氨基酸作为合成肌肉蛋白质的原料，可被肌肉用作能源物质氧化供能。另外，还发现亮氨酸可以刺激蛋白质合成，并抑制分解，在临床营养中有重要意义。

2. 氨基酸代谢的调节

必需氨基酸的分解代谢主要受下列四种因素的影响。

(1) 膳食中蛋白质的氨基酸模式与机体氨基酸需要相符的程度：这直接反映某种蛋白质在生长过程（如生长、哺乳）中的利用率，并且是造成膳食蛋白质生物价不同的主要因素。对这种因素变异的适应，要求机体单独调节个别必需氨基酸的分解代谢。

(2) 个体总氮摄入量与总氮需要量的接近程度：此因素一般影响氨基酸的代谢，并反映对尿素合成的适应性。

(3) 必需和非必需氨基酸之间的平衡：膳食必需氨基酸占蛋白质储存所需氨基酸总量的45%，以及占维持所需氨基酸总量的30%，其他则由非必需氨基酸组成。虽然非必需氨基酸在膳食中可有可无，但机体对这些氨基酸仍有代谢上的需要，如果膳食不提供这些非必需氨基酸，则必须由内源合成来提供。如果食物中必需氨基酸与非必需氨基酸之间不平衡，则需要分解必需氨基酸提供氮，来合成非必需氨基酸。

(4) 能量摄入要与能量需要匹配：机体最终必须维持 ATP 的合成，氨基酸的分解也是机体能量供应的一部分。最明显的例子是禁食时的氮平衡［约为 150 mg/(kg·d)］和膳食中蛋白质为零时的氮平衡［约为 50 mg/(kg·d)］差别。此外，非蛋白质能量摄入量的变化对总的氨基酸分解代谢有迅速和显著的影响。同样，在营养上的变异会影响全面的氨基酸分解代谢。

3. 氨基酸代谢的器官特异性

氨基酸代谢的主要部位是小肠、肝、肌肉和肾。全身的谷氨酰胺和肠道（膳食）中的谷氨酸主要在小肠中代谢。肝脏对调节来自门静脉血的氨基酸并将其分配到身体其他部位的量和比例起重要作用。肝脏是唯一能够分解所有氨基酸的器官，尽管肝分解支链氨基酸比分解其他必需氨基酸慢，但仍有部分支链氨基酸在肝脏分解代谢。

## 第五节　食物蛋白质的营养评价

食物蛋白质由于氨基酸组成的差别，营养价值不完全相同。一般来说，动物蛋白质的营养价值优于植物蛋白质。评价食物蛋白质营养价值主要从“量”和“质”两个方面。总的评价方法，可概括为生物学法和化学分析法。

### 一、食物蛋白质含量

食物蛋白质含量是评价食物蛋白质营养价值的一个重要方面。蛋白质含氮量比较恒定，故测定食物中的总氮乘以蛋白质折算系数 6.25，即得蛋白质含量。

### 二、食物蛋白质消化率

食物蛋白质消化率（digestibility）是反映食物蛋白质在消化道内被分解和吸收的程度的一项指标，是指在消化道内被吸收的蛋白质占摄入蛋白质的百分数，是评价食物蛋白质营养价值的生物学方法之一。一般采用动物或人体实验测定，根据是否考虑内源粪代谢氮因素，可分为表观消化率和真消化率两种方法。

（一）蛋白质表观消化率

蛋白质（N）表观消化率［apparent protein（N）digestibility］，即不计内源粪氮的蛋白质消化率。通常以动物或人体为实验对象，在实验期内，测定实验对象摄入的食物氮（摄入氮）和从粪便中排出的氮（粪氮），然后按下式计算：

$$蛋白质表观消化率(\%)=\frac{I-F}{I}\times 100\%$$

式中，I代表摄入氮，F代表粪氮。

（二）蛋白质真消化率

蛋白质（N）真消化率［true protein（N）digestibility］，即考虑粪代谢氮时的蛋白质消化率。粪中排出的氮实际上有两个来源：一是来自未被消化吸收的食物蛋白质；二是来自脱落的肠黏膜细胞以及肠道细菌等所含的氮。通常以动物或人体为实验对象，首先设置无氮膳食期，即在实验期内给予无氮膳食，并收集无氮膳食期内的粪便，测定氮含量，无氮膳食期内的粪氮即粪代谢氮。成人 24 小时内粪代谢氮一般为 0.9 g～1.2g。然后再设置被测食物蛋白质实验期，实验期内摄取被测食物，再分别测定摄入氮和粪氮。从被测食物蛋白质实验期的粪氮中减去无氮膳食期的粪代谢氮，才是摄入食物蛋白质中真正未被消化吸收的部分，故称蛋白质（N）真消化率。计算公式如下：

$$蛋白质真消化率(\%)=\frac{I-(F-F_k)}{I}\times 100\%$$

式中，I代表摄入氮，F代表粪氮，$F_k$ 代表粪代谢氮。

由于粪代谢氮测定十分繁琐，且难以准确测定，故在实际工作中常不考虑粪代谢氮，特别是当膳食中的膳食纤维含量很少时，可不必计算 $F_k$；当膳食中含有多量膳食纤维时，成年男子的 $F_k$ 值，可按每天 12 mg（蛋白质）/kg（体重）计算。

食物蛋白质消化率受到蛋白质性质、膳食纤维、多酚类物质和酶反应等因素影响。一般来说，动物性食物的消化率高于植物性食物。例如，鸡蛋和牛奶蛋白质的消化率分别为 97%、95%，而玉米和大米蛋白质的消化率分别为 85%、88%。

### 三、食物蛋白质利用率

食物蛋白质利用率是指食物蛋白质被消化吸收后在体内被利用的程度，是食物蛋白质营养评价常用的生物学方法。测定食物蛋白质利用率的方法很多，大体上可以分为两大类：一类是以体重增加为基础的方法；另一类是以氮在体内储留为基础的方法。以下介绍两种常用方法。

（一）蛋白质功效比值

蛋白质功效比值（protein efficiency ratio，PER）是以体重增加为基础的方法，是指实验期内，动物平均每摄入 1g 蛋白质时所增加的体重克数。例如，常作为参考蛋白质的酪蛋白 PER2.5，即指每摄入 1g 酪蛋白，可使动物体重增加 2.5g。一般选择初断乳的雄性大鼠，用含 10%被测蛋白质饲料喂养 28 天，逐日记录进食量，每周称量体重，然后按下式计算蛋白质功效比值。

$$\text{PER}=\frac{\text{实验期内动物体重增加量(g)}}{\text{实验期内蛋白质摄入量(g)}}$$

由于同一种食物蛋白质，在不同实验室所测得的 PER 值重复性常不佳，故通常设酪蛋白（参考蛋白质）对照组，并将酪蛋白对照组 PER 值换算为 2.5，然后校正被测蛋白质（实验组）PER。

$$\text{被测蛋白质 PER}=\frac{\text{实验组蛋白质功效比值}\times 2.5}{\text{对照组蛋白质功效比值}}$$

几种常见食物蛋白质 PER：全鸡蛋为 3.92、牛奶为 3.09、鱼为 4.55、牛肉为 2.30、大豆为 2.32、精制面粉为 0.60、大米为 2.16。

（二）生物价

生物价（biological value，BV）是反映食物蛋白质消化吸收后，被机体利用程度的一项指标。生物价越高，说明蛋白质被机体利用率越高，即蛋白质的营养价值越高，最高值为 100。通常采用动物或人体实验。实验期内动物食用含被测蛋白质的合成饲料，收集实验期内动物饲料和粪、尿样品，测定氮含量；另在实验前给实验动物无氮饲料，收集无氮饲料期粪、尿样品，测定氮含量，得粪代谢氮和尿内源氮数据（人体实验时可按成人全日尿内源氮 2 g～2.5 g，粪代谢氮 0.91 g～1.2 g 计）；然后按下式计算被测食物蛋白质的生物价。

$$\text{BV}=\frac{\text{氮储留量}\times 100}{\text{氮吸收量}}=\frac{[\text{I}-(\text{F}-\text{F}_\text{k})-(\text{U}-\text{U}_\text{m})]\times 100}{\text{I}-(\text{F}-\text{F}_\text{k})}$$

式中，I、F、U 分别为摄入氮、粪氮、尿氮；

$F_k$ 为无氮饲料期粪代谢氮；

$U_m$ 为无氮饲料期尿内源氮。

生物价是评价食物蛋白质营养价值较常用的方法。常见食物蛋白质的生物价见表 3－3。

**表 3－3　常见食物蛋白质的生物价**

| 蛋白质 | 生物价 | 蛋白质 | 生物价 | 蛋白质 | 生物价 |
|---|---|---|---|---|---|
| 鸡蛋蛋白质 | 94 | 大米 | 77 | 小米 | 57 |
| 鸡蛋白 | 83 | 小麦 | 67 | 玉米 | 60 |
| 鸡蛋黄 | 96 | 生大豆 | 57 | 白菜 | 76 |
| 脱脂牛奶 | 85 | 熟大豆 | 64 | 红薯 | 72 |
| 鱼 | 83 | 扁豆 | 72 | 马铃薯 | 67 |
| 牛肉 | 76 | 蚕豆 | 58 | 花生 | 59 |
| 猪肉 | 74 | 白面粉 | 52 | | |

## 四、氨基酸分

氨基酸分（amino acid score，AAS）亦称蛋白质化学分（chemical score，CS），是目前广为应用的一种食物蛋白质营养价值评价方法，不仅适用于单一食物蛋白质的评价，还可用于混合食物蛋白质的评价。该法的基本步骤是将被测食物蛋白质的必需氨基酸组成与推荐的理想蛋白质或参考蛋白质氨基酸模式进行比较，并按下式计算氨基酸分。

$$\mathrm{AAS}=\frac{\text{被测食物蛋白质每克氮或蛋白质氨基酸含量(mg)}}{\text{参考蛋白质每克氮或蛋白质氨基酸含量(mg)}}$$

参考蛋白质可采用 FAO/WHO 专家委员会（1973）制定的“暂定氨基酸分模式”。在实际计算某种氨基酸分时，首先将被测食物蛋白质中的必需氨基酸与参考蛋白质中的必需氨基酸进行比较，比值较低者，为限制氨基酸。由于限制氨基酸的存在，使食物蛋白质的利用受到限制；被测食物蛋白质的第一限制氨基酸与参考蛋白质中同种必需氨基酸的比值乘以 100，即为该种蛋白质的氨基酸分。

例如，小麦粉蛋白质必需氨基酸与 FAO/WHO 在 1973 年暂定氨基酸分模式相比较，限制氨基酸为异亮氨酸、赖氨酸、苏氨酸和缬氨酸，其中赖氨酸的比值最低，为第一限制氨基酸，故小麦蛋白质的氨基酸分为 46.7。

氨基酸分有许多可取之处，因为它可以明确其限制氨基酸，也可以看出其他氨基酸的不足，对于应当补充或强化的氨基酸也比较清楚。

## 第六节　蛋白质的互补作用

两种或两种以上食物蛋白质混合食用，其中所含有的必需氨基酸取长补短、相互补充，达到较好的比例，从而提高蛋白质利用率的作用，称为蛋白质互补作用（protein complementary action）。例如，玉米、小米、大豆单独食用时，其生物价分别为 60、57、64，如按 23%、25%、52%的比例混合食用，生物价可提高到 73；如将玉米、面粉、大豆混合食用，蛋白质的生物价也会提高。这是因为玉米、面粉、小米、大米蛋白质中赖氨酸含量较低，蛋氨酸相对较高，而大豆中的蛋白质恰恰相反，混合食用时赖氨酸和蛋氨酸两者可相互补充；若在植物性食物的基础上再添加少量动物性食物，蛋白质的生物价还会提高。如面粉、小米、大豆、牛肉单独食用时，其蛋白质的生物价分别为 67、57、64、76，若按 39%、13%、22%、26%的比例混合食用，其蛋白质的生物价可提高到 89。可见动、植物性混合食用比单纯植物混合还要好，见表 3-4。

**表 3-4　几种食物混合后蛋白质的生物价**

| 食物名称 | 单独使用 BV | 混合使用所占比例（%） | | |
|---|---|---|---|---|
| 小麦 | 67 | 37 | — | 31 |
| 大米 | 57 | 32 | 40 | 46 |
| 大豆 | 64 | 16 | 20 | 8 |
| 豌豆 | 48 | 15 | — | — |
| 玉米 | 60 | — | 40 | — |
| 牛肉干 | 76 | — | — | 15 |
| 混合食用 BV | | 74 | 73 | 89 |

若以氨基酸分为指标，亦明显可见蛋白质的互补作用。例如，谷类、豆类氨基酸分为44、68，若按谷类67%、豆类22%、奶粉11%的比例混合评分，氨基酸分可达88。

我国北方居民许多食物的传统食用方法，从理论和实践上都证明是合理和科学的。为充分发挥食物蛋白质的互补作用，在调配膳食时，应遵循三个原则：①食物的生物学种属愈远愈好，如动物性和植物性食物之间的混合比单纯植物性食物之间的混合要好；②搭配的种类愈多愈好；③食用时间愈近愈好，同时食用最好，因为单个氨基酸在血液中的停留时间约4小时，然后到达组织器官，再合成组织器官的蛋白质，而合成组织器官蛋白质的氨基酸必须同时到达才能发挥互补作用，合成组织器官蛋白质。

## 第七节　蛋白质需要量及膳食参考摄入量

### 一、蛋白质需要量

研究蛋白质需要量的方法主要有两种；一是要因加算法；二是氮平衡法。

（一）要因加算法

要因加算法（faetoeial approach method）的基本原理是以补偿从尿、粪便、皮肤，以及其他方面不可避免或必要氮损失（obligatory nitrogen loss）为基础，再加上诸多因素来确定蛋白质需要量的方法。

例如：

（1）不可避免丢失氮——58 ms/kg 体重；

（2）成人对鸡蛋蛋白质利用率——55%；

（3）应激因素安全率——10%；

（4）混合膳食蛋白质利用率（相当于卵蛋白质利用率的百分比）——80%；

（5）个体差异——30%。

$$\begin{aligned}\text{蛋白质需要量} &= 58\times\frac{100}{55}\times\frac{100}{80}\times1.1\times1.3\times6.25\ \text{mg（蛋白质）/kg（体重）}\\ &\approx 189\times6.25\ \text{mg（蛋白质）/kg（体重）}\\ &\approx 1.18\ \text{g（蛋白质）/kg（体重）}\end{aligned}$$

（二）氮平衡法

氮平衡（nitrogenbalance）是指氮的摄入量和排出量的关系。通常，采用测定氮的方法来推算蛋白质量。氮平衡常用于蛋白质代谢、机体蛋白质营养状况评价和蛋白质需要量研究。氮的摄入量和排出量的关系可用下式表示：

$$B=I-(U+F+S)$$

式中，B为氮平衡；I为摄入氮；排出氮（U为尿氮；F为粪氮；S为皮肤氮）。

通常以健康人为实验对象，给予不同水平蛋白质膳食，收集每日排出氮；根据摄入氮与排出氮数据，求出直线回归方程式；该回归方程式的斜率与氮平衡为零时的交叉点（截距）即为蛋白质需要量。

### 二、膳食参考摄入量

2000 年，中国营养学会在 RDA 的基础上，重新修订了推荐的膳食营养素摄入量，并采用了 DRIs 新概念。新修订的蛋白质推荐摄入量（RNIs），成年男性、女性轻体力活动分别为 75 g/d 和 60 g/d；中体力活动分别为 80 g/d 和 70 g/d；重体力活动分别为 90 g/d 和 80 g/d。

### 三、氨基酸需要量

1985 年，世界粮农组织（FAO）、世界卫生组织（WHO）及联合国大学（UNU）的专家委员会对不同研究资料进行了归纳，提出了不同年龄组人群对必需氨基酸需要量的估计值。关于组氨酸，过去认为只是婴幼儿的必需氨基酸，但近年研究认为组氨酸也是成人的必需氨基酸，而且经实验证实，其需要量为 8 ng/(kg·d) ～12 ng/(kg·d)。

## 第八节　蛋白质的营养状况评价

### 一、膳食蛋白质摄入量

膳食蛋白质摄入量是评价机体蛋白质营养状况的背景材料或参考材料，与机体蛋白质营养状况评价指标结合起来，有助于正确判断机体蛋白质营养状况。

### 二、身体测量

身体测量指标是鉴定机体蛋白质营养状况的重要依据，评定生长发育状况所采用的身体测量指标主要包括体重、身高、上臂围、上臂肌围、上臂肌面积、胸围以及生长发育指数等。

### 三、生化检验

（1）血液蛋白质。

（2）尿液指标。常用指标有尿肌酐、尿三甲基组氨酸、尿羟脯氨酸。

## 第九节　蛋白质的食物来源

蛋白质的食物来源可分为植物性蛋白质和动物性蛋白质两大类。植物性蛋白质中，谷类含蛋白质 10%左右，蛋白质含量不算高，但由于是人们的主食，所以仍然是膳食蛋 白质的主要来源。豆类含有丰富的蛋白质，特别是大豆含蛋白质高达 36%～40%，氨基酸组成也比较合理，在体内的利用率较高，是植物性蛋白质中非常好的蛋白质来源。

蛋类含蛋白质 11%～14%，是优质蛋白质的重要来源。奶类（牛奶）一般含蛋白质 3.0%～3.5%，是婴幼儿蛋白质的最佳来源。

肉类包括禽、畜和鱼的肌肉。新鲜肌肉含蛋白质15%～22%，肌肉蛋白质营养价值优于植物蛋白质，是人体蛋白质的重要来源。

为改善膳食蛋白质质量，在膳食中应保证有一定数量的优质蛋白质。一般要求动物性蛋白质和大豆蛋白质应占膳食蛋白质总量的30%～50%。

常见食物蛋白质含量见表3－5。

**表3－5　常见食物蛋白质含量**（g/100 g）

| 食　物 | 蛋白质 | 食　物 | 蛋白质 |
|---|---|---|---|
| 小麦粉（标准粉） | 11.2 | 黄豆 | 35.0 |
| 粳米（标一） | 7.7 | 绿豆 | 21.6 |
| 籼米（标一） | 7.7 | 赤小豆 | 20.2 |
| 玉米（干） | 8.7 | 花生仁 | 24.8 |
| 玉米面 | 8.1 | 猪肉（肥瘦） | 13.2 |
| 小米 | 9.0 | 牛肉（肥瘦） | 19.9 |
| 高粱米 | 10.4 | 羊肉（肥瘦） | 19.0 |
| 马铃薯 | 2.0 | 鸡 | 19.3 |
| 甘薯 | 0.2 | 鸡蛋 | 13.3 |
| 蘑菇（干） | 21.1 | 草鱼 | 16.6 |
| 紫菜（干） | 26.7 | 牛奶 | 3.0 |

# 第四章　脂类

营养学上重要的脂类（lipids）主要有甘油三酯（triglycerides）、磷脂（phospholipids）和固醇类（sterols）物质。食物中的脂类95%是甘油三酯，5%是其他脂类。人体储存的脂类中甘油三酯高达99%。脂类是人体必需的一类营养素，是人体的重要成分，包括脂肪和类脂。通常所说的脂肪包括脂和油，常温情况下呈固体状态的称为“脂”；呈液体状态的叫做“油”。脂和油都是由碳、氢、氧三种元素组成的，先组成甘油和脂肪酸，再由甘油和脂肪酸组成甘油三酯，也称为“中性脂肪”。日常食用的动、植物油，如猪油、菜油、豆油、芝麻油等均属于脂肪和油，也就是说，日常的食用油就是脂肪。类脂是与脂和油很类似的物质，种类很多，主要有：卵磷脂、神经磷脂、胆固醇和脂蛋白等。

## 第一节　脂类的分类

脂类（lipids）包括脂肪（fat，oil）和类脂（lipoids）。

### 一、脂肪

脂肪又称甘油三酯（triacylglycerol），是由一分子甘油和三分子脂肪酸结合而成。膳食脂肪主要为甘油三酯。组成天然脂肪的脂肪酸种类很多，所以由不同脂肪酸组成的脂肪对人体的作用也有所不同。通常4～12碳的脂肪酸都是饱和脂肪酸，碳链更长时可出现1个甚至多个双键，称为不饱和脂肪酸。

不饱和脂肪酸中由于双键的存在可出现顺式及反式的立体异构体。天然的不饱和脂肪酸几乎都是以不稳定的顺式异构体形式存在的。脂肪酸中顺反构型对熔点有一定的影响，如顺式油酸熔点为14℃，而反式则为44℃。

人体组织中的脂肪皆以软脂酸（棕榈酸C16：0）和油酸（C18：1）为其主要组成成分，其他动物也类似。但牛、羊脂肪中则硬脂酸（C18：0）含量高，而油酸和亚油酸含量少。

### 二、类脂

类脂包括磷脂（phospholipids）和固醇类（sterols）。

（一）磷脂

磷脂按其组成结构可以分为两类：一类是磷酸甘油酯，包括：磷脂酸（phosphatidic acid）、磷脂酰胆碱（卵磷脂，lecithin）、磷脂酰乙醇胺（脑磷脂，cephalin）、磷脂酰丝氨酸（phosphatidyline serine）和磷脂酰肌醇（phosphatidyl inositol）；另一类是神经鞘脂，机体主要的神经鞘脂是神经鞘磷脂（sphingomyelin），其分子结构中不含甘油，但含有脂肪酰基、磷酸胆碱和神经鞘氨醇。

（二）固醇类

固醇类为一些类固醇激素的前体，如 7－脱氢胆固醇即为维生素 $D_3$ 的前体。胆固醇（cholesterol）是人体中主要的固醇类化合物，人体内的胆固醇有些已酯化，即形成胆固醇酯。动物性食物所含的胆固醇，有些也是以胆固醇酯的形式存在的。所以，膳食中的总胆固醇是胆固醇和胆固醇酯的混合物。

胆固醇酯中的脂肪酸通常含有 16～20 个碳原子，且多属单烯酸或多烯酸。人体组织内最常见的胆固醇酯为胆固醇的油酸酯和胆固醇的亚油酸酯，这些酯类在血浆脂蛋白、肾上腺皮质和肝中都大量存在。低密度脂蛋白（LDL）中约有 80％的总胆固醇是以胆固醇酯的形式存在；高密度脂蛋白（HDL）中则含 90％。在动脉粥样硬化病灶中，堆积在动脉壁的脂类以胆固醇酯最多。胆固醇酯作为体内固醇类物质的一种储存形式，也是人体组织中非极性最大的脂类。胆固醇酯在细胞膜和血浆脂蛋白之间，或在各种血浆脂蛋白之间，都不容易进行交换，与游离的胆固醇不同。

植物中不含胆固醇，所含有的其他固醇类物质统称为植物固醇，其固醇的环状结构和胆固醇完全一样，仅侧链有所不同。

## 第二节　脂类的生理功能

脂类是人体必需营养素之一，它与蛋白质、碳水化合物是产能的三大营养素，在供给人体能量方面起着重要作用；脂类也是构成人体细胞的重要成分，如细胞膜、神经髓鞘膜都必须有脂类参与构成。其主要生理功能是供给能量、构成身体成分和供给必需脂肪酸。

### 一、供给能量

一般合理膳食的总能量有 20％～30％由脂肪提供。储存脂肪常处于分解（供能）与合成（储能）的动态平衡中。哺乳类动物一般含有两种脂肪组织，一种是含储存脂肪较多的白色脂肪组织，另一种是含线粒体、细胞色素较多的褐色脂肪组织，后者较前者更容易分解供能。初生婴儿上躯干和颈部含褐色脂肪组织较多，故呈褐色。由于婴儿体表面积与体脂之比值较高，体温散失较快，褐色脂肪组织即可及时分解生热以补偿体温的散失。在体脂逐渐增加后，白色脂肪组织也随之增多。1 g 脂肪在体内氧化可产能 37.56 kJ，相当于 9 kcal 的能量。

### 二、构成身体成分

正常人按体重计算含脂类约 14％～19％，肥胖者约含 32％，过于肥胖者可高达 60％左右。绝大部分是以甘油三酯形式储存于脂肪组织内。脂肪组织所含脂肪细胞，多分布于腹腔、皮下、肌纤维间。这一部分脂肪常称为储存脂肪（stored fat），因受营养状况和机体活动的影响而增减，故又称为可变脂。一般储脂在正常体温下多为液态或半液态。皮下脂肪因含不饱和脂肪酸较多，故熔点低而流动性大，有利于在较冷的体表温度下仍能保持液态，从而进行各种代谢。机体深处储脂的熔点较高，常处于半固体状态，有利于保护内脏器官，防止体温丧失。类脂包括磷脂和固醇类物质，是组织结构的组成成分，约占总脂的5%，这类脂类比较稳定不太受营养和机体活动状况影响故称为定脂。类脂的组成因组织不同而有差异。

人体脂类的分布受年龄和性别影响较显著。例如，中枢神经系统的脂类含量，由胚胎时期到成年时期可增加一倍以上。又如，女性的皮下脂类高于男性，而男性皮肤的总胆固醇含量则高于女性。

细胞膜、内质网膜、线粒体膜、核膜、神经髓鞘膜以及红细胞膜是机体主要的生物膜。脂类，特别是磷脂和胆固醇，是所有生物膜的重要组成成分。生物膜按重量计，一般含蛋白质约20%，含磷脂50%～70%，含胆固醇20%～30%，糖脂和甘油三酯的含量甚至更低或者完全没有。由于功能不同，各种膜的脂类含量也有显著差异。亚细胞结构的膜含磷脂较高，因而胆固醇与磷脂之比值较低；细胞膜及红细胞膜含胆固醇较高，故比值较高。神经髓鞘膜除含较多的胆固醇、磷脂和脑苷脂外，尚含一定量的糖脂。磷脂中的不饱和脂肪酸有利于膜的流动性，饱和脂肪酸和胆固醇则有利于膜的坚性。所有生物膜的结构和功能与所含脂类成分有密切关系，膜上许多酶蛋白均与脂类结合而存在并发挥作用。

### 三、供给必需脂肪酸

必需脂肪酸是磷脂的重要成分，而磷脂又是细胞膜的主要结构成分，故必需氨基酸与细胞的结构和功能密切相关；亚油酸是合成前列腺素的前体，前列腺素在体内有多种生理功能；必需脂肪酸还与胆固醇代谢有密切关系。必需脂肪酸缺乏，可引起生长迟缓、生殖障碍、皮肤受损（出现皮疹）等；另外，还可引起肝脏、肾脏、神经和视觉等多种疾病。

此外，脂肪还可提供脂溶性维生素，并促进脂溶性维生素的吸收；保护脏器和维持体温，节约蛋白质；增加膳食的美味和增加饱腹感；具有内分泌作用，构成参与某些内分泌激素。

## 第三节　脂肪的消化吸收

### 一、脂肪的消化

膳食中的脂类主要为甘油三酯，以及少量磷脂和胆固醇。胃液酸性强，含脂肪酶甚少，故脂肪在胃内几乎不能被消化。胃的蠕动能促使摄入的脂肪被磷脂乳化成细小油珠而排入小肠腔内，即与肝脏分泌的磷脂胆固醇复合体结合成胆汁酸盐微团。小肠蠕动可使微团中的脂肪油珠乳化成脂肪小滴，增加了酶与脂肪分子的接触面，然后被激活的胰脂肪酶水解为甘油和脂肪酸。摄入的甘油三酯约70%被水解为单酰甘油和两分子脂肪酸；其余约20%的甘油三酯被小肠黏膜细胞分泌的肠脂肪酶继续水解为脂肪酸及甘油，未被消化的少量脂肪则随胆汁酸盐由粪便排出。单酰甘油和脂肪酸均是表面活性剂，故能促进乳化作用。

### 二、脂肪的吸收

通常，食物中的油脂皆为由长链脂肪酸组成的甘油三酯，主要为含$^{16}$C 和$^{18}$C 的脂肪酸。$^{16}$C 和$^{18}$C 以及其他长链脂肪酸代谢时必须在小肠黏膜细胞内重新合成甘油三酯，然后以乳糜微粒的形式，少量以极低密度脂蛋白的形式经淋巴从胸导管进入血液循环。而中链脂肪酸（$^{6}$C～$^{12}$C）组成的甘油三酯则可不经消化，不需胆盐即可完整地被吸收到小肠黏膜细胞的绒毛上皮或进入细胞内，催化其分解的是细胞内的脂酶，而不是分泌到肠腔内的胰脂酶。最后，产生的中链脂肪酸不重新酯化，亦不以乳糜微粒形式分泌入淋巴，而是以脂肪酸形式直接扩散入门静脉，与血浆清蛋白呈物理性结合，并以脂肪酸形式由门静脉循环直接输送到肝脏。

## 第四节 脂肪酸

### 一、脂肪酸的分类与命名

脂肪酸的化学式为 R—COOH，式中的 R 为由碳原子所组成的烷基链。脂肪酸的分类方法之一是按其链的长短，即按链上所含碳原子数目来分类。碳原子数 2～5 为短链脂肪酸，6～12 为中链脂肪酸，14 以上为长链脂肪酸。人体血液和组织中的脂肪酸大多数是各种长链脂肪酸。

自然界中的脂肪酸几乎都是含双数碳原子的脂肪酸。脂肪酸从结构形式上可分为饱和脂肪酸（saturated fatty acid，SFA）和不饱和脂肪酸（unsaturated fatty acid，USFA），不饱和脂肪酸又分为单不饱和脂肪酸（monounsaturated fatty acid，MUFA）和多不饱和脂肪酸（polyunsaturated fatty acid，PUFA）。饱和脂肪酸不含双键，即每个碳原子价数是满的，不饱和脂肪酸含有一个或多个双键，含有一个不饱和键的称为单不饱和脂肪酸，具有两个或多个不饱和键的称为多不饱和脂肪酸。多不饱和脂肪酸的双键为每相隔三个碳原子一个双键，这使其对自动氧化作用或过氧化作用有较大的防护能力。一般植物和鱼类的脂肪含多不饱和脂肪酸比畜、禽类的脂肪含量高。

脂肪酸命名规则：脂肪酸分子上的碳原子用阿拉伯数字编号定位通常有两种系统，△编号系统从羧基碳原子算起，n 或 ω 编号系统则从离羧基最远的碳原子算起。

示例：

| | $CH_3$— | $CH_2$— | $CH_2$— | $CH_2$— | $CH_2$— | $CH_2$— | $CH_2$— | $CH_2$— | $CH_2$— | COOH |
|---|---|---|---|---|---|---|---|---|---|---|
| △编号系统 | 10 | 9 | 8 | 7 | 6 | 5 | 4 | 3 | 2 | 1 |
| n 或 ω 编号系统 | 1 | 2 | 3 | 4 | 5 | 6 | 7 | 8 | 9 | 10 |

不饱和脂肪酸按 n 或 ω 编号系统分为四类（见表 4－1），每一类都是由一系列脂肪酸组成。该系列的各个脂肪酸均能在生物体内由母体脂肪酸合成，如花生四烯酸（C20：4，n－6）由 n－6 类母体亚油酸（C18：2，n－6）合成。然而，生物体不能把某一类脂肪酸转变为另一类脂肪酸。这就是说，油酸类（n－9）的脂肪酸没有一个能够转变为亚油酸或 n－6 类任何一种脂肪酸。

表 4−1　不饱和脂肪酸类别

| 母体脂肪酸 | 类　别 |
|---|---|
| 棕榈油 | n−7（ω−7） |
| 油酸 | n−9（ω−9） |
| 亚油酸 | n−6（ω−6） |
| 亚麻酸 | n−3（ω−3） |

一般来说，人体细胞中不饱和脂肪酸的含量至少是饱和脂肪酸的两倍，但各种组织中二者的组成有很大差异，并在一定程度上与膳食中脂肪的种类有关。

## 二、必需脂肪酸

人体除了从食物得到脂肪酸外，还能自身合成多种脂肪酸，包括饱和脂肪酸、单不饱和脂肪酸和多不饱和脂肪酸。有些脂肪酸是人体不能自身合成的，如亚油酸（linoleicacid，C18：2，n−6）和α−亚麻酸（linolenic acid，C18：3，n−3），而植物能合成。亚油酸是维持人体健康所必需的，它的衍生物是某些前列腺素的前体，而且只要能供给足够量的亚油酸，人体就能合成所需要的其他 n−6 类脂肪酸，但亚油酸必须通过食物供给人体，因此称为“必需脂肪酸”；α−亚麻酸也属于必需脂肪酸，其可衍生为二十碳五烯酸（elco-saoentaenoic acid，EPA，C20：5，n−3）和二十二碳六烯酸（docasa hexaenoic acid，DHA，C22：6，n−3）；花生四烯酸（arachidonic acid，AA，C20：4，n−6）是由亚油酸衍生而来，但在合成数量不足时，也必须由食物供给，故花生四烯酸也曾被称为必需脂肪酸。

动物长期摄取不含必需脂肪酸的膳食，就会发生必需脂肪酸缺乏症。在人体尚未发生过缺乏症的全部症候群，但婴儿缺乏亚油酸可出现湿疹，长期摄入不含脂肪膳食的人会发生皮炎和伤口难于愈合，通过口服或静脉滴注给予病人多不饱和脂肪酸，可使症状消失。某些由亚油酸衍生物合成的前列腺素由于缺乏亚油酸而合成不足，会出现有关的临床表现。亚油酸缺乏，对维持膜的正常功能和氧化磷酸化的正常偶联均会发生一定影响。

二十二碳六烯酸（DHA，C22：6，n−3）是视网膜光受体中最丰富的多不饱和脂肪酸，它由食物中的α−亚麻酸衍生而来。DHA 是维持视紫红质正常功能所必需的，大鼠饲料缺乏亚麻酸（n−3）时，可引起大鼠杆状细胞外段盘破坏，光激发盘散射减弱以及光线诱导的光受器细胞死亡，所以亚麻酸对增强视力有良好作用。此外，长期缺乏亚麻酸（n−3）时，对调节注意力和认知过程有不良影响，这可能与大脑皮质额叶中的多巴胺和 5−羟色胺发生改变有关。DHA、EPA 在体内具有降血脂、改善血液循环、抑制血小板凝集、阻抑动脉粥样硬化斑块和血栓形成等功效，对心脑血管病有良好的防治效果等。DHA 亦可提高儿童的学习机能，增强记忆力。

花生四烯酸（AA，C20：4，n−6）是合成前列腺素的主要成分。前列腺素 D2 是花生四烯酸在脑中的主要代谢产物，它在脑内涉及有关睡眠、热调节和疼痛反应等功能。DHA 和 AA 是大脑中最丰富的两种长链多不饱和脂肪酸，从出生前至出生后两岁在婴儿前脑中持续增加，从妊娠第 26 周开始在胎儿大脑中积累，到妊娠末期 3 个月中持续增加，但早产儿由于缩短了积累时间，故胎龄小于 28 周的早产儿脑组织中的 DHA 和 AA 的总量与累积量都远远低于足月儿；同时由于早产儿体内△－4 去饱和酶活力较低，自身由亚麻酸、亚油酸合成 DHA 和 AA 的能力下降，又因早产儿生长发育快使必需脂肪酸多数氧化用于供能，所以早产儿应及时补充 DHA 和 AA。一般母乳中 AA 的含量为 0.5%～0.7%，DHA 为 0.3%。

必需脂肪酸的供给量通过研究得出，膳食亚油酸占膳食能量的 3%～5%、亚麻酸（C18：3，n－3）占 0.5%～1%时，可使组织中 DHA 达最高水平，避免产生任何明显的缺乏症。至于二者比例不当时是否可产生不良的生理学作用，尚待研究。

### 三、多不饱和脂肪酸

n－3、n－6 和 n－9 系统都有多不饱和脂肪酸（PUFA），但有重要生物学意义的是 n－3 和 n－6 系多不饱和脂肪酸。其中的亚油酸和 α－亚麻酸是人类必需脂肪酸，它们分别是 n－3 和 n－6 系多不饱和脂肪酸的前体。20 世纪 30 年代以来对亚油酸降血脂等生物学功能研究甚多，直到 80 年代才开始对 n－3 系多不饱和脂肪酸引起重视且研究进展飞速，90 年代对 PUFA 在体内平衡的重要生理意义研究已用于实践。

多不饱和脂肪酸的另一重要生理作用是形成类二十烷酸（eicosanoids）。20：3，n－6、20：4，n－6 及 20：5，n－3 脂肪酸经环氧化酶和脂氧化酶的酶代谢作用，可生成一系列的类二十烷酸。这些类二十烷酸为很多生化过程的重要调节剂，在协调细胞间生理的相互作用中起着重要作用。

不饱和脂肪酸对人体健康虽然有很多益处，但易产生脂质过氧化反应，而产生自由基和活性氧等物质，对细胞和组织可造成一定的损伤。此外，n－3 系多不饱和脂肪酸还有抑制免疫功能的作用。因此，在考虑脂肪需要量时，必须同时考虑饱和脂肪酸、多不饱和脂肪酸和单不饱和脂肪酸三者间的合适比例。

### 四、单不饱和脂肪酸

Keys 等在七国心血管病的流行病学调查中发现，地中海地区的一些国家的居民，其冠心病发病率和血胆固醇水平皆远低于欧美国家，但其每日摄入的脂肪量很高，供热比达 40%。究其原因，主要是该地区居民以橄榄油为主要食用油脂，而橄榄油富含单不饱和脂肪酸（MUFA），由此引起了人们对单不饱和脂肪酸的重视。食用油脂中所含单不饱和脂肪酸主要为油酸（C18：1），茶油和橄榄油油酸含量达 80%以上，棕榈油中含量也较高，约 40%以上。

据多数研究报道，单不饱和脂肪酸降低血胆固醇、甘油三酯和低密度脂蛋白胆固醇（LDL-C）的作用与多不饱和脂肪酸相近，但大量摄入亚油酸在降低 LDL-C 的同时，高密度脂蛋白胆固醇（HDL-C）也降低，而大量摄入油酸则无此种情况。同时，单不饱和脂肪酸不具有多不饱和脂肪酸潜在的不良作用，如促进机体脂质过氧化、促进化学致癌作用和抑制机体的免疫功能等。所以，在膳食中降低饱和脂肪酸的前提下，以单不饱和脂肪酸取代部分饱和脂肪酸有重要意义。

### 五、食物中的脂肪酸

天然食物中含有各种脂肪酸，多以甘油三酯的形式存在。一般来说，动物性脂肪如牛油、奶油和猪油比植物性脂肪含饱和脂肪酸多。椰子油主要由含$^{12}C$和$^{14}C$的饱和脂肪酸组成，仅含有5%的单不饱和脂肪酸和1%～2%的多不饱和脂肪酸，但这种情况较少。总的来说，动物性脂肪一般约含40%～60%的饱和脂肪酸、30%～50%的单不饱和脂肪酸，而多不饱和脂肪酸含量极少。相反，植物性脂肪约含10%～20%的饱和脂肪酸和80%～90%的不饱和脂肪酸，而多数含多不饱和脂肪酸较多，也有少数含单不饱和脂肪酸较多，如茶油和橄榄油中油酸（C18：1）含量达79%～83%，红花油含亚油酸（C18：2）75%，葵花子油、豆油、玉米油中的亚油酸含量也达50%以上，但一般食用油中亚麻酸（C18：3）的含量很少。

n－3系多不饱和脂肪酸由寒冷地区的水生植物合成，以这些食物为生的鱼类组织中含有大量的n－3系多不饱和脂肪酸，如鲱鱼油和鲑鱼油富含二十碳五烯酸（C20：5，n－3）和二十二碳六烯酸（C22：6，n－3）。n－3系多不饱和脂肪酸具有降低血脂和预防血栓形成的作用。

反式脂肪酸：按空间结构，即H在不饱和键的同侧或两侧，脂肪酸又可分为顺式脂肪酸（cis-fatty acid）和反式脂肪酸（trans-fatty acid），H在不饱和键两侧的脂肪酸为反式脂肪酸。反式脂肪酸不是天然产物，通常食用西餐的人其组织中有反式脂肪酸。反式脂肪酸是氢化脂肪产生的，如人造黄油，在氢化过程中某些天然存在的顺式双键转变为反式构型。人体摄入这些食物后，其中的反式脂肪酸或被氧化掉，或掺和到结构脂类中去。近期有报道，反式脂肪酸摄入量多时可使血浆LDL-C上升、HDL-C下降，增加了冠心病的危险性。

## 第五节　磷脂及胆固醇

### 一、磷脂

磷脂不仅是生物膜的重要组成成分，而且对脂肪的吸收和运转以及储存脂肪酸，特别是不饱和脂肪酸起着重要作用。磷脂主要含于蛋黄、瘦肉、脑、肝和肾中，机体自身也能合成所需要的磷脂。磷脂按其组成结构可以分为两类：磷酸甘油酯和神经鞘磷脂。前者以甘油为基础，后者以神经鞘氨醇为基础。

（一）磷酸甘油酯

红细胞膜的脂类约40%为磷脂，线粒体膜的脂类约95%为磷脂。磷酸甘油酯通过磷脂酶水解为甘油、脂肪酸、磷酸及含N碱物质。磷酸甘油酯的合成有两条途径：一为全程合成途径，是从葡萄糖开始经磷脂酸合成磷脂的整个途径，卵磷脂和脑磷脂主要经全程途径合成。另一个合成磷脂的途径称为磷脂酸途径或半程途径，这一途径是从糖代谢的中间产物磷脂酸开始的，磷脂酸途径主要是生成心磷脂和磷脂酰肌醇。

必需脂肪酸是合成磷脂的必要组分，缺乏时会引起肝细胞脂肪浸润。在大量进食胆固醇的情况下，由于胆固醇竞争性地与必需脂肪酸结合成胆固醇酯，从而影响了磷脂的合成，是诱发脂肪肝的原因之一。食物中缺乏卵磷脂、胆碱，或是甲基供体如蛋氨酸等，皆可引起脂肪肝。这是由于胆碱缺乏影响了肝细胞对卵磷脂的合成，而增加了甘油三酯的合成，因此促进了肝细胞的脂肪浸润。

（二）神经鞘磷脂

神经鞘磷脂的分子结构中含有脂肪酰基、磷酸胆碱和神经鞘氨醇，但不含甘油。神经鞘氨醇是由软脂酰 CoA 和丝氨酸合成。神经鞘磷脂是膜结构的重要磷脂，它与卵磷脂并存于细胞膜外侧。神经髓鞘含脂类约为干重的 97%，其中 11%为卵磷脂，5%为神经鞘磷脂。人红细胞膜的磷脂中约 20%～30%为神经鞘磷脂。

（三）食物中的磷脂

人体除自身能合成磷脂外，每天从食物中也可以得到一定量的磷脂。含磷脂丰富的食物有蛋黄、瘦肉、脑、肝、肾等动物内脏，尤其蛋黄含卵磷脂最多，达 9.4%。除动物性食物外，植物性食物以大豆含量最丰富，磷脂含量可达 1.5%～3%，其他植物种子如向日葵子、亚麻籽、芝麻籽等也含有一定量的磷脂。大豆磷脂在保护细胞膜、延缓衰老、降血脂、防治脂肪肝等方面具有良好效果。

## 二、胆固醇

人体各组织中皆含有胆固醇，在细胞内只有线粒体膜及内质网膜中含量较少，它是许多生物膜的重要组成成分。

（一）胆固醇的消化吸收

胆固醇是机体内主要的固醇物质，既是细胞膜的重要组分，又是类固醇激素、维生素 D 及胆汁酸的前体。人体每千克体重含胆固醇 2 g，人们从每天膳食中可摄入约 300 mg～500 mg 的外源性胆固醇，主要来自肉类、肝、内脏、脑、蛋黄和奶油等。食物中胆固醇酯不溶于水，不易与胆汁酸形成微胶粒，不利于吸收，必须经胰液分泌的胆固醇酯酶将其水解为游离胆固醇后，方能吸收。未被吸收的胆固醇在小肠下段被细菌转化为粪固醇，由粪便排出。

影响胆固醇吸收的因素：

（1）胆汁酸是促进胆固醇吸收的重要因素，胆汁酸缺乏时，明显降低胆固醇的吸收。食物中脂肪不足时，也会影响胆固醇的吸收。因为高脂肪膳食不仅具有促进胆汁分泌的作用，脂肪水解产物还有利于形成混合微胶粒，并能促进胆固醇在黏膜细胞中进一步参与形成乳糜微粒，转运入血，所以高脂肪膳食易于导致血浆胆固醇升高。

（2）胆固醇在肠道中的吸收率随食物胆固醇含量增加而下降。

（3）膳食中含饱和脂肪酸过高，可使血浆胆固醇升高，摄入较多不饱和脂肪酸，如亚油酸，血浆胆固醇即降低，这是由于不饱和脂肪酸能促进卵磷脂的合成和提高卵磷脂胆固醇脂肪酰转移酶（LCAT）活性，生成较多胆固醇酯，由高密度脂蛋白转运至肝，再经肠道排出体外。

（4）植物食物中的谷固醇和膳食纤维可减少胆固醇的吸收，从而可降低血浆胆固醇。

（5）年龄、性别的影响：随着年龄的增长，血浆胆固醇有所增加。50 岁以前，男女之间差别不太明显，60 岁后，女性显著升高，超过男性，在 65 岁左右达到高峰，此与妇女绝经有关。血浆胆固醇的变化主要取决于 LDL，而脂蛋白代谢受性激素的影响。在男性和缺乏雌激素的女性中，给予雌激素则血中 HDL 和 VLDL 水平增高，而 LDL 浓度下降，女性绝经后雌性激素水平下降，致使血浆胆固醇升高。

(二) 胆固醇的合成

胆固醇除来自食物外，还可由人体组织合成。人体组织合成胆固醇主要部位是肝脏和小肠。此外，产生类固醇激素的内分泌腺体，如肾上腺皮质、睾丸和卵巢，也能合成胆固醇。胆固醇合成的全部反应都在胞浆内进行，而所需的酶大多数是定位于内质网。

肝脏是胆固醇代谢的中心，合成胆固醇的能力很强，同时还有使胆固醇转化为胆汁酸的特殊作用，而且血浆胆固醇和多种脂蛋白所含的胆固醇的代谢，皆与肝脏有密切的关系。人体每天约可合成胆固醇 1 g～1.2 g，而肝脏占合成量的 80%。

## 第六节 膳食参考摄入量及食物来源

### 一、膳食参考摄入量

2000 年，中国营养学会在制定《中国居民膳食营养素参考摄入量》时，参考各国不同人群脂肪 RDA，结合我国膳食结构的实际，提出成人脂肪适宜摄入量（AI），见表 4−2。

**表 4−2 中国成人膳食脂肪适宜摄入量**（AI）

［脂肪能量占总能量的百分比（%）］

| 年龄 | 脂肪 | SFA | MUFA | PUFA | n−6∶n−3 | 胆固醇（mg） |
|---|---|---|---|---|---|---|
| 成人 | 20～30 | <10 | 10 | 10 | （4～6）∶1 | <300 |

注：SFA—饱和脂肪酸，MUFA—单不饱和脂肪酸，PUFA—多不饱和脂肪酸

### 二、食物来源

除食用油脂含约 100%的脂肪外，含脂肪丰富的食品为动物性食物和坚果类。动物性食物以畜肉类含脂肪最丰富，且多为饱和脂肪酸，猪肉含脂肪量在 30%～90%之间，仅腿肉和瘦猪肉脂肪含量在 10%左右；牛、羊肉含脂肪量比猪肉低很多，如牛肉（瘦）脂肪含量仅为 2%～5%，羊肉（瘦）多数为 2%～4%。一般动物内脏除大肠外含脂肪量皆较低，但蛋白质的含量较高。禽肉一般含脂肪量较低，多数在 10%以下，但北京烤鸭和肉鸡例外，其含量分别为 38.4%和 35.4%。鱼类脂肪含量基本在 10%以下，多数在 5%左右，且其脂肪含不饱和脂肪酸多，所以老年人宜多吃鱼少吃肉。蛋类以蛋黄含脂肪量高，约为 30%，但全蛋仅为 10%左右，其组成以单不饱和脂肪酸为多。

除动物性食物外，植物性食物中以坚果类（如花生、核桃、瓜子、榛子、葵花子等）含脂肪量较高，最高可达 50%以上，不过其脂肪组成多以亚油酸为主，所以是多不饱和脂肪酸的重要来源。部分食物的脂肪含量见表 4−3。

表 4-3 部分食物的脂肪含量

| 食物名称 | 脂肪含量（g/100g） | 食物名称 | 脂肪含量（g/100g） |
|---|---|---|---|
| 猪肉（脖子） | 60.5 | 鸡腿 | 13.0 |
| 猪肉（肥） | 90.4 | 鸭 | 19.7 |
| 猪肉（肥瘦） | 37.0 | 鸭（北京烤鸭） | 41.3 |
| 猪肉（后臀尖） | 30.8 | 鲅鱼 | 3.1 |
| 猪肉（后蹄膀） | 28.0 | 鳊鱼 | 6.3 |
| 猪肉（里脊） | 7.9 | 草鱼 | 5.2 |
| 猪肉（肋条肉） | 59.0 | 带鱼 | 4.9 |
| 猪肉（奶脯） | 35.3 | 大马哈鱼 | 8.6 |
| 猪肉（瘦） | 6.2 | 大黄鱼 | 2.5 |
| 猪蹄爪尖 | 20.0 | 海鳗 | 5.0 |
| 猪肝 | 3.5 | 鲤鱼 | 4.1 |
| 猪大肠 | 18.7 | 鸡蛋 | 11.1 |
| 牛肉（瘦） | 2.3 | 鸡蛋黄 | 28.2 |
| 牛肉（肥瘦） | 13.4 | 鸭蛋 | 18.0 |
| 牛肝 | 3.9 | 核桃 | 58.8 |
| 羊肉（瘦） | 3.9 | 花生（炒） | 48.0 |
| 羊肉（肥瘦） | 14.1 | 葵花子（炒） | 52.8 |
| 羊肉（山羊） | 24.5 | 南瓜子仁 | 48.1 |
| 鹌鹑 | 9.4 | 松子（炒） | 58.5 |
| 鸡 | 2.3 | 西瓜子仁 | 45.9 |
| 鸡翅 | 11.8 | | |

# 第五章　碳水化合物

## 第一节　碳水化合物的分类

碳水化合物可分为糖、寡糖和多糖三类，见表5-1。

表5-1　碳水化合物分类

| 分类（糖分子DP） | 亚　组 | 组　成 |
|---|---|---|
| 糖（1～2） | 单糖 | 葡萄糖、半乳糖、果糖 |
| | 双糖 | 蔗糖、乳糖、麦芽糖、海藻糖 |
| | 糖醇 | 山梨醇、甘露醇 |
| 寡糖（3～9） | 异麦芽低聚寡糖 | 麦芽糊精 |
| | 其他寡糖 | 棉子糖、水苏糖、低聚果糖 |
| 多糖（≥10） | 淀粉 | 直链淀粉、支链淀粉、变性淀粉 |
| | 非淀粉多糖 | 纤维素、半纤维素、果胶、亲水胶质物(hydrocolloids) |

注：引自FAO/WHO，1998。

### 一、糖

糖包括单糖、双糖和糖醇。

（一）单糖

单糖是最简单的糖，通常条件下不能再被直接水解为分子更小的糖。单糖具有醛基或酮基，有醛基者称为醛糖，有酮基者称为酮糖。常见单糖有D-葡萄糖、D-半乳糖和D-果糖。

1. D-葡萄糖

D-葡萄糖即通常所说的葡萄糖，又名右旋糖。D-葡萄糖不仅是最常见的糖，也是世界上最丰富的有机物。它在血液、脑脊液、淋巴液、水果、蜂蜜以及多种植物液中以游离形式存在，是构成多种寡糖和多糖的基本单位。

2. D-半乳糖

D-半乳糖又名脑糖。此糖几乎全部以结合形式存在，是乳糖、蜜二糖（melibiose）、水苏糖（stachyose）、棉子糖（raffinose）等的组成成分之一。某些植物多糖，如琼脂、阿拉伯树胶、牧豆树树胶、落叶松树胶和其他多种植物的树胶及黏浆液水解后都可得到

D－半乳糖。

3. D－果糖

D－果糖又称左旋糖（levulose），是一种己酮糖。D－果糖通常与蔗糖共存在于水果汁及蜂蜜中，苹果及番茄中含量亦较多。D－果糖是天然碳水化合物中甜味最高的糖，若以蔗糖甜度为100，则D－果糖的相对甜度可达110。

（二）双糖

双糖是由两个相同或不相同的单糖分子上的羟基脱水生成的糖苷。自然界最常见的双糖是蔗糖及乳糖，此外还有麦芽糖、海藻糖、异麦芽糖、纤维二糖、壳二糖等。

1. 蔗糖

蔗糖（sucrose）俗称白糖、砂糖或红糖。它是由一分子D－葡萄糖的半缩醛羟基与一分子D－果糖的半缩醛羟基彼此缩合脱水而成。蔗糖几乎普遍存在于植物界的叶、花、根、茎、种子及果实中，在甘蔗、甜菜及槭树汁中含量尤为丰富。

2. 乳糖

乳糖（lactose）由一分子D－葡萄糖与一分子D－半乳糖以β－1，4－糖苷键相连而成。乳糖只存在于各种哺乳动物的乳汁中，其浓度约为5%。人体消化液中乳糖酶可将乳糖水解为其相应的单糖。

3. 麦芽糖

麦芽糖（maltose）由二分子葡萄糖以α－1，4－糖苷键相连而成，大量存在于发芽的谷粒，特别是麦芽中。麦芽糖是淀粉和糖原的结构成分。

（三）糖醇

糖醇是单糖的重要衍生物，常见有山梨醇、甘露醇、木糖醇、麦芽糖醇等。

1. 山梨醇和甘露醇

二者互为同分异构体。山梨醇存在于许多植物的果实中，甘露醇在海藻、蘑菇中含量丰富。山梨醇可由葡萄糖氢化制得。由于它含有多个醇羟基，亲水性强，所以临床上常用20%或25%的山梨醇溶液作为脱水剂，使周围组织及脑实质脱水，从而降低颅内压，消除水肿。

2. 木糖醇

存在于多种水果、蔬菜中的五碳醇，其甜度与蔗糖相等。其代谢不受胰岛素调节，故木糖醇常作为甜味剂用于糖尿病人的专用食品及许多药品中。

3. 麦芽糖醇

由麦芽糖氢化制得，可作为功能性甜味剂用于心血管病、糖尿病等患者的保健食品中。由于它不能被口腔中的微生物利用，有防龋齿作用。

## 二、寡糖

寡糖又称低聚糖。FAO根据专家建议，定义糖单位≥3聚合度和糖单位＜10聚合度为寡糖与多糖的分界点。目前已知的几种重要寡糖有棉籽糖、水苏糖、异麦芽低聚糖、低聚果糖、低聚甘露糖、大豆低聚糖等。其甜度通常只有蔗糖的30%～60%。

（一）低聚果糖

低聚果糖（fructo oligosaccharide）又称寡果糖或蔗果三糖族低聚糖，是由蔗糖分子的果糖残基上结合1～3个果糖而组成。低聚果糖主要存在于日常食用的水果、蔬菜中，如洋葱、大蒜、香蕉等。低聚果糖的甜度约为蔗糖的30%～60%，难以被人体消化吸收，被认为是一种水溶性膳食纤维，但易被大肠双歧杆菌利用，是双歧杆菌的增殖因子。

（二）大豆低聚糖

大豆低聚糖（soybean oligosaccharide）是存在于大豆中的可溶性糖的总称，主要成分是水苏糖、棉籽糖和蔗糖。大豆低聚糖也是肠道双歧杆菌的增殖因子，可作为功能性食品的基料，能部分代替蔗糖应用于清凉饮料、酸奶、乳酸菌饮料、冰淇淋、面包、糕点、糖果和巧克力等食品中。

## 三、多糖

多糖是由10个或10个以上的单糖分子脱水缩合并借糖苷键彼此连接而成的高分子聚合物。多糖在性质上与单糖和低聚糖不同，一般不溶于水，无甜味，不形成结晶，无还原性。在酶或酸的作用下，水解成单糖残基不等的片段，最后成为单糖。根据营养学上新的分类方法，多糖可分为淀粉和非淀粉多糖。

（一）淀粉

淀粉（starch）是人类的主要食物，存在于谷类、根茎类等植物中。淀粉由葡萄糖聚合而成，因聚合方式不同分为直链淀粉和支链淀粉。为了增加淀粉的用途，淀粉经改性处理后获得了各种各样的变性淀粉。

1. 直链淀粉

直链淀粉（amylose）又称糖淀粉，由几十个至几百个葡萄糖分子残基以α－1，4－糖苷键相连而成的一条直链，并卷曲成螺旋状二级结构，分子量为1万至10万。直链淀粉在热水中可以溶解，与碘产生蓝色反应，一般不显还原性。天然食品中，直链淀粉含量较少，一般仅占淀粉成分的19%～35%。

2. 支链淀粉

支链淀粉（amylopectin）又称胶淀粉，分子相对较大，一般由几千个葡萄糖残基组成，其中每25～30个葡萄糖残基以α－1，4－糖苷键相连而形成许多个短链，每两个短链之间又以α－1，6－糖苷键连接，如此则使整个支链淀粉分子形成许多分支再分支的树冠样的复杂结构。支链淀粉难溶于水，其分子中有许多个非还原性末端，但却只有一个还原性末端，故不显现还原性。支链淀粉遇碘产生棕色反应。在食物淀粉中，支链淀粉含量较高，一般占65%～81%。

3. 糖原

糖原（slycogen）是多聚D－葡萄糖，几乎全部存在于动物组织，故又称动物淀粉。糖原结构与支链淀粉相似，分子中各葡萄糖残基间通过α－1，4－糖苷键相连，链与链之间以α－1，6－糖苷键连接。糖原的分支多，支链比较短。每个支链平均长度相当于12～18个葡萄糖分子。糖原的分子很大，一般由几千个至几万个葡萄糖残基组成。

（二）非淀粉多糖

80%～90%的非淀粉多糖（non starch polysaccharides，NSP）由植物细胞壁成分组成，包括纤维素、半纤维素、果胶等，即以前概念中的膳食纤维。其他的则是非细胞壁物质如植物胶质、海藻胶类等。

1. 纤维素

纤维素（cellulose）一般由一千个至一万个葡萄糖残基以β−1，4−糖苷键相连，形成一条线状长链。分子量约为20万～200万。纤维素在植物界无处不在，是各种植物细胞壁的主要成分。人体缺乏能水解纤维素的酶，故纤维素不能被人体消化吸收，但它可刺激和促进胃肠道的蠕动，有利于其他食物的消化吸收及粪便的排泄。

2. 半纤维素

绝大多数的半纤维素（hemicellulose）都是由2～4种不同的单糖或衍生单糖构成的杂多糖。半纤维素也是组成植物细胞壁的主要成分，一般与纤维素共存。半纤维素既不是纤维素的前体或衍生物，也不是其生物合成的中间产物。

3. 果胶类

果胶类（pectins）亦称果胶物质。一般指D−半乳糖醛酸为主要成分的复合多糖之总称。果胶类普遍存在于陆地植物的原始细胞壁和细胞间质层，在一些植物的软组织中含量特别丰富。例如，在柑橘类水果的皮中约含30%，甜菜中约含25%，苹果中约含15%。

果胶物质均溶于水，与糖、酸在适当的条件下能形成凝冻，一般用作果酱、果冻及果胶糖果等的凝冻剂，也可用作果汁、饮料、冰淇淋等食品的稳定剂。

4. 其他多糖

动物和植物中含有多种类型的多糖，有些多糖具有调节生理功能的活性，如香菇多糖、茶多糖、银耳多糖、壳聚糖等。

## 第二节　碳水化合物的生理功能

碳水化合物是生命细胞结构的主要成分及主要供能物质，并且有调节细胞活动的重要功能。

### 一、供给和储存能量

膳食碳水化合物是人类获取能量的最经济和最主要的来源。每克葡萄糖在体内氧化可以产生16.7 kJ（4kcal）的能量。维持人体健康所需要的能量中，55%～65%由碳水化合物提供。糖原是肌肉和肝脏碳水化合物的储存形式，肝脏约储存机体内1/3的糖原。一旦机体需要，肝脏中的糖原即将分解为葡萄糖以提供能量。碳水化合物在体内释放能量较快，供能也快，是神经系统和心肌的主要能源，也是肌肉活动时的主要燃料，对维持神经系统和心脏的正常供能、增强耐力、提高工作效率都有重要意义。

### 二、构成组织及重要生命物质

碳水化合物是构成机体组织的重要物质，并参与细胞的组成和多种活动，每个细胞都有碳水化合物，其含量约为2%～10%，主要以糖脂、糖蛋白和蛋白多糖的形式存在。核糖核酸和脱氧核糖核酸两种重要生命物质均含有D−核糖，即5碳醛糖；一些具有重要生理功能的物质，如抗体、酶和激素的组成成分，也需碳水化合物参与。

### 三、节约蛋白质作用

机体需要的能量，主要由碳水化合物提供，当膳食中碳水化合物供应不足时，机体为了满足自身对葡萄糖的需要，则通过糖原异生（gluconeogenesis）作用动用蛋白质以产生葡萄糖，供给能量；而当摄入足够量的碳水化合物时则能预防体内或膳食蛋白质消耗，不需要动用蛋白质来供能，即碳水化合物具有节约蛋白质作用（sparing protein ac-tion）。

### 四、抗生酮作用

脂肪酸被分解所产生的乙酰基需要与草酰乙酸结合进入三羧酸循环，而最终被彻底氧化和分解产生能量。当膳食中碳水化合物供应不足时，草酰乙酸供应相应减少，而体内脂肪或食物脂肪被动员并加速分解为脂肪酸来供应能量。这一代谢过程中，由于草酰乙酸不足，脂肪酸不能彻底氧化而产生过多的酮体，酮体不能及时被氧化而在体内蓄积，以致产生酮血症和酮尿症。膳食中充足的碳水化合物可以防止上述现象的发生，因此称为碳水化合物的抗生酮作用（antiketogenesis）。

### 五、解毒作用

经糖醛酸途径生成的葡萄糖醛酸，是体内一种重要的结合解毒剂。在肝脏中，它能与许多有害物质如细菌毒素、酒精、砷等结合，以消除或减轻这些物质的毒性或生物活性，从而起到解毒作用。

### 六、增强肠道功能

非淀粉多糖类如纤维素和果胶、抗性淀粉、功能性低聚糖等抗消化的碳水化合物，虽不能在小肠消化吸收，但刺激肠道蠕动，增加了结肠内的发酵。而发酵产生的短链脂肪酸和肠道菌群增殖，有助于正常消化和增加排便量。

## 第三节　碳水化合物的代谢

### 一、碳水化合物的消化

#### （一）口腔内消化

碳水化合物的消化自口腔开始。口腔分泌的唾液中含有 α－淀粉酶（α－amylase），又称唾液淀粉酶（ptydin），唾液中还含此酶的激动剂氯离子，而且还具有此酶最合适的 pH 值为 6～7 的环境。α－淀粉酶能催化直链淀粉、支链淀粉及糖原分子中 α－1，4－糖苷键的水解，但不能水解这些分子中分支点上的 α－1，6－糖苷键及紧邻的两个 α－1，4－糖苷键。水解后的产物可有葡萄糖、麦芽糖、异麦芽糖、麦芽寡糖以及糊精等的混合物。

#### （二）胃内消化

由于食物在口腔停留时间短暂，以致唾液淀粉酶的消化作用不大。当口腔内的碳水化合物食物被唾液所含的黏蛋白黏合成团，并被吞咽而进入胃后，其中所包藏的唾液淀粉酶仍可使淀粉短时继续水解。但当胃酸及胃蛋白酶渗入食团或食团散开后，pH 值下降至

1～2 时，不再适合唾液淀粉酶的作用，同时该淀粉酶本身亦被胃蛋白酶水解破坏而完全失去活性。胃液不含任何能水解碳水化合物的酶，其所含的胃酸虽然很强，但对碳水化合物也只可能有微少或极局限的水解，故碳水化合物在胃中几乎完全没有什么消化。

（三）肠内消化

碳水化合物的消化主要是在小肠中进行。小肠内消化分肠腔消化和小肠黏膜上皮细胞表面上的消化。极少部分非淀粉多糖可在结肠内通过发酵消化。

1. 肠腔内消化

肠腔中的主要水解酶是来自胰液的 α－淀粉酶，称胰淀粉酶（amy-lopsin），其作用和性质与唾液淀粉酶一样，最适合 pH 值为 6.3～7.2，也需要氯离子作为激动剂。胰淀粉酶虽然对末端 α－1，4－糖苷键和邻近 α－1，6－糖苷键的 α－1，4－糖苷键不起作用，但可随意水解淀粉分子内部的其他 α－1，4－糖甘键。消化结果可使淀粉变成麦芽糖、麦芽三糖（约占 65%）、异麦芽糖，α－临界糊精及少量葡萄糖等。

2. 小肠黏膜上皮细胞表面上的消化

淀粉在口腔及肠腔中消化后的上述各种中间产物可以在小肠黏膜上皮细胞表面进一步彻底消化。小肠黏膜上皮细胞刷状缘上含有丰富的 α－糊精酶（α－dextrinase)、糖淀粉酶(glycoamylase)、麦芽糖酶（mahasc)、异麦芽糖酶（isomaltase)、蔗糖酶（sucrase）及乳糖酶（lactase)，它们彼此分工协作，最后把食物中可消化的多糖及寡糖完全消化成大量的葡萄糖和少量的果糖及半乳糖。生成的这些单糖分子均可被小肠黏膜上皮细胞吸收。

3. 结肠内消化

小肠内不被消化的碳水化合物到达结肠后，被结肠菌群分解，产生氢气、甲烷气、二氧化碳和短链脂肪酸等，这一系列过程称为发酵。发酵也是消化的一种方式，所产生的气体由体循环转运经呼气或直肠排出体外，其他产物如短链脂肪酸被肠壁吸收并被机体代谢。碳水化合物在结肠发酵时，促进了肠道一些特定菌群的生长繁殖，如双歧杆菌、乳酸杆菌等。

## 二、碳水化合物的吸收

碳水化合物经过消化变成单糖后才能被细胞吸收。糖吸收的主要部位是在小肠的空肠。单糖首先进入肠黏膜上皮细胞，再进入小肠壁的毛细血管，并汇合于门静脉而进入肝脏，最后进入大循环，运送到全身各个器官。在吸收过程中，也可能有少量单糖经淋巴系统而进入大循环。

单糖的吸收过程不单是被动扩散吸收，而是一种耗能的主动吸收。目前普遍认为，在肠黏膜上皮细胞刷状缘上有一特异的运糖载体蛋白，不同的载体蛋白对各种单糖的结合能力不同，有的单糖甚至完全不能与之结合，故各种单糖的相对吸收速率也就各异。

## 三、碳水化合物的代谢

碳水化合物在体内分解过程中，首先经糖酵解途径降解为丙酮酸，在无氧情况下，丙酮酸在胞浆内还原为乳酸，这一过程称为碳水化合物的无氧氧化。由于缺氧时葡萄糖降解为乳酸的情况与酵母菌内葡萄糖“发酵”生成乙酸的过程相似，因而碳水化合物的无氧分解也称为“糖酵解”。在有氧的情况下，丙酮酸进入线粒体，氧化脱羧后进入三羧酸循环，最终被彻底氧化成二氧化碳及水，这个过程称为碳水化合物的有氧氧化。

（一）无氧分解

1. 糖酵解过程

由于葡萄糖降解到丙酮酸阶段的反应过程对于有氧氧化和糖酵解是共同的，因此把葡萄糖降解成丙酮酸阶段的具体反应过程单独称为糖酵解途径。整个过程可分为两个阶段。第一阶段由 1 分子葡萄糖转变为 2 分子磷酸丙糖，第二阶段由磷酸丙糖生成丙酮酸。第一阶段反应是一个耗能过程，消耗 2 分子 ATP；第二阶段反应是产能过程，1 分子葡萄糖可生成 4 分子的 ATP，整个过程净生成 2 分子 ATP。

2. 糖酵解作用的生理意义

糖酵解产生的可利用能量虽然有限，但在某些特殊情况下具有重要的生理意义。例如，重体力劳动或剧烈运动时，肌肉可因氧供应不足处于严重相对缺氧状态，这时需要通过糖酵解作用补充急需的能量。

（二）有氧氧化

葡萄糖的有氧氧化反应过程可归纳为三个阶段：第一阶段是葡萄糖降解为内酮酸，此阶段的化学反应与糖酵解途径完全相同；第二阶段是丙酮酸转变成乙酰辅酶 A；第三阶段是乙酰辅酶 A 进入三羧酸循环被彻底氧化成 $CO_2$ 和 $H_2O$，并释放出能量。

三羧酸循环由一连串的反应组成。这些反应从有 4 个碳原子的草酰乙酸与 2 个碳原子的乙酰 CoA 的乙酰基缩合成 6 个碳原子的柠檬酸开始，反复地脱氢氧化，通过三羧酸循环，葡萄糖被完全彻底分解。

糖有氧氧化的生理意义：有氧氧化是机体获取能量的主要方式。1 分子葡萄糖彻底氧化可净生成 36～38 个 ATP，是无氧酵解生成量的 18～19 倍。有氧氧化不但释放能量的效率高，而且逐步释放的能量储存于 ATP 分子中，因此能量的利用率也很高。

糖的氧化过程中生成的 $CO_2$ 并非都是代谢废物，有相当部分被固定于体内某些物质上，进行许多重要物质的合成代谢。例如，在丙酮酸羧化酶及其辅酶生物素的催化下，丙酮酸分子可以固定 $CO_2$ 生成草酰乙酸。其他一些重要物质，如嘌呤、嘧啶、脂肪酸、尿素等化合物的合成，均需要以 $CO_2$ 作为必不可少的原料之一。

有氧氧化过程中的多种中间产物可以使糖、脂类、蛋白质及其他许多物质发生广泛的代谢联系和互变。例如，有氧氧化第一阶段生成的磷酸丙糖可转变成 $\alpha$-磷酸甘油；第二阶段生成的乙酰 CoA 可以合成脂肪酸，二者可进一步合成脂肪。有氧氧化反应过程中生成的丙酮酸、脂酰 CoA、$\alpha$-酮戊二酸、草酰乙酸，通过氨基酸的转氨基作用或联合脱氨基的逆行，可分别生成丙氨酸、谷氨酸及天冬氨酸，这些氨基酸又可转变成为其他多种非必需氨基酸，合成各种蛋白质。

## 四、糖原的合成与分解

消化吸收的葡萄糖或体内其他物质转变而来的葡萄糖进入肝脏和肌肉后，可分别合成肝糖原和肌糖原，此种过程称为糖原的合成作用。肝糖原可在肝脏分解为葡萄糖，此种过程称为糖原的分解作用。

糖原的合成和分解作用在维持血糖相对恒定方面具有重要作用。例如，当机体处于暂时饥饿时，血糖趋于低下，这时肝糖原分解加速，及时使血糖升高而恢复正常；反之，当机体饱餐后，消化吸收的葡萄糖大量进入血循环，血糖趋于升高，这时可通过糖原合成酶的活化及磷酸化酶的活性降低，使血糖水平下降而恢复正常。

### 五、糖异生

由非碳水化合物转变为葡萄糖或糖原的过程称为糖异生。非碳水化合物主要是乳酸、丙酮酸、甘油、丙酸盐及生糖氨基酸；糖异生的主要场所是肝脏。糖异生具有重要生理意义。

（一）保持饥饿时血糖相对稳定

饥饿时，血糖趋于下降，此时除了肝糖原大量分解外，糖异生作用开始加强。当肝糖原耗尽时，机体组织蛋白质分解而来的大量氨基酸以及由体脂分解而来的甘油等非糖物质加速转变成葡萄糖使血糖保持相对稳定，这对于主要依赖葡萄糖供能的组织维持其生理功能十分重要，如人体大脑、肾髓质、血细胞、视网膜等。

（二）促进肌乳酸的充分利用

当人体剧烈运动时，肌肉经糖酵解作用生成大量的乳酸，通过骨骼肌细胞扩散进入血液，并被运送至肝脏；通过肝中强大的糖异生能力，乳酸转变为葡萄糖，又返回肌肉供肌肉糖酵解产生能量。如果糖异生途径障碍，则乳酸利用受限，可使得人体运动能力明显下降。

（三）有利于肾脏排 $H^+$ 保 $Na^+$

在长期禁食或糖尿病晚期可出现代谢性酸中毒，使血液酸碱度降低，促使肾小管细胞中磷酸烯醇式丙酮酸羧激酶的合成加速，从而促进了糖异生作用，由此可引起谷氨酰胺脱氨。脱下的氨由肾小管细胞分泌进入管腔的肾小球滤液中，与 $H^+$ 结合形成 $NH^+$，随尿排出，从而降低了肾小球滤液中 $H^+$ 浓度，同时替回了 $Na^+$，如此则有助于缓解酸中毒。

## 第四节　膳食参考摄入量与食物来源

### 一、碳水化合物的膳食参考摄入量

人体对碳水化合物的需要量，常以可提供能量的百分比来表示。由于体内其他营养素可转变为碳水化合物，因此其需要量尚难确定。

在 1988 年，中国营养学会曾建议我国健康人群的碳水化合物供给量为总能量摄入的 60%～70%。根据目前我国膳食碳水化合物的实际摄入量和 FAO/WHO 的建议，于 2000 年制定的《中国居民膳食营养素参考摄入量》中的碳水化合物适宜摄入量（AI）为占总能量的 55%～65%。对碳水化合物的来源也作出要求，即应包括复合碳水化合物淀粉、不消化的抗性淀粉、非淀粉多糖和低聚糖等碳水化合物；限制纯能量食物如糖的摄入量，提倡摄入营养素/能量密度高的食物，以保障人体能量和营养素的需要及改善胃肠道环境和预防龋齿的需要。

### 二、碳水化合物的食物来源

膳食中淀粉的来源主要是粮谷类和薯类食物。粮谷类一般碳水化合物含量为 60%～

80%，薯类中碳水化合物含量为15%～29%，豆类中碳水化合物含量为40%～60%。单糖和双糖的来源主要是蔗糖、糖果、甜食、糕点、甜味水果、含糖饮料和蜂蜜等。常见食物中的碳水化合物含量见表5－2。

**表5－2　常见食物中的碳水化合物含量**（g/100 g）

| 食物名称 | 含量 | 食物名称 | 含量 | 食物名称 | 含量 | 食物名称 | 含量 |
|---|---|---|---|---|---|---|---|
| 粉条 | 83.6 | 木耳 | 35.7 | 葡萄 | 9.9 | 番茄 | 3.5 |
| 粳米（标二） | 77.7 | 鲜枣 | 28.6 | 酸奶 | 9.3 | 牛乳 | 3.4 |
| 籼米（标一） | 77.3 | 甘薯 | 23.1 | 西瓜 | 7.9 | 芹菜 | 3.3 |
| 挂面（标准粉） | 74.4 | 香蕉 | 20.8 | 杏 | 7.8 | 带鱼 | 3.1 |
| 小米 | 73.5 | 黄豆 | 18.6 | 梨 | 7.3 | 白菜 | 3.1 |
| 小麦粉（标粉） | 71.5 | 柿 | 17.1 | 花生仁 | 5.5 | 鲜贝 | 2.5 |
| 莜麦面 | 67.8 | 马铃薯 | 16.5 | 南瓜 | 4.5 | 猪肉 | 2.4 |
| 玉米 | 66.7 | 苹果 | 12.3 | 萝卜 | 4.0 | 黄瓜 | 2.4 |
| 方便面 | 60.9 | 辣椒 | 11.0 | 鲫鱼 | 3.8 | 冬瓜 | 1.9 |
| 小豆 | 55.7 | 桃 | 10.9 | 豆腐 | 3.8 | 鸡蛋 | 1.5 |
| 绿豆 | 55.6 | 橙 | 10.5 | 茄子 | 3.6 | 鸡肉 | 1.3 |

# 第六章　运动与无机盐营养

## 第一节　常量元素和微量元素

20 世纪 70 年代以来，元素的研究与运用越来越受到重视。组成人体的元素有数十种，这些元素在机体内按照严格的方式和规律，有条不紊地进行着一系列相互联系的化学反应，其中碳、氢、氧、氮构成有机化学物质与水分（约占体重的 95%左右），其余有益于机体的元素称为无机盐。

人类机体内的元素既参加地壳岩石大循环，又参加自然生物小循环。各种元素具有高度的生物活性，它们来源于饮水和食物，并且直接或间接由土壤供给，在体内具有各自的功能。因此，只有全面地摄入各种营养素，才能满足机体的需要。

人体内各种元素均不能缺乏，然而过多也会“化友为敌”给机体带来损害。矿物质根据占人体重量多少分为常量元素和微量元素两大类。

常量元素，又称为宏量元素。该类元素在人体内含量较多，占人体重量的 0.01%以上，一般摄入量大于 100 mg/d。

微量元素在机体内含量微量，甚至超微量。该类元素的含量仅占人体重量的万分之一以下（<0.01%）。人体必需微量元素共有 8 种，包括铁、碘、锌、硒、铜、钼、铬、钴；人体可能必需的微量元素共有 5 种，包括锰、硅、硼、钒、镍；对人体有潜在毒性，但在低剂量时可能具有人体必需功能的微量元素共有 7 种，包括氟、铅、镉、汞、砷、铝、锡。

## 第二节　常量元素与运动

人体内含有 60 多种元素，对维持机体正常生理功能所必需的元素，称为必需元素，共计有 20 多种，体内含量较多的有碳、氢、氧、氮、磷、氯、钠、镁、钾、钙等，约占体重的 99.9%，这些生命必需元素中，除了碳、氢、氧、氮主要以有机物质形式存在外，其余各元素均为无机盐的矿物质。矿物质中，人体含量大于 0.01%的各种元素，称为常量元素，有钙、磷、钾、硫、氯、镁等 7 种。

### 一、钙

钙是人体中含量最多的矿物质。正常成人体内含有 1000 g～1200 g 的钙，其中

99.3%集中于骨、齿组织，只有0.1%的钙存在于细胞外液，全身软组织的钙含量占0.6%～0.9%（大部分被隔绝在细胞内的钙储存小囊内）。

在骨骼和牙齿中的钙以矿物质形式存在；而在软组织和体液中的钙则以游离或结合形式存在，这部分钙统称为混溶钙池。机体内的钙，一方面构成骨骼和牙齿，另一方面则参与各种生理功能和代谢过程。

（一）生理功能

1. 骨的结构

钙是构成骨骼的重要组分，骨骼中的钙占瘦体重的25%和总灰分的40%，钙对保证骨骼的正常发育和维持骨健康起着至关重要的作用。骨的结构包括两种类型，外部的皮质骨和内部的松质骨。皮质骨为板层结构，特性坚韧；松质骨为网状结构，既坚韧又有弹性。骨骼组织由骨细胞（约占2%～3%的体积）和钙化的骨基质组成，骨基质中65%为矿物质、35%为有机质。骨矿物质决定骨的硬度，而骨有机质决定骨的韧性，有机质中95%为胶原蛋白、其余为非胶原蛋白。被骨基质包围起来的是骨细胞（osteocytes），细胞之间有许多突起互相连接。占骨重2/3的是矿物质，其中钙占39.9%。钙在矿物质中以两种形式存在：一种为晶状的羟磷灰石$Ca_{10}(PO_4)_6(OH)_2$，呈六角形管状；另一种为无定形的磷酸钙$Ca_3(PO_4)_2$，是磷灰石的前体。在成熟骨中，晶状的羟磷灰石含量较多，而新沉积的骨矿物质中则以无定形的磷酸钙含量较多。骨骼通过成骨作用（osteogenesis）即新骨不断生成和溶骨作用（osteolysis）即旧骨不断吸收，使各种组分与血液间保持动态平衡，这一过程称为骨的重建（remodeling）。这种骨钙的更新速率，因年龄而变化。妊娠早期，胎儿仅有少量钙沉积，以后钙浓度很快升高至胎儿体重的0.5%；妊娠后期，胎儿从母体取得20 g的钙。足月新生儿的钙相当于其体重的1%。1岁以前，婴儿每年转换100%，以后逐年降低，每年可转换50%，即每两年骨钙可更新一次。儿童阶段每年转换10%，由于儿童时期生长发育旺盛，对钙需要量大。如果长期摄钙不足，并常伴随蛋白质和维生素D缺乏，则可引起生长迟缓，新骨结构异常，骨钙化不良，骨骼变形，发生佝偻病（rickets）。健康年轻成人骨吸收与形成维持平衡，每年转变5%。40岁以后骨形成明显减弱，转换速率为每年0.7%，绝经后妇女和老年男女其吸收更占优势。人在20岁以前主要为骨的生长阶段，其后的10余年骨质继续增加，约在35～40岁左右，单位体积内的骨质达到顶峰，称为峰值骨度。以后，骨质会逐渐丢失。妇女绝经后，骨质丢失速度加快，骨度（密度）降低到一定程度时，就不能保持骨质结构的完整，甚至压缩变形，以致在很小的外力下也可能发生骨折，即为骨质疏松症（osteoporosis）。骨骼成熟时所达到的峰值骨度，是防止骨质疏松危险性的主要因素。

2. 牙齿的结构

牙本质是牙的主体，化学组成类似骨，但组织结构和骨差别很大，牙本质没有细胞、血管和神经。因此，牙齿中的矿物质无更新转换过程。

（二）维持多种正常生理功能

分布在体液和其他组织中的钙，虽然还达不到体内总钙量的1%，但在机体内多方面的生理活动和生物化学过程中起着重要的调节作用。细胞外液的钙约1 g，占总钙的0.1%；细胞内的钙约7 g，占总钙的0.6%。血钙较稳定，正常浓度为2.25 mmol/L～2.75 mmol/L（90 mg～110 mg），占总钙的0.03%。血液中的钙可分为扩散性钙和非扩散性钙两部分。非扩散性钙是指与血浆蛋白（主要是白蛋白）结合的钙，它们不易透过毛细血管壁，也不具有生理活性。在扩散性钙中，一部分是与有机酸或无机酸结合的复合钙，另一部分则是游离状态的钙离子，只有离子钙才具有生理作用。

离子钙的生理功能涉及诸多方面：$Ca^{2+}$ 参与调节神经、肌肉兴奋性，并介导和调节肌肉以及细胞内微丝、微管等的收缩；$Ca^{2+}$ 影响毛细血管的通透性，并参与调节生物膜的完整性和质膜的通透性及其转换过程；$Ca^{2+}$ 参与调节多种激素和神经递质的释放，其重要作用之一是作为细胞内第二信使，介导激素的调节作用；$Ca^{2+}$ 能直接参与脂肪酶、ATP 酶等的活性调节，还能激活多种酶（腺苷酸环化酶、鸟苷酸环化酶及钙调蛋白等）调节代谢过程及一系列细胞内生命活动；$Ca^{2+}$ 与细胞的吞噬、分泌、分裂等活动密切相关；$Ca^{2+}$ 是血液凝固过程所必需的凝血因子，可使可溶性纤维蛋白原变成纤维蛋白。

（三）缺乏时的表现

就我国现有膳食结构的营养调查表明，居民钙摄入量普遍偏低，仅达推荐摄入量的50%左右。因此，钙缺乏症是较常见的营养性疾病，主要表现为骨骼的病变，即儿童时期的佝偻病（rickets）、成年人的骨质疏松症（osteoporosis）。

（四）吸收与代谢

1. 吸收途径与机制

在食物消化过程中，钙通常由复合物中游离出来，被释放成为一种可溶性的离子化状态，以便于吸收，但是低分子量的复合物，可被原样完整吸收。钙的吸收有两种途径，即主动吸收和被动吸收。吸收的机制因摄入量的多少与需要量的高低而有所不同。

（1）主动吸收：当机体对钙的需要量高或摄入量较低时，肠道对钙的主动吸收机制最活跃。这是一个逆浓度梯度的运载过程，所以是一个需要能量的主动吸收过程。这一过程需要钙结合蛋白的参与，也需要 $1,25-(OH)_2D_3$ 作为调节剂。

（2）被动吸收：当钙摄入量较高时，则大部分由被动的离子扩散的方式吸收。这一过程可能也需要 $1,25-(OH)_2D_3$ 的作用，但更主要取决于肠腔与浆膜间钙浓度的梯度。

2. 影响钙吸收的因素

影响钙吸收的因素很多，主要包括机体和膳食两个方面：

（1）机体因素。因钙的吸收与机体的需要程度密切相关，故在生命周期的每个阶段钙的吸收情况都有所不同。婴儿时期因需要量大，吸收率可高达 60%，儿童约 40%，年轻成人保持在 25%上下，成年人仅在 20%左右。钙的吸收率随年龄的增加而渐减。

（2）膳食因素。首先是膳食中钙的摄入量，摄入量高，吸收量也相应高，但吸收量与摄入量并不成正比，摄入量增加时，吸收率相对降低。其次，膳食中维生素 D 的存在与量的多少，对钙的吸收有明显影响。乳糖与钙形成可溶性低分子物质以及在糖被肠道分解发酵产酸时，肠道酸碱度降低，均有利于钙吸收。适量的蛋白质和一些氨基酸，如赖氨酸、精氨酸、色氨酸等可与钙结合成可溶性络合物，而有利于钙吸收。但当蛋白质超过推荐摄入量时，则未见进一步有利于钙吸收的影响。高脂膳食可延长钙与肠黏膜接触的时间，可使钙吸收有所增加，但脂肪酸与钙结合成脂肪酸钙，则影响钙吸收。低磷膳食可提高钙吸收率，而食物中碱性磷酸盐可与钙形成不溶解的钙盐而影响钙吸收。

谷类中的植酸会在肠道形成植酸钙而影响钙吸收，某些蔬菜如菠菜、苋菜、竹笋中的草酸与钙形成草酸钙亦可影响钙吸收。膳食纤维中的糖醛酸残基与钙螯合而干扰钙吸收。

另报告，一些药物如青霉素等能增加钙吸收，而一些碱性药物如抗酸药、肝素等则可干扰钙吸收。

（五）排泄

钙的排泄主要通过肠道和泌尿系统，经汗液也有少量排出。人体每日摄入的钙有10%～20%从肾脏排出，80%～90%经肠道排出。后者包括食物中、消化液中未被吸收的钙，以及上皮细胞脱落释放出的钙，其排出量随食物的钙含量和吸收状况的不同而有较大波动。

（六）过量危害

1. 肾结石

钙摄入量过多，与肾结石患病率增加有直接关系。肾结石病多见于西方社会居民，美国人约12%的人患有肾结石，可能与钙摄入量过多有关系。

2. 奶碱综合征

奶碱综合征的典型症候群包括高血钙症（hypercalcemia）、碱中毒（alkalosis）和肾功能障碍（renal dysfuction）。其症状表现可有很大差异，严重程度取决于钙和碱摄入量的多少及持续时间。急性发作者呈现高血钙和碱中毒的毒血症，在钙和碱摄入后发展很快（2～30天之内），碳酸钙持续摄入量为20 g/d～60 g/d，临床特征是易兴奋、头疼、眩晕、恶心、呕吐、虚弱、肌痛和冷漠，如再持续摄入钙和碱，则神经系统症状加重（记忆丧失、嗜睡和昏迷）。

（七）钙和其他矿物质的相互干扰作用

高钙摄入量能影响这些必需矿物质的生物利用率。

1. 铁

钙可明显抑制铁的吸收，并存在剂量—反应关系，只要增加过量的钙，就会对膳食铁的吸收产生很大的抑制作用。

2. 锌

一些代谢显示，高钙膳食对锌的吸收率和锌平衡有影响，认为钙与锌相互有拮抗作用。

3. 镁

有报告提出，膳食的钙/镁摩尔比大于3.5（毫克比大于5）会导致镁缺乏。实验表明，高钙摄入时，镁吸收低，而尿镁显著增加。

4. 磷

已知醋酸钙和碳酸钙在肠腔中是有效的磷结合剂，高钙可减少膳食中磷的吸收，但尚未见有高钙引起磷耗竭或影响磷营养状况的证据。

（八）毒性

关于钙的毒性，因无明显毒副作用的资料，也无动物实验的结果，故目前还没有可以利用来作为安全性评价的证据。

（九）需要量与膳食参考摄入量

中国营养学会2000年对成年人钙的DRIs的制定，基本是参照国内外钙平衡实验及营养调查报告，将中国居民成年男子钙的适宜摄入量（AI）定为800 mg/d，成年人及1岁以上儿童的可耐受最高摄入量（UL）定为2000 mg/d。

运动员的钙需要量高于普通人，因此钙的推荐供给量也高于普通人。我国运动员（不分年龄）每日钙的推荐食物供给量为 1000 mg～1200 mg，目前尚无以年龄组计算的膳食钙推荐量。由于运动项目不同，运动员对钙的需求也不同。对于不同年龄组运动员的钙膳食推荐量，可以考虑在普通人推荐量的基础上，确立同龄组运动员膳食钙的摄入推荐范围，即范围下限为普通人的推荐量，加 200 mg 为上限。我国普通人钙的摄入推荐供给量和可耐受最大摄入量见表 6−1。

**表 6−1 我国普通人钙的摄入推荐供给量和可耐受最大摄入量**（mg/d）

| 年龄 | | 推荐量 | 可耐受最大摄入量 |
|---|---|---|---|
| 6 个月以前 | 母乳喂养 | 300 | — |
| | 人工喂养 | 400 | — |
| 6～11 个月 | | 400 | — |
| 1～3 岁 | | 600 | 2000 |
| 4～6 岁 | | 800 | 2000 |
| 7～10 岁 | | 800 | 2000 |
| 11～13 岁 | | 1000 | 2000 |
| 14～17 岁 | | 1000 | 2000 |
| 18～49 岁 | | 800 | 2000 |
| 50 岁以上 | | 100 | 2000 |
| 孕妇 | 孕中期 | 1000 | 2000 |
| | 孕后期 | 1200 | 2000 |
| 乳母 | | 1200 | 2000 |

（中国营养学会，2001 年）

（十）食物来源

奶和奶制品应是钙的重要来源，因为奶中钙含量丰富，吸收率也高。另外，豆类、坚果类、可连骨吃的小鱼小虾及一些绿色蔬菜类也是钙的较好来源。硬水中含有相当量的钙，也不失为一种钙的来源。常见食物中的钙含量见表 6−2。

**表 6−2 常见食物中的钙含量**（mg/100 g）

| 食物名称 | 含量 | 食物名称 | 含量 | 食物名称 | 含量 |
|---|---|---|---|---|---|
| 牛奶 | 104 | 豌豆 | 67 | 蚌肉 | 190 |
| 干酪 | 799 | 花生仁 | 284 | 大豆 | 191 |
| 蛋黄 | 112 | 荠菜 | 294 | 黑豆 | 224 |
| 大米 | 13 | 苜蓿 | 713 | 青豆 | 200 |
| 标准粉 | 31 | 油菜 | 108 | 雪里蕻 | 230 |
| 猪肉（瘦） | 6 | 海带（干） | 348 | 苋菜 | 178 |
| 牛肉（瘦） | 9 | 紫菜 | 264 | 大白菜 | 45 |
| 羊肉（瘦） | 9 | 木耳 | 247 | 枣 | 80 |
| 鸡肉 | 9 | 虾皮 | 991 | 豆腐 | 164 |

## 二、磷

正常成人体内磷含量为600 g~700 g，每千克无脂肪组织磷含量约为12 g。体内磷的85.7%集中于骨和牙，其余的则分布于全身各组织及体液中，其中一半存在于肌肉组织中。

### （一）生理功能

1. 构成骨骼和牙齿

磷在骨骼和牙齿中的存在形式是无机磷酸盐，其成分是羟磷灰石[$Ca_{10}(PO_4)_6(OH)_2$]，构成机体支架和承担负重作用，并作为磷的储存库，其重要性与参与骨、牙齿中的钙盐作用相同。

2. 组成生命的重要物质

磷是组成核酸、磷蛋白、磷脂、环腺苷酸（cAMP）、环鸟苷酸（cGMP）、多种酶的成分。

3. 参与能量代谢

高能磷酸化合物如三磷酸腺苷及磷酸肌酸等为能量载体，在细胞内能量的转换、代谢中，以及作为能源物质在生命活动中起着重要作用。

4. 参与酸碱平衡调节

磷酸盐缓冲体系接近中性，构成体内缓冲体系。

### （二）缺乏

一般不会由于膳食原因引起营养性磷缺乏，只有在一些特殊情况下才会出现。例如，早产儿若仅喂以母乳，因人乳含磷量较低，不能满足早产儿骨磷沉积的需要，可发生磷缺乏，出现佝偻病样骨骼异常。

### （三）吸收与代谢

磷的代谢过程与钙相类似。体内磷的平衡取决于体内和体外环境之间磷的交换，即磷的摄入、吸收和排泄三者之间的相对平衡。

磷的吸收部位在小肠，其中以十二指肠及空肠部位吸收最快，在回肠吸收较差。磷的主要排泄途径是经肾脏排出，未经肠道吸收的磷从粪便排出，这部分平均约占机体每日摄磷量的30%，其余70%经由肾以可溶性磷酸盐形式排出，少量也可由汗液排出。

### （四）过量危害与毒性

一般情况下，不易发生由膳食摄入过量磷的问题，曾有报告因摄入过量磷酸盐的食品添加剂而引起磷过量，但很少描述其影响作用。在某些特殊情况下，如医用口服、灌肠或静脉注射大量磷酸盐后，可引起血清无机磷浓度升高达1.67 mmol/L，形成高磷血症(hyperphosphatemia)。

### （五）需要量与膳食参考摄入量

以往因为食物中含磷普遍而丰富，很少因为膳食原因引起营养性磷缺乏，故很少研究磷需要量，更缺乏用于磷需要量的指标，仅仅是与钙的需要量相联系而考虑钙、磷比值。

中国营养学会2000年制定的DRIs中，成年人磷的适宜摄入量（Al）为700 mg/d。

### （六）食物来源

磷在食物中分布很广，无论动物性食物或植物性食物，在其细胞中，都含有丰富的磷。磷是与蛋白质并存的，动物的乳汁中含有磷，瘦肉、蛋和动物的肝及肾含量都很高，海带、紫菜、芝麻酱、花生、干豆类、坚果类、粗粮类含磷也较丰富。但粮谷中的磷为植酸磷，不经过加工处理，吸收利用率低。

## 三、镁

正常成人体内镁含量约为 25 g，其中 60%～65%存在于骨、齿，27%分布于软组织。镁主要分布于细胞内，细胞外液的镁不超过 1%。常见镁含量较丰富的食物见表 6-3。

**表 6-3 常见镁含量较丰富的食物**（mg/100 g）

| 食物名称 | 含量 | 食物名称 | 含量 |
| --- | --- | --- | --- |
| 大黄米 | 116 | 苋菜 | 119 |
| 大麦 | 158 | 口蘑（白蘑） | 167 |
| 黑米 | 147 | 木耳（干） | 152 |
| 荞麦 | 258 | 香菇（干） | 147 |
| 麸皮 | 382 | 发菜（干） | 129 |
| 黄豆 | 199 | 苔菜（干） | 1257 |

### （一）生理功能

1. 激活多种酶的活性

镁作为多种酶的激活剂，参与 300 余种酶促反应。镁能与细胞内许多重要成分，如三磷酸腺苷等形成复合物而激活酶系，或直接作为酶的激活剂激活酶系。

2. 维护骨骼生长和神经肌肉的兴奋性

（1）对骨骼的作用：镁是骨细胞结构和功能所必需的元素，对促进骨骼生长和维持骨骼的正常功能具有重要作用。

（2）对神经肌肉的作用：镁与钙使神经肌肉兴奋和抑制的作用相同，不论血中镁或钙过低，神经肌肉兴奋性均增高；反之，则有镇静作用。但镁和钙又有拮抗作用，有与某些酶的结合竞争作用，在神经肌肉功能方面表现出相反作用。由镁引起的神经中枢和肌肉接点处的传导阻滞可被钙拮抗。

3. 维护胃肠道和激素的功能

（1）对胃肠道的作用：低度硫酸镁溶液经十二指肠时，可使 Oddi 括约肌松弛，短期胆汁流出，促使胆囊排空，具有利胆作用。碱性镁盐可中和胃酸。镁离子在肠道中吸收缓慢，促使水分滞留，具有导泻作用。

（2）对激素的作用：血浆镁的变化直接影响到甲状旁腺激素（PTH）的分泌，但其作用仅为钙的 30%～40%。在正常情况下，当血浆镁增加时，可抑制 PTH 分泌；血浆镁水平下降时可兴奋甲状旁腺，促使镁自骨骼、肾脏、肠道转移至血中，但其量甚微，当镁水平极端低下时，可使甲状旁腺功能反而低下，经补充镁后即可恢复。

甲状旁腺素过多可引起血清镁降低，尿镁增加，镁呈负平衡。甲状旁腺素又可提高镁的需要量，故可引起相对缺镁，因此对甲亢患者应补给镁盐。

### （二）缺乏

引起镁缺乏的原因很多，主要有：镁摄入不足、吸收障碍、丢失过多以及多种临床疾病等。镁缺乏可致血清钙下降，神经肌肉兴奋性亢进，对血管功能可能有潜在的影响。有人报告，低镁血症患者可有房室性早搏、房颤以及室速与室颤，半数有血压升高；镁对骨矿物质的内稳态有重要作用，镁缺乏可能是绝经后骨质疏松症的一种危险因素。少数研究表明，镁耗竭可以导致胰岛素抵抗。

（三）吸收与代谢

食物中的镁在整个肠道均可被吸收，但主要是在空肠末端与回肠部位吸收，吸收率一般为30%，可通过被动扩散和耗能的主动吸收两种机制吸收。

影响镁吸收的因素很多，首先是受镁摄入量的影响，摄入少时吸收率增加，摄入多时吸收率降低。膳食中促进镁吸收的成分主要有氨基酸、乳糖等，氨基酸可增加难溶性镁盐的溶解度，所以蛋白质可促进镁的吸收；抑制镁吸收的主要成分有过多的磷、草酸、植酸和膳食纤维等。另外，镁的吸收还与饮水量有关，饮水多时对镁离子的吸收有明显的促进作用。

肾脏是调节机体内镁平衡的重要器官，肾脏对镁的处理是一个滤过和重吸收的过程，滤过的镁大约65%在亨勒袢重吸收。肾脏是排镁的主要器官，粪便只排出少量内源性镁，汗液也可排出少量镁。

（四）过量危害与毒性

在正常情况下，肠、肾及甲状旁腺等能调节镁代谢，一般不易发生镁中毒。用镁盐抗酸、导泻、利胆、抗惊厥或治疗高血压病，亦不至于发生镁中毒。只有在肾功能不全者、糖尿病酮症的早期、肾上腺皮质功能不全、黏液水肿、骨髓瘤、草酸中毒、肺部疾病及关节炎等发生血镁升高时，方可见镁中毒。

最初发现镁摄入过量的临床表现是腹泻。腹泻是评价镁毒性的敏感指标。过量镁摄入，血清镁在1.5 mmol/L～2.5 mmol/L时，常伴有恶心、胃肠痉挛等胃肠道反应；当血清镁增高到2.5 mmol/L～3.3 mmol/L时，则出现嗜睡、肌无力、肌腱反射弱、肌麻痹；当血清镁增至5 mmol/L时，深腱反射消失；当血清镁超过5 mmol/L时，可发生随意肌或呼吸肌麻痹；当血清镁为7.5 mmol/L或更高时，可发生心脏完全传导阻滞或心搏停止。

（五）营养状况评价

尽管血清镁不能反映细胞内镁的水平，但由于测试方便，故仍常用于评价镁营养状况。临床上，血清镁低于0.7 mmol/L时，可诊断为低镁血症。

（六）需要量与膳食参考摄入量

镁需要量的研究多采用平衡实验。我国对镁的需要量的研究不多，2000年中国营养学会制定的《中国居民膳食营养参考摄入量》中成人镁适宜摄入量（AL）定为350 mg/d，可耐受最高摄入量（UL）定为700 mg/d。

（七）食物来源

镁虽然普遍存在于食物，但食物中的镁含量差别甚大。由于叶绿素是镁卟啉的螯合物，所以绿叶蔬菜是富含镁的。食物中诸如糙粮、坚果也含有丰富的镁，而肉类、淀粉类食物及牛奶中的镁含量属中等。具体含量见表6－3。

除了食物之外，从饮水中也可以获得少量镁，但饮水中镁含量差别很大，如硬水中含有较高的镁盐，软水中含量相对较低。因此，水中镁的摄入量难以估计。

## 四、钾

正常成人体内钾含量约为 50 mmol/kg，体内钾主要存在于细胞内，约占总量的98%，其他存在于细胞外。

### （一）生理功能

1. 参与碳水化合物、蛋白质的代谢

葡萄糖和氨基酸经过细胞膜进入细胞合成糖原和蛋白质时，必须有适量的钾离子参与。估计 1g 糖原的合成约需 0.6 mmol 钾，合成蛋白质时 1 g 氮需要 3 mmol 钾。三磷酸腺苷的生成过程中也需要一定量的钾。如果钾缺乏时，碳水化合物、蛋白质的代谢将受到影响。

2. 维持细胞内正常渗透压

由于钾主要存在于细胞内，因此钾在细胞内渗透压的维持中起主要作用。

3. 维持神经肌肉的应激性和正常功能

细胞内的钾离子和细胞外的钠离子联合作用，可激活 $Na^{+}$ \—$K^{+}$—ATP 酶，产生能量，维持细胞内外钾钠离子浓度梯度，发生膜电位，使膜有电信号能力，膜去极化时在轴突发生动作电位，激活肌肉收缩并引起突触释放神经递质。当血钾过低时，膜电位上升，细胞膜极化过度，应激性降低，发生松弛性瘫痪；当血钾过高时，可使膜电位降低，导致细胞不能复极而应激性丧失，其结果也可发生肌肉麻痹。

4. 维持心肌的正常功能

心肌细胞内外的钾浓度对心肌的自律性、传导性和兴奋性有密切联系。钾缺乏时，心肌兴奋性增高；钾过高时，又使心肌自律性、传导性和兴奋性受抑制。两者均可引起心律失常。

5. 维持细胞内外正常的酸碱平衡

钾代谢紊乱时，可影响细胞内外酸碱平衡。当细胞失钾时，细胞外液中钠与氢离子可进入细胞内，引起细胞内酸中毒和细胞外碱中毒；反之，细胞外钾离子内移，氢离子外移，可引起细胞内碱中毒与细胞外酸中毒。

### （二）缺乏

人体内钾总量减少可引起钾缺乏症，可在神经肌肉、消化、心血管、泌尿、中枢神经等系统发生功能性或病理性改变，主要表现为肌肉无力或瘫痪、心律失常、横纹肌肉裂解症及肾功能障碍等。

体内缺钾的常见原因是摄入不足或损失过多。正常进食的人一般不易发生摄入不足，但由于疾病或其他原因需长期禁食或少食，而静脉补液内少钾或无钾时，易发生摄入不足。损失过多的原因比较多，可经消化道损失，如频繁的呕吐、腹泻、胃肠引流、长期用缓泻剂或轻泻剂等；经肾脏损失，如各种以肾小管功能障碍为主的肾脏疾病，可使钾从尿中大量丢失；经汗液丢失，见于高温作业或重体力劳动者因大量出汗而使钾大量丢失。

### （三）吸收与代谢

人体的钾主要来自食物，成人每日从膳食中摄入的钾约为 60 mmol~100 mmol，儿童为每千克体重 0.5 mmol~3.0 mmol。摄入的钾大部分由小肠吸收，吸收率为 90%左右。

摄入的钾约 90%经肾脏排出，每日排出量约为 70 mmol~90 mmol。因此，肾脏是维持钾平衡的主要调节器官。肾脏每日滤过钾约有 600 mmol~700 mmol，但几乎所有这些都在近端肾小管以及亨勒袢吸收。除肾脏外，经粪便和汗液也可排出少量钾。

（四）过量危害与毒性

体内钾过多，血钾浓度高于 5.5 mmol 时，可出现毒性反应，称高血钾症。钾过多可使细胞外 $K^+$ 上升，心肌自律性、传导性和兴奋性受抑制，主要表现在神经肌肉和心血管方面。神经肌肉表现为极度疲乏软弱，四肢无力，下肢沉重。心血管系统可见心率缓慢，心音减弱。

（五）营养状况评价

尽管血清钾不能准确反映体钾水平，但目前仍是了解体钾储备的一个重要指标。正常血清钾浓度为 3.5 mmol/L～5.3 mmol/L（140 mg/L～210 mg/L），低于 3.5 mmol/L，表明体钾缺乏。血清钾超过 5.5 mmol/L 时，可出现高血钾症，可出现明显钾中毒症状，可见心肌内传导受抑制，心电图明显改变。

（六）需要量与膳食参考摄入量

钾需要量的研究不多，中国营养学会于 2000 年制定的 DRIs 中，参考国内外有关资料，提出了中国成人膳食钾的适宜摄入量（AI）为 2000 mg/d。

（七）食物来源

常见食物中的钾含量见表 6－4。

**表 6－4　常见食物中的钾含量**（mg/100 g）

| 食物名称 | 含量 | 食物名称 | 含量 | 食物名称 | 含量 |
|---|---|---|---|---|---|
| 紫菜 | 1796 | 小米 | 284 | 稻米（标二） | 179 |
| 黄豆 | 1503 | 牛肉（瘦） | 284 | 橙 | 159 |
| 冬菇 | 1155 | 带鱼 | 280 | 芹菜 | 154 |
| 赤豆 | 860 | 黄鳝 | 278 | 柑 | 154 |
| 绿豆 | 787 | 鲢鱼 | 277 | 柿 | 151 |
| 黑木耳 | 757 | 玉米（白） | 262 | 南瓜 | 145 |
| 花生仁 | 587 | 鸡 | 251 | 茄子 | 142 |
| 毛豆 | 478 | 韭菜 | 247 | 豆腐干 | 140 |
| 扁豆 | 439 | 猪肝 | 235 | 甘薯 | 130 |
| 羊肉（瘦） | 403 | 羊肉（肥瘦） | 232 | 苹果 | 119 |
| 枣（鲜） | 375 | 海虾 | 228 | 丝瓜 | 115 |
| 马铃薯 | 342 | 杏 | 226 | 牛乳 | 109 |
| 鲤鱼 | 334 | 大白菜 | 137 | 葡萄 | 104 |
| 河虾 | 329 | 油菜 | 210 | 黄瓜 | 102 |
| 牛肉（肥瘦） | 211 | 豆角 | 207 | 鸡蛋 | 98 |
| 鲳鱼 | 328 | 芹菜（茎） | 206 | 梨 | 97 |
| 青鱼 | 325 | 猪肉 | 204 | 粳米（标二） | 78 |
| 猪肉（瘦） | 325 | 胡萝卜 | 193 | 冬瓜 | 78 |
| 枣（干） | 524 | 标准粉 | 190 | 猪肉（肥） | 23 |

大部分食物都含有钾，但蔬菜和水果是钾最好的来源。每百克谷类中含 100 mg～200 mg，豆类中 600 mg～800 mg，蔬菜和水果中 200 mg～500 mg，肉类中含量约为 150 mg～300 mg，鱼类中 200 mg～300 mg。每百克食物含量高于 800 mg 以上的食物有紫菜、黄豆、冬菇、赤豆等。

## 五、钠

钠是人体中一种重要元素。一般情况下，成人体内钠含量大约为 3200（女）mmol～4170（男）mmol（分别相当于 77 g～100 g），占体重的 0.15%。体内钠主要在细胞外液，占体内钠总量的 44%～50%，骨骼中含量也高达 40%～47%，细胞内液含量较低，仅 9%～10%。食盐（NaCl）是人体获得钠的主要来源。

### （一）生理功能

#### 1. 调节体内水分与渗透压

钠主要存在于细胞外液，是细胞外液中主要阳离子，约占阳离子总量的 90%，与对应的阴离子构成渗透压。钠对细胞外液渗透压调节与维持体内水量的恒定，是极其重要的。此外，钾在细胞内液中同样构成渗透压，维持细胞内的水分稳定。钠、钾含量的平衡，是维持细胞内外水分恒定的根本条件。

#### 2. 维持酸碱平衡

钠在肾小管重吸收时与氢离子交换，清除体内酸性代谢物（如 $CO_2$），保持体液的酸碱平衡。钠离子的总量影响着缓冲系统中碳酸氢盐的比例，因而对体液的酸碱平衡也有重要作用。

#### 3. 钠泵

钠钾离子的主动运转，由 $Na^+$ \—$K^+$—ATP 酶驱动，使钠离子主动从细胞内排出，以维持细胞内外液渗透压平衡。钠对 ATP 的生成和利用、肌肉运动、心血管功能、能量代谢都有关系，钠不足均可影响其作用。此外，糖代谢、氧利用也需要有钠的参与。

#### 4. 增强神经肌肉的兴奋性

钠、钾、钙、镁等离子的浓度平衡，对于维护神经肌肉的应激性都是必需的，满足需要的钠可增强神经肌肉的兴奋性。

### （二）缺乏

人体内钠在一般情况下不易缺乏。但在某些情况下，如禁食，少食，膳食钠限制过严而摄入量非常低时，或在高温、重体力劳动、过量出汗、胃肠疾病、反复呕吐、腹泻（泻剂应用）使钠过量排出或丢失时，或某些疾病，如艾迪生病引起肾不能有效保留钠时，胃肠外营养缺钠或低钠时，利尿剂的使用而抑制肾小管重吸收钠时，均可引起缺乏。

钠缺乏在早期症状不明显，倦怠、淡漠、无神，甚至起立时昏倒。失钠达 0.5 g/kg 体重以上时，可出现恶心、呕吐、血压下降、肌肉痉挛，尿中无氯化物检出。当失钠达 0.75 g/kg～1.2 g/kg 体重时，可出现恶心、呕吐、视力模糊、心律加速、脉搏细弱、血压下降、肌肉痉挛、疼痛反射消失，甚至淡漠、木僵、昏迷、外周循环衰竭、休克，终因急性肾衰竭而死亡。

### （三）吸收与代谢

人体钠的主要来源为食物。钠在小肠上段吸收，吸收率极高，几乎可被全部吸收，故粪便中钠含量极少。钠在空肠的吸收大多是被动性的，主要是糖与氨基酸的主动转运相偶联进行的；在回肠则大部分被主动吸收。从食物中摄入的以及由肠分泌的钠，均可很快被吸收。据估计，每日从肠道中吸收的氯化钠总量在 4400 mg 左右。被吸收的钠，部分通过血液输送到胃液、肠液、胆汁以及汗液中。每日从粪便中排出的钠不足 10 mg。在正常情况下，钠主要从肾脏排出，如果出汗不多，也无腹泻，98%以上摄入的钠自尿液中排出，排出量约在 2300 mg～3220 mg。钠与钙在肾小管内的重吸收过程发生竞争，故钠摄入量高时，会相应减少钙的重吸收，而增加尿钙的排泄，故高的钠膳食对骨丢失有很大影响。

钠还从汗液中排出，不同个体的汗液中钠的浓度变化比较大，平均含钠盐（NaCl）2.5 g/L，最高可达 3.7 g/L。在热环境下，中等强度劳动 4 个小时，可使人丢失钠盐 7 g～12 g。

（四）过量危害与毒性

钠摄入量过多、尿中 $Na^+/K^+$ 比值增高，是高血压的重要因素。研究表明，尿 $Na^+/K^+$ 比值与血压呈正相关，而尿钾与血压呈负相关。高血压家族人群较普遍存在对盐敏感现象，而对盐不敏感的或较耐盐者，在无高血压家族史者中较为普遍。

在正常情况下，钠摄入过多并不积蓄，但在某些情况下，如误将食盐当做食糖加入婴儿奶粉中喂哺，则可引起中毒甚至死亡。急性中毒，可出现水肿、血压上升、血浆胆固醇升高、脂肪清除率降低、胃黏膜上皮细胞受损等。

（五）营养状况评价

钠的营养状况，可通过膳食调查的方法和尿钠的测定予以评定。由于钠在摄入量不大时，体内钠维持在基础水平，从尿液中排出的量很接近于摄入量。在正常状况（出汗不多，也无腹泻）时，摄入的钠近 98%从尿液中排出。因此，可以根据平衡试验或测定其尿液中排钠量来评价钠营养状况。儿童和成人血清钠水平正常值均在 136 mmol/L～146 mmol/L，24 小时尿钠为 3000 mg～6000 mg。

（六）需要量与膳食参考摄入量

鉴于我国目前尚缺乏钠需要量的研究资料，也未见膳食因素引起的钠缺乏症的报道，尚难制定钠的平均需要量（EAR）和推荐摄入量（RNI），钠的适宜摄入量（AI）成人为 2200 mg/d。

（七）食物来源

钠普遍存在于各种食物中，一般动物性食物钠含量高于植物性食物。人体钠的来源主要为食盐（钠）和加工、制备食物过程中加入的钠或含钠的复合物（如谷氨酸、小苏打即碳酸氢钠等），以及酱油、盐渍或腌制肉或烟熏食品、酱咸菜类、发酵豆制品、咸味休闲食品等。

## 第三节　微量元素与运动

1990 年，世界粮农组织、国际原子能机构（IAEA）及世界卫生组织的专家委员会根据 1973 年以来的研究结果和认识，提出了人体必需微量元素的概念：①人体内的生理活性物质，有机结构中的必需成分；②这种元素必须通过食物摄入，当从饮食中摄入量减少到某一低值时，即将导致某一种或某些重要生理的损伤。

该专家委员会将以往已确定的“必需微量元素”重新进行分析归类，共分为三类：第一类为人体必需微量元素，有铁（Fe）、碘（I）、锌（Zn）、硒（Se）、铜（Cu）、钼（Mo）、铬（Cr）、钴（Co）8 种；第二类为人体可能必需的微量元素，有锰（Mn）、硅（Si）、镍（Ni）、硼（B）、钒（V）5 种；第三类为具有潜在毒性，但在低剂量时对人体可能具有必需功能的微量元素，包括氟（F）、铅（Pb）、镉（Cd）、汞（Hg）、砷（As）、铝（Al）、锡（Sn）7 种。

## 一、铁

人体内铁总量约为 4 g~5 g，有两种存在形式。一种为“功能性铁”，是铁的主要存在形式，其中血红蛋白的铁含量占总铁量的 60 %~75%，3%在肌红蛋白，1%为含铁酶类（细胞色素、细胞色素氧化酶、过氧化物酶和过氧化氢酶等），这些铁发挥着铁的功能作用，参与氧的转运和利用。另一种为“储存铁”，是以铁蛋白（ferritin）和含铁血黄素（hemosiderin）形式存在于血液、肝、脾与骨髓中，约占体内总铁量的 25%~30%。在人体器官组织中的铁含量，以肝、脾为最高，其次为肾、心、骨骼肌与脑。在体内，铁含量随年龄、性别、营养状况和健康状况而有很大的个体差异。

### （一）生理功能

铁为血红蛋白、肌红蛋白、细胞色素 A 以及一些呼吸酶的成分，参与体内氧与二氧化碳的转运、交换和组织呼吸过程。铁与红细胞的形成和成熟有关，铁在骨髓造血组织中，进入幼红细胞内，与卟啉结合形成正铁血红素，后者再与珠蛋白合成血红蛋白。缺铁时，新生的红细胞中血红蛋白量不足，甚至影响 DNA 的合成及幼红细胞的分裂增殖，还可以使红细胞寿命缩短、自身溶血增加。

铁与免疫关系，大多数人认为许多有关杀菌的酶成分、淋巴细胞转化率、吞噬细胞移动抑制因子、中性粒细胞吞噬功能等，均与铁水平有关。当感染时，过量铁往往会促进细菌的生长，对抵御感染不利。

铁还有催化促进 β—胡萝卜素转化为维生素 A、嘌呤与胶原的合成、抗体的产生、脂类从血液中转运以及药物在肝脏的解毒功能。

### （二）吸收与代谢

摄入的食铁在胃内，经胃酸的消化作用，溶解、离子化并还原成为亚铁状态，形成低分子的螯合物质。正常胃液含有一种未明的化学稳定因素，可能是内源性螯合物，在小肠中碱性条件下，此种因素可使摄入的铁减慢沉降，而易为肠黏膜吸收。

#### 1. 铁的吸收

铁的吸收主要在小肠上段，且吸收效率最佳，但铁吸收在小肠的任何一段都可进行。大部分被吸收入血液的铁以小分子的形式，很快通过黏膜细胞，与脱铁蛋白（apoferritin），结合成铁蛋白，一部分铁蛋白的铁可在以后解离，以便进入血液，但大部分却可能留在黏膜细胞内直至此种细胞破坏死亡而脱落。

小肠黏膜上皮细胞对铁的吸收代谢有以下特点：

（1）对血红素铁和非血红素铁的吸收不同，血红素与肠黏膜上血红素受体结合，将血红素铁中的含铁卟啉复合物整个吸收，并由血红素加氧酶裂解成卟啉和铁，随后铁与细胞内的脱铁蛋白结合成铁蛋白，再运转到身体其他部位而利用。而非血红素铁则需先被还原成二价铁，才被吸收。

(2) 控制和调节铁的吸收，当人体内缺铁时，小肠黏膜上皮细胞就能多吸收铁，此时铁的吸收率就升高。肠内铁增多时，其吸收率下降，但吸收量仍有增加。

2. 铁吸收的影响因素

铁在食物中主要是以三价铁形式存在，少数食物中为还原铁（亚铁或二价铁）。肉类等食物中的铁约一半左右为血红素铁（约 40%），而其他为非血红素铁，后者则明显受膳食因素影响。无机铁被吸收时，对肠道环境的改变非常敏感，但血红素铁的吸收则不受其影响。非血红素铁在吸收前，必须与结合的有机物，如蛋白质、氨基酸和有机酸等分离，而且必须在转化为亚铁后方可被吸收。因此，有很多因素可影响非血红素铁的吸收。

(1) 蛋白质与“肉因子”：肉、禽、鱼类食物中铁的吸收率较高，除与其中含有一半左右（约 40%）的血红素铁有关外，也与动物肉中一种叫做肉因子（meat factor）或肉鱼禽因子（MFr factor）的物质有关，这种“因子”能促进非血红素铁的吸收。动物组织蛋白质的铁吸收率较高，可达 15%～20%，动物的非组织蛋白质，如牛奶、乳酪、蛋或蛋清等却不高。纯蛋白质如乳清蛋白、面筋蛋白、大豆分离蛋白等对铁吸收还有抑制作用。至于氨基酸，如胱氨酸、半胱氨酸、赖氨酸、组氨酸等均有利于铁吸收，其原因可能是与铁螯合成小分子的可溶性单体有关。

(2) 脂类与碳水化合物：研究表明，膳食中脂类的含量适当对铁吸收有利，过高或过低均降低铁吸收。各种碳水化合物对铁的吸收与留存有影响，作用最大的是乳糖，其次是蔗糖、葡萄糖。如果以淀粉代替乳糖或葡萄糖，则明显降低铁的吸收率。

(3) 矿物质元素：钙含量丰富，可部分减少植酸、草酸对铁吸收的影响，有利于铁吸收。但大量的钙不利于铁吸收，其原因尚不明确。无机锌与无机铁之间有较强的竞争作用，当一种过多时，就可干扰另一种的吸收。

(4) 维生素：维生素 A 与 β-胡萝卜素在肠道内可能与铁络合，保持较高的溶解度，防止诸如植酸、多酚类对铁吸收的不利作用。目前已经发现缺铁性贫血与维生素 A 缺乏往往同时存在，给维生素 A 缺乏者补充维生素 A，即使铁的摄入量不变，铁的营养状况亦有所改善。维生素 $B_2$ 有利于铁的吸收、转运与储存。当维生素 $B_2$ 缺乏时，铁的吸收、转运与肝、脾储铁均受阻。在儿童贫血调查研究中，也发现贫血与维生素 $B_2$ 缺乏有关。维生素 C 具有酸性和还原性，能将三价铁还原为二价铁，并与铁螯合形成可溶小分子络合物，有利于铁吸收。口服较大剂量维生素 C 时，可显著增加非血红素铁的吸收。在铁缺乏时，维生素 C 对铁吸收率的提高作用更为明显。其他如枸橼酸、乳酸、丙酮酸、琥珀酸等是具有弱的螯合性质的有机酸，也都能提高铁吸收。

(5) 膳食纤维：由于膳食纤维能结合阳离子的铁、钙等，摄入过多时可干扰铁吸收，也有人认为可能是草酸作用的结果。

(6) 植酸盐和草酸盐：粮谷类和蔬菜中的植酸盐、草酸盐能与铁形成不溶性盐，影响铁的吸收。植酸盐即肌醇六磷酸盐，几乎存在于所有谷类的糠麸、种子、坚果的纤维和木质素中，蔬菜水果中也都含有。

(7) 多酚类化合物：几乎所有植物中都含有多酚类化合物，其中的某些种类能抑制非血红素铁的吸收，如含棓酰（3,4,5—三羟苯甲酰）的多酚类化合物，在茶、咖啡以及菠菜中，均含有此酚类物质而明显抑制铁吸收。

(8) 卵黄高磷蛋白：蛋类中存在一种卵黄高磷蛋白（phosvitin)，可干扰铁吸收，使蛋类铁吸收率降低。

(9) 机体状况：机体状况可左右铁吸收，食物通过肠道的时间太短、胃酸缺乏或过多服用抗酸药时，影响铁离子释放而降低铁吸收。血红素铁与非血红素铁的吸收，都受体内铁储存量的影响，当铁储存量多时，吸收率降低；储存量减少时，需要量增加，吸收率亦增加。胃肠吸收不良综合征也影响铁吸收，缺铁性贫血时铁吸收率增高。

食物铁的吸收率：一般来说，植物性食物中的铁吸收率较动物性食物中的低。例如，大米为1%，玉米和黑豆为3%，莴苣为4%，小麦、面粉为5%，鱼为11%，血红蛋白为25%，动物肉、肝为22%，而蛋类则仅达3%。

按中国传统膳食，成年男性膳食总铁量的平均吸收率大约为6%，育龄妇女为13%，女性的吸收率高于男性是因为其体内储存铁较低而需求又较高，如需要补充由于月经丢失的铁和补偿妊娠、哺乳所额外需求的铁等。

体内代谢铁的来源，一种为膳食铁，另一种为红细胞衰老解体释放的血红蛋白铁(2 mg左右)。人体内每日参与周转的35 mg～40 mg铁中，来自肠道吸收者仅为0.5 mg～1.5 mg，体内储存铁在维持血浆铁水平稳定方面起着重要作用。

成年男性体内储存的铁约为1 g，也有多达2 g者。生育年龄的妇女，因月经和分娩，铁丢失增加，储存铁较少或没有。

肝脏是合成铁蛋白、运铁蛋白和储铁的重要器官。正常情况下，体内储存铁的1/3存在于肝脏中，肝脏中的铁绝大部分（约0.4 g）存在于肝细胞中，小部分在肝星形细胞（枯否细胞）中。在红细胞生成增多需要释放储存铁时，肝也参与铁进入与输出红细胞的双向运输过程。

骨骼与骨骼肌含有一定量的非血红蛋白铁。正常情况下，骨髓所储存的总铁量约为300 mg，占全身储存铁的1/3～1/50。骨骼肌中非血红蛋白铁的浓度虽然不高，但其总铁储存量几乎相当于肝脏中的铁储存量。

### （三）铁缺乏及缺铁性贫血

当体内缺铁时，铁损耗可分为三个阶段。第一阶段为铁减少期（ID)，此时储存铁耗竭，血清铁蛋白浓度下降。第二阶段为红细胞生成缺铁期（IDE)，此时除血清蛋白铁下降外，血清铁也下降，同时铁结合力上升（运铁蛋白饱和度下降)，游离原卟啉浓度(FEP）上升。第三阶段为缺铁性贫血期（IDA)，血红蛋白和红细胞比容（hematocrite)下降。长时间的铁负平衡，致使体内铁储备减少，以致耗尽。体内铁缺乏，引起含铁酶减少或铁依赖酶活性降低，使细胞呼吸障碍，从而影响组织器官功能，出现食欲低下，严重者可有渗出性肠病变及吸收不良综合征等。铁缺乏的儿童易烦躁，对周围不感兴趣，成人则冷漠呆板。当血红蛋白继续降低，则出现面色苍白，口唇黏膜和眼结膜苍白，有疲劳乏力、头晕、心悸、指甲脆薄及反甲等现象。儿童少年则有身体发育受阻、体力下降、注意力与记忆力调节过程障碍和学习能力降低等现象。

婴幼儿与孕妇贫血尚需特别注意。流行病学研究表明，早产、低出生体重胎儿死亡与孕早期贫血有关。铁缺乏可损害儿童的认知能力，且在以后补充铁后，也难以恢复；铁缺乏也可引起心理活动和智力发育的损害及行为改变；铁缺乏还可出现抵抗感染的能力降低。已有研究表明，缺铁可使T淋巴细胞减少、免疫反应缺陷、淋巴细胞转换不良、中性粒细胞功能异常、杀菌能力减弱等，经铁治疗能恢复正常反应。

国内外研究表明，运动会引起机体铁代谢的加快，使铁的吸收受到影响，并且使铁的排出增多，这些都增加了运动员对铁的需要量。女子运动员的铁储备状况差于男子运动员。一般认为，由于女子运动员从月经丢失铁，尤其是处于青春期的女运动员又加上生长发育对铁的需要，更容易发生铁缺乏。贫血，即使是轻度贫血也有损运动能力。

（四）过量危害与毒性

通过各种途径进人体内的铁量增加，可使铁在人体内储存过多，因而可导致铁在体内潜在的有害作用，体内铁的储存过多与多种疾病如心脏疾病、肝脏疾病、糖尿病和某些肿瘤有关。

肝脏是铁储存的主要器官，铁过量也常累及肝脏，成为铁过多诱导损伤的主要靶器官。肝铁过载导致：①肝纤维化甚至肝硬化；②肝细胞瘤。肝纤维化可能是铁直接刺激肝细胞和肝内其他细胞合成胶原，或铁降低胶原的降解，引起胶原堆积。也有人认为，含大量铁的肝细胞更易于被HBV感染，有利于病毒的复制，有可能增加肝细胞肿瘤发生的危险性。

铁过量与心脏疾病关系的探讨，已见诸多报道。有人认为，铁通过催化自由基的生成，促进脂蛋白的脂质和蛋白质部分的过氧化反应、形成氧化LDL等作用，参与动脉粥样硬化的形成。

铁过多诱导的脂质过氧化反应的增强，导致机体氧化和抗氧化系统的失衡，直接损伤DNA，诱发突变，与肝、结肠、直肠、肺、食管、膀胱等多种器官的肿瘤有关。

（五）需要量与膳食参考摄入量

铁在体内代谢中可被身体反复利用，一般除肠道分泌和皮肤、消化道、尿道上皮脱落损失少量铁外，排出铁的量很少。只要从食物中吸收加以补充，即可满足机体需要。

中国营养学会在2000年制定的《中国居民膳食营养素参考摄入量》中，成人铁适宜摄入量（AI）男子为15 mg/d，女子为20 mg/d，可耐受最高摄入量（UL）男女均为50 mg/d。

根据运动员的需要和膳食铁10%左右的吸收率，我国对运动员（不分年龄）每日膳食铁推荐摄入量是：男运动员在常温下训练和比赛时为20 mg，在高温下训练和比赛时为25 mg；女运动员在常温下训练或比赛时为25 mg，高温下训练或比赛时为30 mg。

（六）食物来源

铁广泛存在于各种食物中，但分布极不均衡，吸收率相差也极大，一般动物性食物的含量和吸收率均较高。因此，膳食中铁的良好来源，主要为动物肝脏、动物全血、畜禽肉类、鱼类。蔬菜中含铁量不高，油菜、苋菜、菠菜、韭菜等所含的铁的利用率不高。

## 二、碘

经过几个世纪的生活实践和对碘的研究，人类逐步认识到碘是人体的必需微量营养元素之一。缺碘不仅会引起甲状腺肿和少数克汀病发生，还可引起更多的亚临床克汀病人和智力低下儿童的发生，故1983年在第四届亚洲营养年会上，Hetzel等提出了用“碘缺乏病（iodine deficiency disorders，IDD）”代替过去的“地方性甲状腺肿”的提法。

（一）生理功能

碘在体内主要参与甲状腺激素的合成，其生理作用也是通过甲状腺激素的作用表现出来的。甲状腺激素在体内的作用是复杂的，目前尚不知其作用是否存在一个单独的机制。

1. 参与能量代谢

在蛋白质、脂类与碳水化合物的代谢中，碘促进氧化和氧化磷酸化过程；促进分解代谢、能量转化、增加氧耗量、加强产热作用，这些均在心、肝、肾及骨骼肌中进行，而对脑的作用不明显；碘参与维持调节体温，保持正常的新陈代谢和生命活动。膳食缺碘使甲状腺输出甲状腺激素受限，从而引起基础代谢率下降。反之，甲状腺功能亢进的人，机体的能量转换率和热的释放率相对提高。给哺乳动物甲状腺激素，可引起骨骼肌细胞内线粒体的大小、数目和代谢活动均有增加，三磷酸腺苷（ATP）的利用加大。给实验大鼠注射甲状腺激素后，其肝和肌肉内消耗氧约增加 90%，认为是由于甲状腺激素促使钠泵透过细胞膜时激发 ATP 的利用所增加的能量，也是甲状腺激素促使产热的一种反应。

2. 促进代谢和体格的生长发育

所有哺乳类动物都必须有甲状腺激素，即需要碘维持其细胞的分化和生长。发育期儿童的身高、体重、肌肉、骨骼的生长和性发育都必须有甲状腺激素的参与，此时期碘缺乏可致儿童生长发育受阻。侏儒症的一个最主要的病因就是缺碘。已有研究表明，甲状腺激素促进 DNA 及蛋白质合成、维生素的吸收和利用，并有活化许多重要的酶的作用，包括细胞色素酶系、琥珀酸氧化酶系等 100 多种，对生物氧化和代谢都有促进作用。给予生理剂量甲状腺激素能使大鼠肿瘤细胞在培养基中生长率提高3 倍。用$^{125}$碘标记的甲状腺激素出现在细胞的核仁中，与细胞核仁高度亲和，这被认为可能是核仁具有甲状腺激素受体样的功能，也表明甲状腺激素参与了对细胞基因表达的调控作用。

3. 促进神经系统发育

在脑发育阶段，神经元的迁移及分化，神经突起的分化和发育，尤其是树突、树突棘、突触、神经微管以及神经元联系的建立，髓鞘的形成和发育，都需要甲状腺激素的参与。人体胚胎发育至 16～17 天出现甲状腺原基，11～12 周甲状腺滤泡即有聚碘和形成碘化甲状腺原氨酸的能力。胚胎期及出生后早期缺碘或甲状腺激素不足，均会影响神经细胞的增殖分化、髓鞘和触突的发育及功能。妊娠前及整个妊娠期缺碘或甲状腺激素缺乏均可导致脑蛋白质合成障碍，使脑蛋白质含量减少，细胞体积缩小，脑重量减轻，直接影响到智力发育。因此，在严重地方性甲状腺肿的地区，也可发生以神经肌肉功能障碍为主要表现的克汀病。胚胎期及婴儿期缺碘的儿童在改善缺碘状态后，只能防止缺碘对大脑的进一步损害及防止碘缺乏病的发生，而不能明显改善智力发育。缺碘对大脑神经的损害是不可逆的。胎儿期母体合理营养，特别是微量营养素的充分摄取，对胎儿、母体都是非常重要的。故长期、稳定的对碘缺乏地区供给碘强化的食盐是非常必要的。

4. 垂体激素作用

碘代谢与甲状腺激素合成、释放及功能作用受垂体前叶激素促甲状腺激素（TSH）的调节，TSH 的分泌则受血液中甲状腺激素浓度的反馈影响。当血液中甲状腺激素增多时，垂体即受到抑制，促使甲状腺激素分泌减少；当血液中甲状腺激素减少时，垂体前叶 TSH 分泌即增多。这种反馈性的调节，对稳定甲状腺的功能很有必要，并对碘缺乏的作用也大。TSH 的分泌又受丘脑下部分泌的 TSH 释放因子所促进，丘脑下部则受中枢神经系统调节。由此可见，碘、甲状腺激素与中枢神经系统关系是最为密切的。碘的生理功能是以甲状腺激素的功能作用表达的，至今尚未发现除甲状腺激素以外碘的其他独立生理功能。

（二）吸收与代谢

1. 吸收

人从食物、水与空气中每日摄取的碘总量约为 100 μg～300 μg，主要以碘化物的形式由消化道吸收，其中有机碘一部分可直接吸收，另一部分则需要在消化道转换为无机碘后，才可吸收。肺、皮肤及黏膜也可吸收极微量的碘。人体碘的来源约 80%～90%来自食物，10%～20%来自饮水，小于 5%的碘来自空气。膳食和水中的碘主要为无机碘化物，经口进入人体后，在胃及小肠上段被迅速、完全吸收，一般在进入胃肠道后1 小时内大部分被吸收，3 小时内几乎完全被吸收。有机碘经肠降解释放出碘化物后方被吸收，但甲状腺激素碘约有 80%可直接吸收。与氨基酸结合的碘可直接被吸收。而同脂肪酸结合的有机碘可不经肝脏，由乳糜管进入血液。被吸收的碘很快转运至血液，遍布于全身各组织中，膳食钙、镁以及一些药物如磺胺等，对碘吸收有一定阻碍影响。蛋白质、能量不足时，也妨碍胃肠道内碘的吸收。

2. 代谢

碘在体内主要被用于合成甲状腺激素，甲状腺从血液中摄取碘的能力很强，甲状腺中碘的浓度比血液中高 25 倍以上。垂体前叶分泌的促甲状腺激素（tyrotropin，TSH）促进甲状腺收集碘。在甲状腺囊泡的方形上皮细胞内，过氧化酶将聚集的碘催化为具有活性的原子碘，原子碘与酪氨酸在甲状腺上皮细胞中结合，而二碘酪氨酸成为甲状腺球蛋白的组成部分。2 分子的二碘酪氨酸缩合，脱去 1 分子丙氨酸成为四碘甲腺原氨酸（$T_4$）即甲状腺激素（thyroxine，TH），并储存于腺体细胞的胞浆内。有时碘化不完全，分子上只有 3 个碘原子时称为三碘甲腺原氨酸（$T_3$），其生理作用比甲状腺激素强，但活性维持时间短暂。甲状腺激素生成后与甲状腺球蛋白连接储存在滤泡的胶质中，因其分子量大，不能直接进入血液。血液中的甲状腺激素（$T_4$、$T_3$）与血浆球蛋白结合存在，（检测时）统称为血浆蛋白结合碘（PBI）。因 PBI 分子量大，不能进入细胞，故无生理作用。当机体需要时，甲状腺球蛋白受蛋白水解酶作用，释出甲状腺激素入血（TSH 促进此过程）。游离的甲状腺激素进入效应细胞，影响线粒体上酶活性而起作用。机体还可通过在各组织（包括肝脏与肾脏）中的脱碘酶 5，一位脱碘作用，将 $T_4$ 转变为 $T_3$（三碘甲状腺原氨酸），估计人体内的 $T_4$ 每天有 1/3 转变为 $T_3$，人体还可进一步将 $T_3$ 脱碘成为二碘甲腺氨酸和一碘甲腺氨酸。碘仅在其被吸收入甲状腺中的部分才被合成为甲状腺激素。进入甲状腺的碘的比例，与碘的摄入量有关。当体内碘不足时，运载碘的过程被激发，从而增加循环池中碘的比例，并为甲状腺所利用。在长期缺碘时，由血液进入甲状腺的碘可达 80%或更多。膳食碘充足时，肠道吸收的碘只有 10%或更少进入甲状腺。甲状腺也是机体储存碘的最主要的组织，并以一碘酪氨酸、二碘酪氨酸和少量甲状腺激素存在，但 $T_3$ 的量极少。如果膳食碘供给充足，则甲状腺碘含量可达 10 mg～20 mg；如果长期缺碘，则可降至 200 μg 或以下。缺碘患者偶尔摄食碘，甲状腺可储存大量的碘并持续一段时间，成为缺碘地区甲状腺肿大而碘含量却正常的原因。血液中碘更新很快，正常情况下血浆碘清除的半衰期约为 10 小时。当患甲状腺毒症或缺碘时，腺体活动旺盛，半衰期将缩短。甲状腺激素的更新较慢，一般情况下甲状腺激素的半衰期约 7 天，而 $T_3$ 的半减期仅为 1.5～3 天。

3. 排出

消化道吸收的碘进入门静脉。有机碘经肝脏改造为无机碘化物后，一部分进入血液循环，输送至甲状腺、心、肺、肾、肌肉、皮肤及其他组织；另一部分则由肝转入胆汁，再进入消化道，其中有的经再吸收重新进入门静脉到肝，谓之“肠肝循环”。余下部分经肠道排出体外。碘的排泄途径主要为肾脏，其次为肠，一般约有 80%～85%的碘经肾排出，每日尿碘约为 50 μg～100 μg，只有 10%的碘经粪便排出，仅为 6 μg/d～25 μg/d。也有少量随汗液（占 5%）或通过呼吸排出。哺乳妇女从乳汁中排出一定量的碘（7 μg/L～14 μg/L）。

（三）碘缺乏

机体因缺碘而导致的一系列障碍视为碘缺乏病，其临床表现取决于缺碘程度、机体发育阶段（胎儿期、新生儿期、婴幼儿期、青春期或成人期）、机体对碘的反应性或代偿适应能力等。不同发育阶段碘缺乏病的表现，见表 6－5。

**表 6－5　碘缺乏病的疾病谱**

| 发育时期 | 碘缺乏病的表现 |
|---|---|
| 胎儿期 | 1. 流产、死胎、先天畸形、围生期死亡率增高、婴幼儿期死亡率增高<br>2. 地方性克汀病神经型：智力落后、聋哑、斜视、痉挛性瘫痪、不同程度的步态和姿态异常。黏肿型：黏液型水肿、侏儒、智力落后<br>3. 神经运动功能发育落后<br>4. 胎儿甲状腺功能减退 |
| 新生儿期 | 新生儿甲状腺功能减退、新生儿甲状腺肿 |
| 儿童期和青春期 | 甲状腺肿、青春期甲状腺功能减退、亚临床型克汀病、智力发育障碍、体格发育障碍、单纯聋哑 |
| 成人期 | 甲状腺肿及其并发症、甲状腺功能减退、智力障碍、碘致性甲状腺功能亢进 |

（四）过量危害与毒性

较长时间的高碘摄入也可导致高碘性甲状腺肿等高碘性危害。我国学者在 20 世纪 70 年代前后，根据在缺碘区、适碘区和高碘区的 17 个观察点近 5 万人的甲状腺检查，以及相应的水碘、尿碘测定数据，提出了水碘、尿碘与甲状腺肿患病率关系的方程式和相应的 U 形曲线，从而说明高碘、低碘都可引起甲状腺肿：低碘时，碘越少，甲状腺肿患病率越高；高碘时，碘越多，患病率也越高。

已知碘有抑制甲状腺合成激素的作用，但海藻引起的高碘甲状腺肿，被广泛认为是由于碘抑制了蛋白水解酶，以致储积在甲状腺内的与甲状腺球蛋白结合的 $T_3$、$T_4$ 不能释放至血液循环中，导致血中甲状腺激素水平降低，反馈性地引起垂体的 TSH 分泌增高，从而导致甲状腺肿大。也有流行病学调查表明，高碘甲状腺肿患者并无血清 T 降低、TSH 升高的表现。因此，甲状腺肿的原因也可能是合成较多的甲状腺激素淤积在甲状腺滤泡内，形成了胶质大滤泡为特点的高碘甲状腺肿。

世界卫生组织、联合国儿童基金会（UNICEF）及国际控制碘缺乏病理事会

(ICCIDD) 建议正常人每日碘摄入量在 1000 μg/d 以下是安全的。根据我国高碘性甲状腺肿的发病情况，当人群（儿童）尿碘达 800 μg/L 时，则可造成高碘性甲状腺肿流行。据缺碘地区应用加碘食盐后 1～3 年内，碘性甲亢的发病率上升，然后降低至加碘前水平，可见补碘时碘摄入量不宜过高，且不宜过快提高剂量，补碘后其尿碘水平应低于 300 μg/L。

（五）营养状况评价

人体碘的营养状况的评价指标，常用的有 TSH、$T_4$、$FT_4$（游离四碘甲腺原氨酸）、$T_3$、$FT_3$（游离三碘甲腺原氨酸）、尿碘、儿童甲状腺肿大率，其他的则是儿童生长发育指标、神经运动功能性指标等。

1. 垂体—甲状腺轴系激素水平

$T_3$ 及 $T_4$ 或 $FT_4$ 的下降，TSH 升高时碘缺乏的指征，新生儿 TSH 筛查是评估婴幼儿碘营养状况的敏感指标。

2. 尿碘（群体）

由于肾脏是碘的主要排出途径，尿碘水平是代表前一日的摄碘量的最好指标。摄碘量越多，尿碘量也越高。儿童尿碘低于 100 μg/L，孕妇、乳母尿碘低于 150 μg/L，提示该人群碘营养不良。根据一些调查研究结果，尿碘测定宜用 24 小时尿样本，其次空腹晨尿并以尿碘与尿肌酐比值表示，较其他时段接近 24 小时的结果。当然，如果衡量群体状况，样本数量够大，任意尿作为样本是可行的（当然，以尿碘与尿肌酐比值为宜），则可反映该群体的碘营养水平。

3. 儿童甲状腺肿大率

比率大于 5%，提示该人群碘营养不良。由于甲状腺肿大是以前碘缺乏所造成的，在缺乏纠正之后，尿碘可达到正常水平，但甲状腺肿的消退则尚需数月甚至数年。

4. 其他指标

儿童生长发育指标如身高、体重、性发育、骨龄等的检测，可以反映过去与现在的甲状腺功能是否低下的状况；智商、神经运动功能的检测，以及地方性克汀病发病的情况，可以了解胚胎期和婴幼儿期碘缺乏所造成的脑发育落后或神经损伤。作为群体碘营养现况的评估指标，目前多推荐选用尿碘、甲状腺肿大率和 TSH 等指标。

（六）需要量与膳食参考摄入量

人体对碘的需要量，取决于对甲状腺激素的需要量。维持正常代谢和生命活动所需的甲状腺激素是相对稳定的，合成这些激素所需的碘量约为 50 μg～75 μg。

2000 年，中国营养学会制定的《中国居民膳食营养素参考摄入量》中，成人碘推荐摄入量（RNI）为 150 μg/d，可耐受最高摄入量（UL）为 1000 μg/d。

（七）食物来源

人类所需的碘，主要来自食物，约为一天总摄入量的 80%～90%，其次为饮水和食盐。食物碘含量的高低取决于各地区的生物地质化学状况。

海洋生物含碘量最高，如海带、紫菜、鲜海鱼、蚶干、蛤干、干贝、淡菜、海参、海蜇、龙虾等，其中干海带含碘量可达 240 mg/kg。而远离海洋的内陆区或不易被海风吹到的地区，土壤和空气中碘含量较少，这些地区的食物含碘量不高。

陆地食品碘含量以动物性食品高于植物性食品，蛋、奶含碘量相对较高（40 μg/kg～

90 μg/kg)，其次为肉类，淡水鱼的含碘量低于肉类。植物含碘量是最低的，特别是水果蔬菜。

为了防止碘缺乏病（IDD）的发生，目前采用的有食盐加碘、碘油以及其他措施，已被证明是可行、有效的。

## 三、锌

锌（zinc）作为人体必需微量元素广泛分布在人体所有的组织和器官中，成人体内锌含量约为 2.0 g~2.5 g，以肝、肾、肌肉、视网膜、前列腺为高。血液中 75%~85%的锌分布在红细胞，3%~5%分布在白细胞，其余在血浆中。锌对生长发育、免疫功能、物质代谢和生殖功能等均有重要作用。

### （一）生理功能与缺乏

锌的生理功能一般分为三个部分：催化、结构、调节功能。对此，近年来的研究也给予了足够的支持。

#### 1. 催化功能

有近百种酶依赖锌的催化，如 ECⅢ醇脱氢酶，失去锌此酶活性将随时消失，补充锌此酶可以恢复活性。在金属酶中锌结合在催化部位的酶蛋白上，造成围绕金属离子的一个扭曲和部位配位的球体。由这种扭曲键所造成张力或键能，正是锌发挥其催化功能的基础。锌也可能是通过结合体在金属分子上的水分子形成氢氧化锌共同起作用。

#### 2. 结构功能

锌在酶中也有结构方面的作用。在 1938 年分离和提纯的碳酸酐酶是人类认识的第一个含锌的金属酶。1954 年另一个锌金属酶——牛胰羧肽酶 A 出现，随后，一些其他含锌酶和蛋白质的鉴定迅速进展，现已有的包含所有鉴定出的含锌酶或其他蛋白质已超过 200 种。在细胞质膜中，锌主要结合在细胞膜含硫、氮的配基上，少数结合在含氧的配基上，形成牢固的复合物，从而维持细胞稳定，减少毒素吸收和组织损伤。当食物锌摄入减少，一个重要的表现是细胞质膜丢失锌离子。锌从特异的亚细胞成分选择性的丢失，可能是引起原发病理学的关键。

#### 3. 调节功能

锌作为一个调节基因表达的因子，在体内有广泛作用。金属硫蛋白（MT）或 MT 氧蛋白质的表达，通过锌结合到金属转运因子（metal transcription factor，MTF)，锌是 MTF 及金属反应元素（metal response element，MRE）的调节系统，并可能以此机制来控制细胞内锌水平。锌对蛋白质的合成和代谢的调节作用还表现在对机体免疫功能的调节。周围血单核细胞合成干扰素－γ、白细胞介素－1 和－6、肿瘤坏死因子－α 和白细胞介素－2 受体，以及刀豆球蛋白 A 刺激的细胞增殖，生理水平的锌均可控制这些免疫调节因子的分泌和产生。锌对激素的调节和影响有重要生物意义。现已证实结晶胰岛素中含有相当数量的锌，并证实锌在胰岛素释放中起调节作用。锌参与前列腺素的主动分泌过程，同时在生理条件下前列腺素合成的抑制剂也依赖锌的调节功能。锌对激素受体的效能和靶细胞的反应产生影响外，还在激素的产生、储存和分泌中起作用。缺锌对激素的最显著的影响是对睾酮和肾上腺皮质类固醇生成、分泌的调节。

人类锌缺乏体征是一种或多种锌的生物学功能降低的结果，严重的先天性锌吸收不良已证明为肠病性肢端皮炎（acrodermatitis enteropathica，AE）的发病机理。这种严重缺锌引起的皮肤损害和免疫功能损伤，目前并不常见。人类锌缺乏的常见体征是生长缓慢、皮肤伤口愈合不良、味觉障碍、胃肠道疾患、免疫功能减退等。

（二）吸收与代谢

1. 吸收与转运

锌的吸收主要在十二指肠和近侧小肠处，其吸收率为20%～30%，仅小部分吸收在胃和大肠。锌先与小分子的肽构成复合物，主要经主动转运机制被吸收。Cousins曾提出肠道锌吸收分为四个阶段：即肠细胞摄入锌，通过黏膜细胞转运，转运至门静脉循环和内源锌分泌返回肠细胞。

2. 影响锌吸收利用的因素

植物性食物中含有的植酸、鞣酸和纤维素等均不利于锌的吸收，而动物性食物中的锌生物利用率较高，维生素D可促进锌的吸收。我国居民的膳食以植物性食物吸收为主，含植酸和纤维素较多，锌的生物利用率一般为15%～20%。

3. 排泄与丢失

在正常膳食锌水平下，粪便是锌排泄的主要途径。因此，当体内锌处于平衡状态时，约90%的摄入锌由粪便中排出，其余部分由尿、汗、头发中排出和丢失。

（三）过量危害和毒性

锌在正常摄入量和产生有害作用剂量之间，存在一个较宽的范围，加之人体有效的体内平衡机制，所以一般说来人体不易发生锌中毒。虽然如此，职业中毒仍有发生，医疗中口服或静脉注射大剂量的锌，或误服导致的锌急性中毒，虽不多见但曾有发生。

成人一次性摄入2 g以上的锌会发生锌中毒，其主要特征之一是，锌对胃肠道的直接作用，导致上腹疼痛、腹泻、恶心、呕吐。在长期补充非常大量锌（100 mg/d）时可发生其他的慢性影响，包括贫血、免疫功能下降（淋巴细胞对植物血凝素刺激的反应降低）、高密度脂蛋白（HDL）胆固醇降低、乳酸脱氢酶失活、膜上$Na^+$—$K^+$—ATP酶受到抑制、低密度脂蛋白和铜蓝蛋白亚铁氧化酶活性降低。长期服用25 mg/d的锌，可引起铜缺乏。

锌的毒性与其盐的形式有关，如$ZnSO_4$和ZnO相对无毒，但$ZnCl_2$却对细胞有较强烈的刺激作用。

（四）营养状况评价

边缘性的或者轻度锌缺乏常常被忽视，主要因为没有任何临床症状。锌缺乏产生的原因，常常是因为摄入量降低、吸收利用减少和排泄增加，以及需要量的增加如生长发育、妊娠哺乳等。

1. 锌含量

血清/血浆锌浓度已经被广泛认为不能较好地评价锌营养状况，因为它是较稳定的不能随锌摄入量的变化而变化，除非是在膳食锌水平非常低的情况下，这种动态平衡才有可能被打破。通过24小时锌同位素示踪与机体锌交换实验，已知道仅有2%的锌在血液中存在，但血浆锌是所有组织锌的来源，影响其浓度水平的因素也较多，因此常有缺锌患者血浆锌并不低，即使血浆锌低时，机体也并不缺锌。在流行病学调查和临床诊断中，敏感、特异的锌营养状况评价指标仍然缺乏和不充分。用血清锌、白细胞锌、红细胞锌、发锌和唾液锌等直检法，曾长期作为评价的指标，但最终未形成一致意见。有人曾提出以锌耐量试验作为检查低锌营养状况的指标，此测定方法的依据是口服锌（2 mg～50 mg）数小时后血浆锌浓度升高，但并不认为此方法就可以作为优先选择的锌营养状况的评价方法。

2. 功能指标

另一评价方法是评价锌的功能性效果，如酶活性（金属硫蛋白活性或锌依赖酶）、味觉等的变化。

（五）需要量与膳食参考摄入量

膳食锌需要量的估计，要考虑生理过程中组织对锌的需要、补偿丢失和食物固有的性质，如吸收和利用率等因素。估计成人锌的需要量常用因子法（factorial technique），即将生长、维持、代谢和内源性丢失加在一起所需要的量。中国营养学会参考近年来国际上锌需要量的研究成果，结合中国居民膳食结构特点，在2000年制定的《中国居民膳食营养素参考摄入量》中，成年男子的锌推荐摄入量（RNI）为15.5 mg/d，可耐受最高摄入量（UL）为45 mg/d。

（六）食物来源

不论是动物性食物还是植物性食物都含有锌，但食物中锌含量差别很大，吸收利用率也不相同。一般来说，贝壳类海产品、红色肉类、动物内脏类都是锌的极好来源；干果类、谷类胚芽和麦麸也富含锌。干酪、虾、燕麦、花生酱、花生、玉米等为良好来源。一般植物性食物含锌较低，含量较少者包括动物脂肪、植物油、水果、蔬菜、奶糖、白面包和普通饮料等。精细的粮食加工过程可导致大量的锌丢失，如小麦加工成精面粉大约有80%的锌被去掉；豆类制成罐头比新鲜大豆锌含量损失60%左右。

## 四、硒

硒是人体必需微量元素的这一认识，是20世纪后半叶营养学上最重要的发现之一。20世纪70年代发现硒是由于谷胱甘肽过氧化物酶（glutathione peroxidase，GPX）。1979年我国发表克山病防治研究成果，即发现克山病地区人群均处于低硒状态，补硒能有效地预防克山病，揭示了硒缺乏是克山病发病的基本因素，也证明了硒是人体必需微量元素。

我国科学家在20世纪八九十年代对硒的安全摄入量范围进行深入细致的调查研究，提出了迄今最适宜的人体硒推荐摄入量数据，已为国际营养学界广泛采用。

硒遍布于人体各组织器官和体液中，肾脏中硒浓度最高，肝脏次之，血液中相对低些，肌肉中的硒占人体总硒量的一半。肌肉、肾脏、肝脏和血液是硒的组织储存库。硒在人体内总量的测定数据不多，据美国、新西兰、德国与我国的测定，成人体硒总量在3 mg～20 mg，人体硒量的不同与地区膳食硒摄入量的差异有关。

（一）生理功能与缺乏

1. 构成含硒蛋白与含硒酶的成分

进入体内的硒绝大部分与蛋白质结合，称为“含硒蛋白”（selenium-containing protein或selenium-binding protein）。其中，由mRNA上的三联密码子（UGA）编码硒半胱氨酸（Sec）参入的蛋白质另称为“硒蛋白”（selenoprotein）。目前认为，只有硒蛋白有生物学功能，且为机体硒营养状态所调节，它们起着氧化、调节甲状腺激素代谢和维持维生素 C 及其他分子还原等作用。根据基因频度分析，体内可能会有 50～100 种硒蛋白存在。主要的含硒蛋白与含硒酶有：

（1）四种谷胱甘肽过氧化物酶（glutathione peroxidase GSH-Px，GPX）。GPX 遍布各组织细胞、体液（包括免疫系统）和细胞膜上。它们均用特异底物——还原型谷胱甘肽（GSH）作为氢供体，将氢化物（ROOH）或 $H_2O_2$ 还原成无害的醇类（ROH）或 $H_2O$，从而起到保护细胞和细胞膜免遭氧化损伤的作用。由于其中有一种 GPX，其抗氧化作用主要在膜的脂质上，因此能较好地解释硒与维生素 E 的互补节约作用。

（2）三种硫氧还原蛋白还原酶（thioredoxin reductase，TR）。生物体内普遍存在的硫氧还蛋白系统（throredoxin system），它们都是含 2 个硒原子的二聚体酶，TR1（或 TrxR1）普遍存在于各种细胞浆中；TR2（或 TGR）仅在睾丸中检出；TR3（或 TrxR2）在线立体中。人类的 TR 可直接催化还原亚硒酸盐（$SeO_3-2$）或谷胱甘肽硒醚（selenodiglutathio-ne，GS-Se-SG）生成负二价硒化物（Se－2），Se－2 是硒蛋白合成的关键中间物；也可以还原硒胱氨酸成二分子 Sec；在游离 Sec 参与下还原 ROOH；以及使已氧化的维生素 C 还原再生等。它对活性氧敏感而起氧化还原调节的细胞信号作用。

（3）三种碘化甲腺氨酸脱碘酶（iodothyronine deiodinase，ID，D）。碘化甲腺氨酸脱碘酶是催化各甲状腺激素分子脱碘的一类酶。人的 ID 存在于肝、肾、甲状腺和垂体中，它的 mRNA 在血液单核细胞中也被检出。其主要生理作用是将甲状腺分泌的 $T_4$ 转化成活性形式 $T_3$，而提供给周围组织。近年来发现，硒的营养状况与此酶活性有密切关系。

2. 抗氧化作用

医学研究发现，许多疾病的发病过程与活性氧自由基有关。例如，化学、辐射和吸烟等致癌过程，克山病心肌氧化损伤，动脉粥样硬化的脂质过氧化损伤，白内障形成，衰老过程，炎症发生，这些无不与活性氧自由基有关。由于硒是若干抗氧化酶（GPX、TR 等）的必需组分，它通过消除脂质过氧化物，阻断活性氧自由基，而起到延缓衰老乃至预防某些慢性病发生的作用。

3. 对甲状腺激素的调节作用

主要通过三个脱碘酶（D1、D2、D3）发挥作用，对全身代谢及相关疾病产生影响，如碘缺乏病、克山病、衰老等。

4. 维持正常免疫功能

适宜硒水平对于保持细胞免疫和体液免疫是必需的。硒在白细胞中的检出和硒作为 GPX 组分的发现，为硒在免疫系统中的作用提供了初步解释。硒在脾、肝、淋巴等所有免疫器官中都有检出，并观察到补硒可提高宿主抗体和补体的应答能力等。

5. 预防与硒缺乏相关的地方病

目前还没有人和动物“单纯硒缺乏”疾病的报道，但有许多与硒缺乏相关的克山病和大骨节病的报道。在硒水平正常地区，从未见克山病和大骨节病的病例发生，它们只出现在我国从东北到西南的一条很宽的低硒地带内。1976 年起在全国各重病区逐步推广硒预防克山病的措施后，未见有克山病爆发流行。克山病的病因虽然未能完全解释清楚，但人体硒缺乏状态是克山病发病的主要和基本因素已得到学术界的共识。大骨节病是一种地方性、多发性、变形性骨关节病，它主要发生于青少年，严重地影响骨发育和日后劳动生活能力。补硒可以缓解一些症状，对病人骨髓端改变有促进修复、防止恶化的较好效果，但不能有效控制大骨节病发病率。因此，目前认为低硒是大骨节病发生的环境因素之一，它与硒有密不可分的联系，只是有待科学的揭示。

6. 抗肿瘤作用

在硒具有抗癌作用的人体流行病学干预研究中，目前报道的较有说服力的有三项：一是我国江苏省启东县肝癌高发区的 6 年补硒（含亚硝酸盐 15 mg/kg 食盐）干预实验结果发现，肝癌发病率显著下降。二是我国河南省林县的干预实验结果发现，同时补充 β-胡萝卜素（15 mg）、硒酵母（50 μg 硒）和维生素 E（30 mg）组总死亡率下降 9%，总癌死亡率下降 13%，胃癌死亡率下降 20%，但对食管癌无效。三是美国在为期 13 年的补硒双盲干预实验中，受试者为有皮肤癌史的患者，结果未得到原先预期阻止皮肤癌复发效果，但发现服硒组总癌发生率和死亡率降低，肺癌、前列腺癌、结肠癌和直肠癌的发生率均有明显降低。分析发现，个体原先硒水平越低，补硒效果越好。干预实验还发现，每天硒剂量为 200 μg，平均服用 4.5 年，没有出现任何不良反应。

7. 抗艾滋病作用

艾滋病是免疫缺陷综合征（acquired immunodeficiency syndrome，ADIS），由病毒 HIV-1 感染引起。营养不良（缺乏维生素 A、维生素 $B_{12}$、Zn、Se 等）会影响氧化应激程度和病毒表达，而加快病程的发展和死亡。调查发现 HIV 感染病人血浆硒水平与 CD4 细胞数和 CD4/CD8 比值呈正相关，而与 $B_2$-微球蛋白（$B_2$-microglobulin）和胸苷激酶（thymidine-ki-nase）活性呈负相关。给艾滋病儿童补充硒（4 μg/kg）可改善其出现的心脏合并症状。补硒可减缓艾滋病进程和死亡的机制大致有三方面。①抗氧化作用，特别是抗氧化系统中的 GPX、TR 等抗氧化酶类的作用；②控制 HIV 病毒出现和演变；③调节细胞和体液免疫功能以增加抵抗感染的能力。

8. 维持正常生育功能

许多动物实验表明，硒缺乏可导致动物不育、不孕和母鸡产卵减少，以及大鼠精子游动性和受精能力减弱、精子生成停滞等。在对有生育问题的受试者的临床研究中，已初步观察到精子的 GPX（谷胱甘肽过氧化物酶）含量与生育的关系。

（二）吸收与代谢

1. 吸收、运转和排出

硒在体内的吸收、运转、排出、储存和分布会受许多外界因素的影响，主要是膳食中硒的化学形式和量。另外，性别、年龄、健康状况，以及食物中是否存在如硫、重金属、维生素等化合物也有影响。人体摄入的硒有各种形式，动物性食物以硒半胱氨酸（Sec）和硒蛋氨酸（Se-Met）形式为主，而硒盐酸（selenate，$SeO_4^{2-}$）和亚硒酸盐（selenite，$SeO_3^{2-}$）是常用的补硒形式。动物实验表明，硒主要在十二指肠被吸收，空肠和回肠也稍有吸收，胃不吸收。不同形式硒的吸收方式不同，Se-Met 是主动吸收，$SeO_3^{2-}$ 是被动吸收，而 $SeO_4^{2-}$ 的吸收方式不太明确，主动和被动吸收的报道均有。可溶性硒化合物极易被吸收，如 $SeO_3^{2-}$ 的吸收率大于 80%，Se-Met 和 $SeO_4^{2-}$ 的吸收率大于 90%。一般来说，其他形式硒吸收也很好，大致在 50%～100%范围。硒的吸收似乎不受机体硒营养状态影响。在测定不同形式硒生物利用率时，主要影响因素不是吸收率，而是参与转化为组织中硒的生物活性形式的效力。经尿排出的硒占总硒排出量的 50%～60%，在摄入高膳食硒时，尿硒排出量会增加，反之减少，肾脏起着调节作用。人体平衡实验表明，在很大幅度膳食摄入范围内（8.8 μg/d～226 μg/d），粪硒排出量总是恒定在40%～50%范围，呼气和汗液中排出的硒极少。三甲基硒离子［$(CH)_3Se^+$，trimethylselenoniumion，$TMSe^+$］由尿液排出，但其总量一般不超过人尿总硒的7%。

2. 代谢和储存

从膳食摄入的各种形式硒（包括直接从膳食中摄入的Sec）通过不同代谢途径均转化为负二价硒化物（$Se^{2-}$）。经硒代磷酸盐合成酶（SPS）催化，形成硒代磷酸盐（$SePO_3^{3-}$）置换为Sec的tRNA，最后形成硒蛋白。硒在体内大致分为两个代谢库。一个是硒调节代谢库，包括体内除了Se-Met以外的所有形式硒。硒蛋白在此库内合成，由机体硒状态严格调节，即低硒时硒蛋白合成减少，补充硒时合成增加直至硒蛋白合成饱和。一个是Se-Met代谢库（硒非调节储存库）只包括Se-Met。Se-Met和Met一样不能在体内合成，全部来自于膳食。Se-Met常代替Met参与到蛋白质中，因此可将其看做硒的储存库。当膳食硒供应不足时，Se-Met库中的Se-Met可通过转硫途径降解为Sec（进入硒调节库），供机体合成硒蛋白用。而当硒蛋白合成饱和后，膳食中的Se-Met就储存在Se-Met库，使机体的硒水平不断增加。

（三）过量危害与毒性

由于硒在地壳中分布的不均匀性，出现地域性的高硒或低硒，从而得到含硒量较高或较低的粮食和畜禽产品；又由于硒的吸收率相对高，导致硒的摄入量过高或过低，形成与硒相关的“地方病”。如湖北恩施市和陕西紫阳县等地的地方性硒中毒和从东北到西南的一条很宽的低硒地带内的克山病和大骨节病。在我国同时存在硒含量最高和最低的两个极端地区。

20世纪60年代，我国湖北恩施地区和陕西紫阳县发生过吃高硒玉米而引起急性中毒病例，病人3～4天内头发全部脱落，中毒体征主要是头发脱落和指甲变形。

（四）营养状况评价

1. 硒含量

一是测定外环境硒含量（水、土、食物等），以估计人体硒营养状态；二是测定内环境硒含量（血、发、尿等），以评价人体硒营养状态。一般认为，红细胞硒反映的是远期膳食硒摄入情况，因人红细胞寿命为120天；血浆（血清）硒反映的是近期膳食硒摄入情况；血小板硒反映的是最近期膳食硒摄入情况，因人血小板寿命为7～14天。发硒和指（趾）甲硒与血硒有很好的相关性，采集样品也方便，它能反映较远期硒营养状态。中国和新西兰等测过24小时尿硒，但由于影响因素太多、收集运输麻烦等问题，已很少用。

2. GPX活性

因为GPX代表了硒在体内的活性形式，常测定全血的GPX活性（通常，红细胞中的GPX活性占全血的GPX活性的90%以上）。与血硒相似，红细胞、血浆、血小板的GPX活性分别代表远期、近期、最近期的硒营养状态变化。对于评价硒营养状态来说，组织中的硒含量与GPX活性有较好的线性相关时，才能用GPX活性作为评价指标。现有的数据均表明，随着硒含量增加，GPX活性也随之增高，但当血硒达到约1.27 μmol/L（0.1 mg/L）时，仅适用于低于正常水平人群。目前还没有适用于高硒营养状态的灵敏评价指标，头发脱落和指甲变形只能被用来作为硒中毒的临床体征。

（五）需要量与膳食参考摄入量

硒的需要量是以防止克山病发生为指标的最低硒摄入量。有两种方法：一种是直接测定相邻于克山病区的非病区“健康岛”（从未发生过克山病）居民膳食硒摄入量，结果为男女平均16 μg/d；另一种是计算方法，根据克山病区主粮硒含量最高不超过20 ng/g，估计碾磨损失20%，主粮摄入800 g，并提供70%的硒摄入量，计算得到18 μg/d。两种方法平均为17 μg/d，以1.3为安全因子，得到大约20 μg/g作为膳食硒最低需要量。

中国营养学会在2000年提出的每日膳食硒参考摄入量，18岁以上者RNI为50 μg/d，UL为400 μg/d。

（六）食物来源

食物中硒含量测定值变化很大。例如：内脏海产品0.4 mg/kg～1.5 mg/kg，瘦肉0.1 mg/kg～0.4 mg/kg，谷物0.1 mg/kg～0.8 mg/kg，奶制品0.1 mg/kg～0.3 mg/kg，水果蔬菜<0.1 mg/kg。

影响植物性食物中硒含量的主要因素是栽种土壤中的硒含量和可被吸收利用的量。因此，即使是同一种的谷物或蔬菜，由于产地不同其硒含量也会不同。例如，低硒地区大米硒含量可少于0.02 mg/kg，而高硒地区大米硒含量可高达20 mg/kg，有万倍差距。

## 五、铜

铜是人体必需微量元素，铜广泛分布于生物组织中，大部分以有机复合物存在，很多是金属蛋白，以酶的形式起着功能作用。每种含铜蛋白的酶都有它清楚的生理生化作用，生物系统中许多涉及氧的电子传递和氧化还原反应都是由含铜酶催化的，这些酶对生命过程都是至关重要的。

据估计人体内含铜总量范围为50 mg～120 mg，有报道人体含铜1.4 mg/kg～2.1 mg/kg，幼儿以千克体重计是成人的3倍，胎儿和婴儿铜水平与成人不同。出生后头两个月的婴儿铜浓度是以后的6～10倍，这种铜的储存可能为度过婴儿期所需。人血液中铜主要分布于细胞和血浆之间，在红细胞中约60%的铜存在于金属酶中（超氧化物歧化酶，SOD），其余40%与其他蛋白质和氨基酸松弛地结合。

（一）生理功能与缺乏

铜是氧化还原剂（pmoxidant），又是抗氧化剂（antioxidant）。铜在机体内的生化功能主要是催化作用，许多含铜金属酶作为氧化酶，参与体内氧化还原过程，尤其是将氧分子还原为水，许多含铜金属酶已在人体中被证实，有着重要的生理功能。

1. 构成含铜酶与铜结合蛋白的成分

已知含铜酶主要有：胺氧化酶、酪胺氧化酶、单胺氧化酶、组胺氧化酶、二胺氧化酶、赖氨酰氧化酶、硫氢基氧化酶、亚铁氧化酶Ⅰ（铜蓝蛋白）、亚铁氧化酶Ⅱ、细胞色素C氧化酶、多巴胺β—羟化酶、超氧化物歧化酶、细胞外超氧化物歧化酶等。铜结合蛋白有：铜硫蛋白、白蛋白、转铜蛋白、凝血因子Ⅴ、低分子量配体（包括氨基酸和多肽）等。

2. 维持正常造血功能

铜参与铁的代谢和红细胞生成。铜蓝蛋白和亚铁氧化酶B可氧化铁离子，使铁离子结合到运铁蛋白，对生成运铁蛋白起主要作用，并可将铁从小肠腔和储存点运送到红细胞生成点，促进血红蛋白的形成，故铜缺乏时可产生寿命短的异常红细胞。正常骨髓细胞的形成也需要铜。缺铜引起线粒体中细胞色素 C 氧化酶活力下降，使 $Fe^{3+}$ 不能与原卟啉合成血红素，可引起贫血，铜蓝蛋白功能缺损也可使细胞产生铁的积聚。缺铜时产生红细胞生成障碍，表现为缺铜性贫血，大多数为低血红蛋白小细胞性，亦可为正常细胞或大细胞性。生化检查：①血浆铜蓝蛋白<150 mg/L。②血清铜浓度<11 μmol/L（0.7 mg/L）。③红细胞铜含量常降至 0.4 μg/ml 红细胞以下。

3. 促进结缔组织形成

铜主要是通过赖氨酰氧化酶促进结缔中胶原蛋白和弹性蛋白的交联，是形成强壮、柔软的结缔组织所必需的。因此，铜在皮肤和骨骼的形成、骨矿化、心脏和血管系统的结缔组织完善中起着重要的作用。

4. 维护中枢神经系统的健康

铜在神经系统中起着多种作用。细胞色素氧化酶能促进髓鞘的形成。在脑组织中多巴胺羟化酶催化多巴胺转变成神经递质肾上腺素，该酶与儿茶酚胺的生物合成有关。缺铜可致脑组织萎缩、灰质和白质变性、神经元减少、精神发育停滞、运动障碍等。铜在中枢神经系统中的一些遗传性和偶发性神经紊乱的发病中有着重要作用。

5. 促进正常黑色素形成及维护毛发正常结构

酪胺氧化酶能催化酪氨酸羟基化转变为多巴胺，并进而转变为黑色素，为皮肤、毛发和眼睛所必须。先天性缺酪胺氧化酶，引起毛发脱色，称为白化病。硫氢基氧化酶具有维护毛发的正常结构及防止其角化，铜缺乏时毛发角化并出现具有铜丝样头发的卷发症，称为 Menke's 病。

6. 保护机体细胞免受超氧阴离子的损伤

广泛分布的超氧化物歧化酶（SOD）、细胞外的铜蓝蛋白和主要在细胞内的铜硫蛋白等具有抗氧化作用。SOD 能催化超氧阴离子转变为过氧化物，过氧化物又通过过氧化氢酶或谷胱甘肽过氧化物酶作用进一步转变为水。铜对脂质和糖代谢有一定影响，缺铜动物可使血中胆固醇水平升高，但过剩铜又能引起脂质代谢紊乱。铜对血糖的调节也有重要作用，缺铜后葡萄糖耐量降低，对某些用常规疗法无效的糖尿病患者，给以小剂量铜离子治疗，常可使病情明显改善，血糖降低。此外，铜对免疫功能、激素分泌等也有影响，缺铜虽对免疫功能指标有影响，但补充铜并不能使之逆转。

（二）吸收与代谢

膳食中铜被吸收后，通过门静脉血运送到肝脏，渗入到铜蓝蛋白，然后释放到血液，传递到全身组织。大部分内源性铜由胃肠道与从食物中来而未被吸收的铜一起排出体外，少量铜通过其他途经排出。

铜主要在小肠被吸收，少量由胃吸收。可溶性铜的吸收率为 40%～60%。胃肠道对一般食物中的铜吸收率很高，其表观吸收率为 55%～75%。铜的吸收率受膳食中铜水平强烈影响，膳食中铜含量增加，吸收率则下降，而吸收量仍有所增加。当每日摄入铜少于 1 mg 时，吸收率为 50%以上；当每日摄入铜增加到 5 mg 时，吸收率则下降为 20%以下；当每日摄入铜为 2 mg 时，吸收率约为 35%。

膳食中铜水平低时，主动运输为主；膳食中铜水平高时，被动吸收则起作用。年龄和性别对铜吸收未见明显影响。铜的吸收可能受机体对铜的需要所调节，铜硫蛋白参与对铜吸收的调节。

膳食中其他营养素摄入量对铜的吸收利用产生影响，但所需含量都比较高，这包括锌、铁、钼，维生素C、蔗糖和果糖。已证明锌摄入过高可干扰铜的吸收。饲料中维生素C含量高时，在许多动物体内可产生铜缺乏。人体研究表明，每天摄入维生素C 600 mg并不干扰铜的吸收，但每天摄入维生素C 1600 mg可减少铜蓝蛋白活力。另外，人体研究还表明，果糖摄入量高与红细胞中铜－锌超氧化物歧化酶（Cu－Zn SOD）减少有关。但是，这些营养素之间的关系在人体研究中，其资料仍感不足，需要进一步探讨。

铜的主要排泄途径是通过胆汁到胃肠道，再随唾液、胃液、肠液回收，进入胃肠道的铜以及少量来自小肠细菌的铜一起由粪便中排出，但有少部分被重吸收。健康人经尿液排泄的铜约为10 μg/d～50 μg/d（0.2 μmol/d～1.0 μmol/d），经汗及皮肤通常丢失50 μg/L以下，皮肤、指甲、头发也丢失铜。铜吸收和排泄的动态平衡调节，在广泛的膳食摄入范围内可预防铜的缺乏或中毒。

（三）过量与中毒

铜对于大多数哺乳动物是相对无毒的。人体急性铜中毒主要是由于误食铜盐或食用与铜容器或铜管接触的食物或饮料。大剂量铜的急性毒性反应包括：口腔有金属味、流涎、上腹疼痛、恶心、呕吐及严重腹泻。摄入100 g或更多硫酸铜可引起溶血性贫血、肝衰竭、肾衰竭、休克、昏迷或死亡。

慢性中毒可以在用铜管做血液透析的病人（几个月后）以及葡萄园用铜化合物作为杀虫剂的工作者身上出现。经口摄入而引起慢性中毒尚未确定。长期使用大量牡蛎、肝、蘑菇、坚果、巧克力等含铜高的食品，每日铜摄入量超过正常10倍以上未见慢性中毒。

（四）营养状况评价

评估铜营养状况的指标，有血清或血浆中铜水平、铜蓝蛋白水平、红细胞中SOD活性、贫血、中性白细胞低等。对严重铜缺乏者补铜后反应较迅速，但对边缘性铜缺乏者则不是敏感指标，也不能很好地反映膳食中铜的摄入量。

1. 血清铜浓度

血清铜浓度是铜缺乏的可靠指标，但用于个体则要慎重。正常人血清铜范围为10.0 μmol/L～24.4 μmol/L（640 μg/L～1560 μg/L），女性比男性约高10%，女性妊娠期血清铜可高出1倍。当发现铜缺乏病况时，血清铜浓度已远低于此下限。补充铜可使血清铜浓度在几天内恢复到正常水平。

2. 血清铜蓝蛋白浓度

血清铜蓝蛋白浓度正常人的水平为180 μg/L～400 μg/L，血清铜蓝蛋白浓度经常与血清铜浓度相平行，铜蓝蛋白也是一个铜缺乏的可靠指标，但不能反映轻度铜缺乏，它对补充铜反应很快。铜蓝蛋白是一个急性病期出现的蛋白质，在肝病、恶性肿瘤、炎症、心肌梗死以及许多传染性疾病时明显增加。在这种情况下血清铜和铜蓝蛋白水平不能用来作为铜缺乏指标。

3. 红细胞中超氧化物歧化酶

红细胞中超氧化物歧化酶（SOD）也是评估铜营养状况的一个可靠指标，并且有时更敏感。在不同膳食铜水平情况下，低铜膳食使红细胞中SOD活性下降。

4. 血小板中铜浓度和细胞色素C氧化酶

血小板中铜浓度和细胞色素C氧化酶能更快地反映膳食中的铜含量。曾有报道，若膳食中铜下降时，血小板中铜浓度和酶活性下降；而膳食中补充铜时，只有血小板铜浓度增加。

5. 尿铜

尿铜的排出量非常低，个体差异大。在对照研究中，尿铜的排出量下降可作为膳食中铜摄入量不够的证明。

6. 其他

采用许多功能试验来评估铜的营养状态，或将已确定的多个指标结合起来在评估铜的营养状况时是更有价值的。

(五) 需要量与膳食参考摄入量

借鉴国外资料结合我国居民情况，中国营养学会于2000年制定了不同年龄各人群铜的AI值，成年人每日2 mg，可耐受最高摄入量值（UL）成年人为8 mg/d。

(六) 食物来源

铜广泛存在于各种食物中，牡蛎、贝类海产品食物以及坚果类是铜的良好来源（含量约为0.3 mg/100 g~2 mg/100 g），植物性食物铜含量受其培育土壤中铜含量及加工方法的影响，奶类和蔬菜含量最低（≤0.1 mg/100g 食物）。通常成年人每天可以从膳食中得到约2.0 mg，基本上能满足人体需要。食物中铜吸收平均为40%~60%。

## 六、铬

1954年发现铬有生物活性，1973年报道提取了一种称为“葡萄糖耐量因子”（glucosetolerance factor，GTF）的化合物，能够恢复大鼠受损的葡萄糖耐量，并由此确定铬是动物营养的必需微量元素。后来，给葡萄糖耐量受损的营养不良儿童口服三氯化铬补充物，发现其葡萄糖清除率有所改善。此后，又发现加入250 μg氯化铬后，其外源性胰岛素需要明显降低，血液循环中葡萄糖和游离脂肪酸水平降低。

人体内各部分都存在铬，并主要以三价铬的形式存在，但铬在生物组织中的浓度极低。正常人体内总共只含有6 mg~7 mg的铬，而且分布很广。除了肺以外，各组织和器官中的铬浓度均随着年龄而下降。新生儿铬含量高于儿童，儿童3岁前铬含量高于成人，从3岁开始逐渐降至成人水平。成年人随年龄的增长，体内铬含量逐渐减少，因此老年人常有缺铬现象。

(一) 生理功能与缺乏

1. 加强胰岛素的作用

糖代谢中铬作为一个辅助因子对启动胰岛素有作用，添加铬能刺激葡萄糖的摄取。外源性胰岛素可显著地促使补铬动物比铬耗竭动物的心脏蛋白质摄取更多的氨基酸。起作用可能是含铬的葡糖糖耐量因子促进在细胞膜的硫氢基和胰岛素分子A链的两个二硫键之间形成一个稳定的桥，使胰岛素充分地发挥作用。

2. 预防动脉粥样硬化

铬可能对血清胆固醇的内环境稳定起作用，动物缺铬时血清胆固醇较高，喂铬以后可使血清胆固醇降低。缺铬大鼠的动脉斑块的发病率高于有充足铬的对照组。在肥胖大鼠饲料中补充铬（2 mg/kg 饲料），结果是总肝脂显著下降，血液循环中胰岛素水平也趋于下降。有研究报道，补铬后总血清胆固醇下降，高密度脂蛋白胆固醇和载脂蛋白A的浓度增加。

3. 促进蛋白质代谢和生长发育

某些氨基酸掺入蛋白质受铬的影响。在 DNA 和 RNA 的结合部位发现有大量的铬，提示铬在核酸的代谢或结构中发挥作用。铬对动物的最适生长也是需要的，缺铬动物生长发育停滞。对营养不良的儿童进行铬补充与对照组进行比较，观察到补铬组的生长速率显著增加。两名接受缺铬的全胃肠外营养的病人，发现其体重下降，再补充铬后体重恢复。

4. 其他

许多动物实验研究结果，发现补充铬可以提高应激状态下的动物体内免疫球蛋白，显著减少其血清皮质醇；或良好的体液和细胞免疫功能；增强 RNA 合成；铬虽对大鼠体重的影响不大，但可抑制肥胖基因的表达。

铬缺乏的原因主要是摄入不足或消耗过多。人体铬主要来自食物，而人体对铬的吸收率较低，因此，某些人群可以缺铬。食物缺铬的原因主要是食品精致过程中铬被丢失，如精致面粉可损失铬 40%，砂糖为 90%，大米为 75%，脱脂牛奶为 50%。此外，饮用水的低铬也有一定影响。缺铬的另一主要原因是人体对铬消耗增加。如烧伤、感染、外伤和体力消耗过度，可使尿铬排出量增加。在蛋白质-能量营养不良和完全胃肠外营养情况下，易发生铬缺乏症。因膳食因素所致铬摄取不足而引起的缺乏症未见报道，但三名长期接受 TPN 治疗而未补充铬的病人出现了铬缺乏的症状。主要表现为不明原因的体重下降，周围神经炎，血浆对葡萄糖的清除受损，呼吸商降低，这提示机体优先使用脂肪作为能源。每天向 TPN 注射液中加入 250 μg 的铬，两周后葡萄糖清除率恢复正常，呼吸商提高。为此，美国医学会（AMA）已经推荐在 TPN 溶液中加入铬。

（二）吸收与代谢

1. 吸收

无机铬化合物在人体的吸收很低，其范围为 0.4%～3%或更少。膳食中的铬含量较高时，可使膳食中铬的吸收率降低。膳食中铬摄入量为 10 μg/d 时，铬吸收率为 2%；增加到 40 μg/d，铬的吸收率减少到 0.5%，当摄入铬大于 40 μg/d，铬的吸收恒定在 0.4% 左右。在服用参考膳食（总能量的 35%来源于复合型的碳水化合物，15%来源于单纯糖类）或更高糖膳食（总能量的 35%来源于单纯糖类，15%来源于复合碳水化合物）的 19 名男性和 18 名女性中发现，高糖膳食增加铬的丢失，明显提高了铬平均排出量。维生素 C 能促进铬的吸收，试验揭示同时进食铬和维生素 C 者的血铬浓度一直较高。对铬的吸收部位还了解甚少，在大鼠小肠的中段，认为是铬最易扩散的地方，其次是回肠和十二指肠。

2. 运转

给动物灌胃后 1 小时，血液中 $^{51}Cr$ 达到最高值，然后呈对数下降，24 小时后下降到最高值的 20%。但血液循环中的铬并不与组织中储存的铬相平衡。许多研究认为，铬自粪便中排泄，有人通过平衡试验发现粪便中平均含有 98.1%的膳食铬，自胆汁排出的铬仅占粪便铬的小部分。接触三价铬的制革工人尿中铬的排泄明显高于对照组，在周末不与铬接触时，其尿中铬的排泄明显下降。正常受试者 72 小时内尿中平均排出该摄入剂量的 0.69%（0.3%～1。3%）。成年人每日补充 200 μg 铬，尿中排出率约为 0.4%。由于应激而使铬的排泄增加可能是加重铬缺乏的一个重要因素。外伤病人尿中铬的排泄高于正常。长跑运动员每天跑六公里，其尿中铬的排泄是休息时的 2 倍。维生素 C 耗竭的豚鼠血循环中皮质醇的浓度较高，口服 $CrCl_3$ 后其 Cr 的排泄较对照组高。

（三）过量危害与毒性

铬的毒性与其存在的价大有极大的关系，六价铬的毒性比三价铬高约 100 倍，但不同化合物毒性不同。六价铬化合物在高浓度时具有明显的局部刺激作用和腐蚀作用，低浓度时为常见的致癌物质。在食物中大多为三价铬，其口服毒性很低，可能是吸收非常少。

一系列的研究证明，$Cr^{6+}$ 是强致突变物，$Cr^{3+}$ 不致突变或其作用甚微。由于最近有些研究一贯使用铬作为营养补充剂，故对于补充三价铬的危险性应进行进一步的研究。

（四）营养状况评价

目前铬的营养状况评价尚缺乏可靠的指标。由于血铬浓度太低，接近灵敏仪器的检出限，故血铬极难检测，而且血清和血浆中的铬可能与其他体液中的铬不处于平衡态，目前还未确定铬与任何酶的关系，也没有酶可作为评价指标。因此，对铬的营养和临床评价非常困难，仅能依靠铬摄入量调查和病史及临床表现。

尿铬浓度一般有较大波动，因此常收集 24 小时尿液测定其含铬总量。当机体摄入铬增加时，尿铬随之增加；但其变化也不与葡萄糖、胰岛素水平密切相关。所以，在多数情况下尿铬仅用于对接收补铬者的检测。在代谢平衡研究中，尿铬也是一项很有用的指标，它可以很好地反映机体在一段时间内对铬的吸收、保留和排泄状况，尚不能作为营养状况评价的指标。

（五）需要量与膳食参考摄入量

在确定健康人体对铬低需要量研究中，主要运用三种方法：耗竭补充实验、代谢平衡实验和膳食调节。由于目前无足够的代谢平衡试验研究和其他需要量研究资料，故无法获得确切的平均需要量（EAR）资料，故不能制定推荐摄入量（RNI）。中国营养学会在 2000 年制定的成年人适宜摄入量（AI）为 50 $\mu$g/d，可耐受最高摄入量（UL）为 500 $\mu$g/d。

（六）食物来源

铬以小剂量广泛分布在食物中，膳食铬主要来源是谷类（346 $\mu$g/kg）、肉类及鱼贝类（458 $\mu$g/kg），全谷类食物中含有的铬高于水果和蔬菜。在食物的加工过程中铬可能被添加或去除，精制糖和面粉中的铬低于未加工过的农产品，加工过的肉类铬含量较高。然而，酸性食物在和不锈钢接触时能溶取铬。

# 第七章 运动与维生素营养

## 第一节 概述

自从 20 世纪初波兰科学家丰克发现并命名维生素以来，随着时间的推移，越来越多的维生素种类被人们认识和发现，维生素成了一个大家族。维生素是维持人体正常生命活动所必需的一类有机化合物，在体内其含量极微。它们的化学结构与性质虽然各异，但有共同特点：①均以维生素本身，或可被机体利用的前体化合物（维生素原）的形式存在于天然食物中；②非机体结构成分，不提供能量，但担负着特殊的代谢功能；③一般不能在体内合成（维生素 D 例外）或合成量太少，必须由食物提供；④人体只需少量即可满足，但缺乏至一定量时，可引起维生素缺乏病。

运动训练增加了能量代谢。维生素作为能量代谢辅助因子，维生素营养充足时，有利于机体吸收能量和构成体质，在细胞中引起如酶或激素样的作用，刺激生理机能、代谢和能量的转换。维生素缺乏时，机体的活动能力减弱，抵抗力下降，代谢紊乱，运动效率降低，青少年的生长发育受阻碍。

健身者尤其是高强度运动者维生素的需要量要比一般人群的大。这主要是：①运动使胃肠道对维生素吸收功能下降；②汗液、尿液及粪便中排出量增加；③体内维生素的周转率加速；④在高强度运动训练中经过逐步适应后，会因剧烈运动而使能量代谢突然增加。

## 第二节 维生素的分类

根据溶解的性质，维生素分为水溶性和脂溶性两大类（见表 7−1）。

### 一、水溶性维生素

水溶性维生素包括维生素 C（抗坏血酸）和 B 族维生素，后者有硫胺素（维生素 $B_1$）、核黄素（维生素 $B_2$）、尼克酸（维生素 $B_3$）、叶酸、维生素 $B_{12}$、维生素 $B_6$、生物素、泛酸等。此类维生素有两个主要特点：①不在体内储存，当机体内这些营养素充裕时，多余部分便随同尿液一起排出；②构成机体多种酶系的重要辅基或辅酶，参与机体糖、蛋白质、脂肪等多种代谢。

水溶性维生素的特点是：仅溶于水的维生素；其化学元素的组成除碳、氢、氧外，还含有氮、硫、钴等；在体内储存量很少，不同个体体内维生素的储存量有变异，必须经常摄取，缺乏后症状出现较快，如大部分维生素B在缺乏的3～7天即会出现症状；绝大多数是以辅酶的形式参与酶系统，通过调整蛋白质、脂肪和糖的合成与分解，调节能量代谢；多数可通过血或尿液中标记物检测。维生素摄入过多时，水溶性维生素常以原形从尿液中排出体外，一般不会引起中毒，但摄入量过于（非生理）大剂量时，常干扰其他营养素的代谢。

表7-1 维生素分类及命名

| 脂溶性维生素 | 水溶性维生素 |
|---|---|
| 维生素A（视黄醇） | B族维生素　　维生素C |
| 维生素D | 硫胺素（维生素 $B_1$） |
| 维生素E | 核黄素（维生素 $B_2$） |
| 维生素K | 尼克酸（维生素 $B_3$） |
| | 叶酸 |
| | 维生素 $B_{12}$ |
| | 维生素 $B_6$ |
| | 生物素 |
| | 泛酸 |

### 二、脂溶性维生素

脂溶性维生素包括维生素A（视黄醇）、维生素D、维生素E、维生素K。该类维生素的特点是：①化学组成仅含碳、氢、氧；②仅溶于脂肪和脂溶剂；③在肠道随脂肪经淋巴系统吸收，大部分储存在脂肪组织，由胆汁少量排出；④可以在肝脏等器官积蓄，过量摄入可以引起中毒；⑤短期缺乏用一般血液指标查不出来。

脂溶性维生素大量摄入时，由于排出较少，可在体内积累而超负荷，造成中毒。为此，必须遵循合理原则，不宜盲目加大剂量。

## 第三节　维生素A与运动

维生素A的化学名为视黄醇（retinol）。维生素A末端的—$CH_2OH$ 在体内氧化后成为—CHO，称为视黄醛（retinal），或进一步氧化成—COOH，即视黄酸（retinoic acid）。视黄酸是维生素A在体内吸收代谢后最具有生物活性的产物，维生素A的许多生理功能实际上是通过视黄酸的形式发生作用的。维生素A包括动物性食物来源的维生素A和植物性食物来源的胡萝卜素。自然界有600多种类胡萝卜素，其中最重要的是β-胡萝卜素和番茄红素，在人类肠道中的吸收利用率，大约为维生素A的1/6，其他胡萝卜素的吸收率更低。动物肝脏、海产品、鸡肉、鸡蛋中都含有丰富的维生素A，胡萝卜、番茄、芒果、柑橘等橘红色水果中含有大量的β-胡萝卜素和番茄红素。

## 一、理化性质与体内分布

维生素A属脂溶性维生素，在高温和碱性的环境中比较稳定，一般烹调和加工过程中不致被破坏。但是，维生素A极易氧化，特别在高温条件下，紫外线照射可以加快这种氧化破坏。因此，维生素A或含有维生素A的食物应避光且在低温下保存，如能保存在抽真空的容器中以隔绝氧气，则保存效果更好。食物中的磷脂、维生素E等可以起到保护维生素A的作用。加热可以促进食物中胡萝卜素的释放，但长时间的高温会增加维生素A的损失。维生素A与其他脂类一起通过小肠吸收，吸收后的维生素A在体内主要储存于肝脏，约占总量的90%～95%，少量储存于脂肪组织；而类胡萝卜素则主要储存于脂肪组织。血液中，维生素A通过与视黄酸结合蛋白结合，被运输到需要的部位，最终以视黄酸的形式随胆汁或尿液排出。蛋白质、锌或铁缺乏，会影响维生素A的转运、储存和利用。

## 二、生理功能与缺乏

维生素A在人体的代谢功能中有非常重要的作用。因此，若膳食中维生素A摄入不足、膳食脂肪含量不足或患有慢性消化道疾病等，可导致维生素A不足或缺乏，从而影响许多生理功能甚至引起病理变化。

### （一）维持皮肤黏膜层的完整性

维生素A对上皮细胞的细胞膜有稳定作用，维持上皮细胞的形态完整和功能健全。因此，维生素A缺乏的初期上皮组织干燥，继而使正常的柱状上皮细胞转变为角状的复层鳞状上皮，形成过度角化变性和腺体分泌减少，累及全身上皮组织。最早受影响的是眼睛的结膜和角膜，表现为结膜或角膜干燥、软化甚至穿孔，以及泪腺分泌减少。皮肤改变则为毛囊角化，皮脂腺、汗腺萎缩。消化道表现为舌味蕾上皮角化、肠道黏膜分泌减少和食欲减退等。呼吸道黏膜上皮萎缩、干燥，纤毛减少，抗病能力减退。消化道和呼吸道感染疾病的危险性增大，且感染常迁延不愈。泌尿和生殖系统的上皮细胞也同样改变，影响其功能。

### （二）构成视觉细胞内的感光物质

视网膜上对暗光敏感的杆状细胞含有感光物质视紫红质，由11－顺式视黄醛与视蛋白结合而成，为暗视觉的必需物质。经光照漂白后，11－顺式视黄醛转变为全反式视黄醛并与视蛋白分离，此过程产生电能刺激视神经形成视觉。全反式视黄醛经还原为全反式视黄醇，在经过酶的作用重新转化为11－顺式视黄醛，在暗光下11－顺式视黄醛与视蛋白结合，再次形成视紫红质，从而维持着视觉功能。在此过程中，有部分视黄醛变成视黄醇被排泄，所以必须不断地补充维生素A，才能保证视紫红质的合成和维持着暗视觉功能。缺乏维生素A时，可降低眼睛暗适应能力，严重时可致夜盲。

### （三）促进生长发育和维护生殖功能

维生素A参与细胞的RNA、DNA合成，对细胞的分化、组织更新有一定影响。维生素A参与软骨内成骨，缺乏时长骨形成和牙齿发育均受影响。维生素A缺乏时，还会导致男性睾丸萎缩、精子数量减少且活力下降，也可影响胎盘发育。

（四）维持和促进免疫功能

维生素 A 对许多细胞功能活动的维持和促进作用，是通过其在细胞核内的特性受体——视黄酸受体实现的。对基因的调控结果可以提高免疫细胞产生抗体的能力，也可以促进免疫细胞的功能，以及促进 T 淋巴细胞产生某些淋巴因子。维生素 A 缺乏时，免疫细胞内视黄酸受体的表达相应下降，因此影响机体的免疫功能。

## 三、维生素 A 对运动人群的作用

维生素 A 的需要量与机体劳动强度、生理病理情况及视力的紧张劳累程度有关。特别是在运动的过程中，身体里面会产生很多的自由基，这些自由基如果没有及时清除会直接导致肌肉细胞、心血管细胞和全身各脏器细胞的完整性和功能受到损害。番茄红素是一种功能强大的抗氧化剂，对于减轻运动带来的氧化损伤和应激反应有一定作用，有利于疲劳和体能的快速恢复，增强运动的效果。

## 四、吸收、过量与毒性

（一）吸收

维生素 A 与胡萝卜素的吸收过程是不同的，胡萝卜素的吸收为物理扩散性吸收，吸收量与摄入多少有关。胡萝卜素的吸收部位在小肠，小肠细胞内含有胡萝卜素双氧化酶，在其作用下进入小肠细胞的胡萝卜素被分解为视黄醛或视黄醇。维生素 A 则为主动吸收，需要能量，吸收速率比胡萝卜素快 7～30 倍。

食物中的维生素 A 或胡萝卜素在小肠经胰液或小肠细胞刷状缘中的视黄酯水解酶分解为游离状后进入小肠细胞，再在微粒体中合成维生素 A 棕榈酸酯。胡萝卜素或维生素 A 在小肠细胞中转化成棕榈酸酯，与乳糜微粒结合通过淋巴系统进入血液循环，然后转运到肝脏储存。营养良好的肝脏中可储存维生素 A 总量的 90%以上，肾脏中的储存量约为肝脏的 1%，眼色素上皮也储存维生素 A。

维生素 A 在体内氧化后转变为视黄酸，视黄酸是维生素 A 在体内发生多种生物作用的重要活动形式。进入细胞的视黄酸与视黄酸结合蛋白结合后，可以进一步与特异性核内受体结合，并介导细胞的生物活性。

（二）过量危害与毒性

人体摄入过量的维生素 A 所引起中毒综合征，称为维生素 A 中毒（Vitamin A toxicity）。最早报道于 16 世纪 90 年代，北极探险者食用了含有大量维生素 A 的北极熊肝后数小时发生头痛、呕吐、嗜睡等症状。近年来，国内由于滥用维生素 A 浓缩剂，产生中毒症状者也时有报道，值得重视。

（1）普通膳食一般不会引起维生素 A 过多症，维生素 A 过量会降低细胞膜和溶酶体膜的稳定性，导致细胞膜受损、组织酶释放，引起皮肤、骨骼、脑、肝等多种脏器组织病变。脑受损可使颅压增高；骨组织变性引起骨质吸收、变形，骨膜下新骨形成，血钙和尿钙都上升；肝组织受损则引起肝脏肿大，肝功能改变。

（2）胡萝卜素血症。因摄入富含胡萝卜素的食物（如胡萝卜、南瓜、橘子等）过多，以致大量胡萝卜素不能充分迅速在小肠黏膜细胞中转化为维生素 A 而引起。因摄入的胡萝卜素在体内仅有 1/6 发挥维生素 A 的作用，故大量摄入胡萝卜素一般不会引起维生素

A 过多症，但可使血中胡萝卜素水平增高，致使黄色素沉着在皮肤和皮下组织内。停止大量摄入富含胡萝卜素的食物后，胡萝卜素血症可在 2～6 周内逐渐消退，一般没有生命危险，不需特殊治疗。

## 五、营养状况评价

维生素 A 营养状况，可以根据身体检查和实验检测的结果，进行人群营养状况的评价，以及个体的维生素 A 缺乏诊断。

### （一）身体检查

如果出现夜盲或眼干燥症等眼部特异性表现，以及皮肤的症状和体征时，就可诊断为维生素 A 缺乏。

### （二）实验室检测

#### 1. 血浆维生素 A

测定婴幼儿血浆维生素 A 正常水平为 300 μg/L～500 μg/L，儿童和成人的正常水平为300 μg/L～2250 μg/L，低于 200 μg/L 可诊断为维生素 A 缺乏，200 μg/L～300 μg/L 为亚临床状态可疑为缺乏。但是，血浆维生素 A 的测定指标不能完全反映体内维生素 A 的营养状况，在高度怀疑时可以使用相对剂量反应试验（RDR）进一步确定。

#### 2. 血浆视黄醇结合蛋白测定

血浆视黄醇结合蛋白（RBP）水平能比较敏感地反映体内维生素 A 的营养状况，正常值为 23.1 mg/L，低于此值可确定为维生素 A 缺乏。

#### 3. 尿液脱落细胞检查

加 1%甲紫于新鲜尿液中，均匀计数尿液中的上皮细胞，如无泌尿道感染，超过 3 个/立方毫米为异常。这有助于维生素 A 缺乏诊断，找到角化上皮细胞具有诊断意义。

## 六、不同人群需要量与膳食参考摄入量

中国营养学会在 2000 年提出了中国居民膳食维生素 A 参考摄入量，成人 RNI 男性为 800 μg RE，女性为 700 μg RE；UL 男女均为 3000 μg RE。

视黄醇当量（Retinol Equivalents，RE）换算：

1 μg RE=10 μg 视黄醇=6 μg β-胡萝卜素=12 μg 其他类胡萝卜素=3.33IU 来自视黄醇的维生素 A 活性=10 IU 来自 β-胡萝卜素的维生素 A 活性。

维生素 A 的需要量随机体劳动强度、生理病理情况及视力的紧张程度而变化。国内专家推荐竞技运动员维生素 A 的供给量：一般训练期间为 1500 μg RE，视力紧张运动项目可增加为 1800 μg RE。

## 七、食物来源

由表 7-2 可见一些食物中维生素 A 或胡萝卜素含量。

表 7-2　一些食物中维生素 A 的含量（μg/100 g）

| 食物 | 维生素 A | 视黄醇当量 | 食物 | 胡萝卜素 | 视黄醇当量 |
|---|---|---|---|---|---|
| 猪肝 | 4972 | 4972 | 西兰花 | 7210 | 1202 |
| 鸡肝 | 10414 | 10414 | 胡萝卜 | 4010 | 668 |
| 鸡蛋 | 310 | 310 | 菠菜 | 2920 | 487 |
| 鸡肉 | 226 | 226 | 小白菜 | 1680 | 280 |
| 猪肉 | 44 | 44 | 油菜 | 620 | 103 |
| 牛奶 | 24 | 24 | 芒果 | 8050 | 1342 |
| 奶油 | 1024 | 1042 | 枇杷 | 700 | 117 |

## 第四节　维生素 D 与运动

维生素 D 是一族来源于类固醇的环戊氢烯菲环结构相同、侧链不同的复合物的总称。目前已知的维生素 D 至少有 10 种，但最重要的是维生素 $D_2$（麦角骨化醇）和维生素 $D_3$（胆钙化醛）。25－(OH)$D_3$ 和 1,25－$(OH)_2D_3$ 是其在体内的代谢物，其中 1,25－$(OH)_2D_3$ 被认为具有类固醇激素的作用。

维生素 $D_2$ 是由紫外线照射植物中的麦角固醇产生的，但在自然界中存量很少。维生素 $D_3$ 则由人体表皮和真皮内含有的 7－脱氢胆固醇经日光中紫外线照射转变而成。维生素 $D_2$ 和维生素 $D_3$ 对人体的作用及其作用机制完全相同，人类对两者的利用亦无区别，因此本文中统称为维生素 D。

### 一、理化性质与体内分布

维生素 D 溶于脂肪溶剂，对热、碱较稳定，对光及酸不稳定。维生素 D 在肝和各种组织都有分布，特别在脂肪组织中有较高的浓度，但代谢较慢。在组织中大约有一半是以维生素 D 的形式存在，其余一半中 25－(OH)$D_3$ 所占比例较大，约为总量的 20%，在血浆中 25－(OH)$D_3$ 占绝对优势，也存在于其他组织中如肾、肝、肺、主动脉和心脏。

### 二、生理功能与缺乏

维生素 D 的最主要功能是提高血浆钙和磷的水平到超饱和的程度，以适应骨骼矿物化的需要。因此，它具有以下作用。

（一）促进肠道对钙、磷的吸收

维生素 D 作用的最原始点是在肠细胞的刷状缘表面，能使钙在肠腔中进入细胞内。维生素 D 也能激发肠道对磷的运转，这种运转是独立的，与钙的运转不相互影响。

（二）对骨骼钙的动员

维生素 D 与甲状旁腺协同，使未成熟的破骨细胞前体转变为成熟的破骨细胞，促进骨质吸收；使旧骨中的骨盐溶解，钙、磷运转到血液内，以提高血钙和血磷的浓度。另外，维生素 D 刺激成骨细胞，以促进骨样组织成熟和骨盐沉着。

（三）促进肾脏重吸收钙、磷

维生素D可促进肾近曲小管对钙、磷的重吸收，以提高血钙、血磷的浓度。当维生素D缺乏时，可引起以钙、磷代谢障碍和骨样组织钙化障碍为特征的婴幼儿维生素D缺乏病，严重者出现骨骼畸形，如方头、鸡胸、漏斗胸、“O”形腿和“X”形腿等。在成人维生素D缺乏使成熟骨矿化不全，表现为骨质软化症，特别是妊娠和哺乳妇女及老年人容易发生，常见症状是骨痛、肌无力，严重时骨骼脱钙引起骨质疏松，易发生自发性或多发性骨折。

## 三、维生素D与运动的关系

维生素D与运动的关系表现在骨骼的发育、神经肌肉兴奋性以及肌肉的收缩能力等多个方面。维生素D通过调节身体内部钙离子的浓度，可以影响骨骼的发育，身体的生长发育以及骨骼的健康状况都与维生素D的功能息息相关。钙离子是维持神经肌肉兴奋性的物质基础，也是引起肌肉收缩的关键物质，而神经肌肉兴奋性的高低和骨骼肌收缩能力的强弱是运动的前体和基础，对于一些对灵活性、爆发力和速度要求高的运动更是关系重大。

## 四、吸收、过量与毒性

（一）吸收

维生素D吸收最快的部位在小肠的近端，也就是在十二指肠和空肠，但由于食物通过小肠远端的时间较长，维生素D最大的吸收量可能在回肠。维生素D像其他的疏水物质一样，通过胶体依赖被动吸收。

大部分的维生素D（约90%的吸收总量）与乳糜微粒结合进入淋巴系统，其余与α-球蛋白结合，维生素D的种种吸收过程的有效性约为50%。乳糜微粒可直接或在乳糜微粒降解的过程中与血浆中的蛋白质结合，没有结合的血浆维生素D随着乳糜微粒进入肝脏，在肝脏中再与蛋白质结合进入血浆。

皮肤中的维生素$D_3$可与维生素D蛋白（DBP）结合直接进入循环，而口服维生素D是以DBP复合物和乳糜微粒进入，口服维生素D在肝脏中停留时间较长，可引起非常高的25-(OH)$D_3$的水平，而易引起中毒。但紫外线照射很少引起25-(OH)$D_3$的血浆浓度增高，未见紫外线照射引起的高维生素D血症。

在25-(OH)$D_3$的血浆浓度正常时，仅有少量从血浆池中释放进入组织。因此，25-(OH)$D_3$的循环水平是良好的维生素D营养状况的评价指标。

（二）过量危害与毒性

通过膳食来源的维生素D一般认为不会引起中毒，但摄入过量维生素D补充剂或强化维生素D的奶制品，有发生维生素D过量和中毒的可能。准确的中毒剂量还不清楚，一些学者认为长期摄入25 μg/d维生素D可引起中毒，这其中可能包括维生素D较敏感的人，但长期摄入125 μg/d维生素D则肯定会引起中毒。目前较为普遍认可的维生素D每日摄入量是不宜超过25 μg。

维生素D中毒时可以出现厌食、呕吐、头痛、嗜睡、腹泻、多尿、关节疼痛和弥漫性骨质脱矿化。随着血钙和血磷水平长期升高，最终导致钙、磷在软组织的沉积，特别是心脏和肾脏，其次是血管、呼吸系统和其他组织，引起功能障碍。高维生素 D 摄入的危险也和钙、磷摄入有关。

## 五、营养状况评价

正常血浆维生素 D 的浓度是 1 ng/ml～2 ng/ml，由于维生素 D 的半衰期接近 24 小时，血清维生素 D 的浓度仅依赖于最近吸收的维生素 D 和最后一次的阳光接触，因此在临床上几乎没有实用价值。

25－(OH)$D_3$是血浆中主要存在形式，测定血浆中 25－(OH)$D_3$的浓度是评价个体维生素 D 的营养状况最有价值的指标，低于 25 mmol/L(10 ng/ml) 为维生素 D 缺乏。

## 六、不同人群需要量与膳食参考摄入量

由于维生素 D 即可由膳食提供，又可经暴露在日光之下的皮肤合成，而皮肤合成量的多少又受到纬度、暴露面积、阳光照射时间、紫外线强度、皮肤颜色等影响，因此维生素 D 的需要量很难确切估计。

2000 年，中国营养学会制定的中国居民膳食维生素 D 参考摄入量是，成人 RNI 为 5 μg/d，UL 为 20 μg/d。

对于运动员，至今未有维生素 D 缺乏的报道，也未见到有关维生素 D 与运动能力方面的研究或报道。室内训练的运动员应该注意适量的维生素 D 摄入。

## 七、食物来源

维生素 D 有两个来源，一为外源性，依靠食物来源；另一为内源性，通过阳光（紫外线）照射由人体皮肤产生。

### （一）外源性来源

维生素 D 无论是维生素 $D_2$或维生素 $D_3$，在天然食物中存在并不广泛，植物性食物如蘑菇、蕈类含有维生素 $D_2$，动物性食物中则含有维生素 $D_3$，以鱼肝和鱼油含量最为丰富，其次在鸡蛋、乳牛肉、黄油和咸水鱼（如鲜鱼、鲤鱼和沙丁鱼）中含量相对较高，牛乳和人乳的维生素 D 含量较低（牛乳为 41 IU/100 g），蔬菜、谷物和水果中几乎不含维生素 D。

由于食物中的维生素 D 来源不足，许多国家均在常用的食物中进行维生素 D 的强化，如烤制食品、奶和奶制品和婴儿食品等，以预防维生素 D 缺乏病和骨软化症。

### （二）内源性来源

人体的表皮和真皮内含有 7－脱氢胆固醇，经阳光或紫外线照射后形成前维生素 $D_3$，然后再转变为维生素 $D_3$，产生量的多少与季节、纬度、紫外线强度、年龄、暴露皮肤面积和时间长短有关。曾有报道，健康个体全身在阳光中晒到最轻的皮肤发红时，维生素 D 在血液循环中的浓度可以和摄入 250 μg～625 μg 的维生素 D 相等。

按照我国婴儿衣着习惯，仅暴露面部和前手臂，每天户外活动两小时即可维持血中 25－(OH)$D_3$在正常范围内，可预防维生素 D 缺乏病的发生。

儿童和年轻人每周 2～3 次的短时户外活动，这样接触阳光就能满足维生素 D 需要。

老年人皮肤产生维生素 D 的能力较低，衣服又常常穿得较多，接触阳光照射较少，

使维生素 $D_3$ 的产生减少，加上老年人易有乳糖不耐受，奶制品摄入少，维生素 D 的来源往往较少。曾有报道，在冬末时约 80%老人处于维生素 D 缺乏边缘，因此，对老年人应鼓励在春、夏、秋季的早晨或下午多接触阳光，使维生素 D 满足身体需要。

## 第五节　维生素 E 与运动

维生素 E（Vitamin）又名生育酚（tocopherol），是 6－羟基苯并二氢吡喃环的异戊二烯衍生物，包括生育酚和生育三烯酚（tocotrienol）两类共 8 种化合物，即 α、β、γ、δ 生育酚和 α、β、γ、δ 生育三烯酚。前四者之间的不同之处是环状结构上的甲基数目和位置不同，生育三烯酚与生育酚之间的区别是前者侧链上有三个双键，而后者侧链上无双键。

虽然维生素 E 的 8 种异构体化学结构极为相似，但其生物学活性却相差甚远。α－生育酚是自然界中分布最广泛、含有量最丰富、活性最高的维生素 E 的形式，β－生育酚、γ－生育酚和 δ－生育酚的活性分别为 α－生育酚的 50%、10%和 2%。生育三烯酚的活性大约为 α－生育酚的 30%。

### 一、理化性质与体内分布

#### （一）理化性质与体内分布

维生素 E 为油状液体，橙黄色或淡黄色，溶于脂肪及脂溶剂。各种生育酚都可被氧化成生育酚自由基、生育醌及生育氢醌。这种氧化可因光照射、热、碱，以及一些微量元素如铁和铜的存在而加速。各种生育酚在酸性环境比碱性环境下稳定。在无氧的条件下，它们对热与光以及碱性环境相对较稳定。有氧条件下，游离酚羟基的酯是稳定的。

#### （二）体内分布

维生素 E 在血液中分布于各种脂蛋白中，成年男性维生素 E 在低密度脂蛋白（LDL）中含量稍多于高密度脂蛋白（HDL），成年女性则相反。孕妇体内的维生素 E 在极低密度脂蛋白（VLDL）中含量多，而在 HDL 中的分布却低于非孕妇女。

维生素 E 主要储存于脂肪组织（150 μg/g 组织）、肝脏（13 μg/g 组织）及肌肉（19 μg/g 组织）中。在各种组织器官中，以肾上腺（132 μg/g 组织）、脑垂体（40 μg/g 组织）、睾丸（40 μg/g 组织）以及血小板（30 μg/g 组织）中的浓度最高。红细胞膜中 α－生育酚含量较高，其浓度与血浆中的水平处于平衡状态，当血浆维生素 E 低于正常水平时，易发生红细胞的破裂而导致溶血。

健康成人血浆维生素 E 平均浓度为 10 mg/L 左右，儿童的浓度稍低，平均在7 mg/L。补充维生素 E 可使其水平提高，不管维生素 E 补充的时间和计量有多大，血浆中的浓度增加都不会超过平均水平的 2～3 倍。如果膳食中维生素 E 缺乏，血浆中的浓度会迅速下降。但是，大多数的成人体内维生素 E 的储存量相对丰富，如果食物中不含维生素 E，通常体内的储量可维持几个月。

### 二、生理功能与缺陷

大多数维生素的功能通常是从缺乏产生的后果中体现出来的。

（一）生理功能

1. 机体的抗氧化剂

维生素 E 是机体重要的抗氧化剂，可保护机体免遭自由基氧化损伤。维生素 E 与维生素 C、β－胡萝卜素有抗氧化的协同互补作用。在氧化分压较低时，β－胡萝卜素可以使与自由基结合的维生素 E 得到恢复；在氧化分压较高时，生育酚自由基在生物膜表面与维生素 C 接触进行反应，使生育酚自由基可还原为生育酚。维生素 E 主要定位在细胞膜。硒与维生素 E 也有相互配合进行协同的抗氧化作用。

2. 维持结构和功能

动物实验发现，维生素 E 是维持骨骼肌、心肌、平滑肌及外周血管循环系统的结构和功能所必需的维生素，与细胞膜功能有密切关系。

3. 保持免疫功能

维生素 E 对保持正常的免疫功能是必需的。

4. 抗动脉粥样硬化

充足的维生素 E 可抑制细胞膜脂质的过氧化反应，增加 LDL-C 的抗氧化能力，减少 OX-LDL 的产生，保护 LDL-C 免受氧化。维生素 E 还有抑制血小板在血管表面凝集和保护血管内皮的作用，因而被认为有预防动脉粥样硬化和心血管疾病的作用。

5. 对神经系统的保护作用

维生素 E 有保护神经系统免受氧化损伤的作用。人体神经肌肉系统的正常发育需要充足的维生素 E。维生素 E 在防止神经系统的轴突膜受自由基损伤方面是必需的。

（二）缺乏维生素 E 的危害

人类的维生素 E 缺乏很少见。脂肪吸收不良、肝胆疾患和脂肪运转异常（如无脂蛋白血症），均可引起维生素 E 缺乏。儿童发育过程中的神经系统对维生素 E 缺乏尤为敏感，成年人的维生素 E 缺乏也主要见于神经系统。

动物发生缺乏时，生殖障碍、肌肉营养不良、神经系统功能异常和循环系统损伤为常见的症状。

## 三、对运动人群的作用

补充维生素 E 可减轻运动产生的自由基对身体的攻击，实验显示维生素 E 预防与脂质过氧化有关的损伤有一定作用。对于高强度的运动来讲，有报道显示补充维生素 E 可能提高最大吸氧量、减少血乳酸、增强运动能力、减轻乳酸堆积带来的肌肉酸胀和其他生理反应。但是，在一般运动强度下不鼓励补充维生素 E，因为大量补充维生素 E 可减弱蛋白质分解，而某些蛋白质分解是刺激运动后蛋白质合成所需要的，这一点对于健美增肌的人是非常重要的。

## 四、吸收、过量与毒性

（一）吸收

维生素 E 在有胆酸、胰液和脂肪存在时，在脂酶的作用下，以混合微粒（mixedmicelles）在小肠上部经非饱和的被动弥散方式被肠上皮细胞吸收。不同形式的维生素 E 表观吸收率均为 40%左右。维生素 E 补充剂在餐后服用，有助于吸收。各种形式的维生素 E 被吸收后，大多由乳糜微粒携带经淋巴系统到达肝脏。

维生素 E 在体内的储存有两个库：快速转化库（rapidly turning over pool）和缓慢转化库，这些组织中“旧”的 α-生育酚会很快被“新”的所替代，同时当体内维生素 E 缺乏时，其维生素 E 含量迅速下降。与此相反，脂肪组织（缓慢转化库）中的维生素 E 含量相对稳定，对于维生素 E 缺乏引起的变化很小。神经组织、大脑、心脏、肌肉中维生素 E 的转化也很缓慢。

维生素 E（α-生育酚）在体内的主要氧化产物是 α-生育醌，脱去含氢的醛基生成葡萄糖醛酸。葡萄糖醛酸可通过胆汁排泄，也可以进一步在肾脏中被降解产生 α-生育酸从尿液中排泄。皮肤和肠道也是维生素 E 排泄的一条重要的途径。肠道排泄的维生素 E 是未被吸收的维生素 E 以及胆汁结合代谢后的混合物。

（二）过量危害与毒性

维生素 E 的毒性相对较小，大多数成人都可以耐受每日口服 100 mg～800 mg 的维生素 E，而没有明显的毒性症状和生化指标改变。有证据表明，人体长期摄入 1000 mg/d 以上的维生素 E 有可能出现中毒症状，如视觉模糊、头痛和极度疲乏等。

维生素 E 过量最令人担忧的是凝血机制损害，导致某些个体的出血倾向。有学者建议，成人维生素 E 摄入量不应超过 1000 mg/d。使用抗凝药物或有维生素 K 缺乏的人，在没有密切医疗监控情况下不宜使用维生素 E 补充剂，因为有增加出血致命的危险。早产儿对补充维生素 E 的不良反应敏感，因此必须在儿科医生的监控下使用。

## 五、营养状况评价

机体维生素 E 的营养状况可以通过测定血浆和脂肪组织中维生素 E 的水平，以及维生素 E 缺乏的功能损害指标和维生素 E 缺乏症状等方面进行判断，如血浆维生素 E 含量测定、维生素 E 缺乏的功能反应、红细胞溶血作用及脂质过氧化作用等。

## 六、不同人群需要量与膳食参考摄入量

不同生理时期对维生素 E 的需要量不同。妊娠期间维生素 E 需要量增加，以满足胎儿生长发育的需要。维生素 E 可通过乳汁分泌，成熟母乳中维生素 E 摄入量是以母乳的提供量为基础的（大约为 2 mg/d）。从人体衰老与氧自由基损伤的角度考虑，增加维生素 E 的摄入量是有必要的。

美国建议成年人维生素 E（mg）与 PUFA（g）的比值为 0.4～0.6：1。其他如含硫氨基酸、铜、锌、镁、维生素 $B_2$ 缺乏也可增加维生素 E 需要量。硒有节约维生素 E 的作用，增加硒的摄入量可减少维生素 E 的需要量。

口服类固醇避孕药的妇女，血浆维生素 E 水平降低；饮用酒精和使用阿司匹林等药物对维生素 E 的需求增高。

膳食维生素 E 参考摄入量，中国营养学会在 2000 年《中国居民膳食营养素参考摄入量》中制定了各年龄组维生素 E 的适宜摄入量（AI），成年男女 α-生育酚为 14 mg/d，可耐受最高摄入量（UL）α-生育酚为 800 mg/d。

## 七、食物来源

维生素 E 只能在植物中合成。植物的叶子和其他绿色部分均含有维生素 E。绿色植物

中的维生素 E 含量高于黄色植物。麦胚、向日葵及其油富含 RRR－α－生育酚，而玉米和大豆中主要含 γ－生育酚。

## 第六节　维生素 K

维生素 K 对肝脏中凝血酶原和其他凝血因子的合成是必不可少的。植物来源的维生素 K 为维生素 $K_1$（phylloquinone 叶绿醌）。维生素 $K_2$ 指的是一族 2－甲基－1，4 萘醌的同系物，这些称为甲萘醌（menaquinone-n），其后缀（－n）表示侧链上异戊二烯单位的数目，从甲萘醌 1 到甲萘醌 13。甲萘醌在肠道内由细菌合成，能供应维生素 K 的部分需要。

### 一、理化性质与体内分布

天然存在的维生素 K 的存储很少，其更新很快。在肝脏内储存的维生素 K 占叶绿醌的 10％和各种甲萘醌的 90％，在细胞内维生素 K 主要存在于膜上，尤其是内质网和线粒体膜上。维生素 K 在许多器官中的含量并不高，有几个器官是它的富集部位，如肾上腺、肺脏、骨髓、肾脏和淋巴结。组织中许多的维生素 K，在正常时来源于肠内细菌。

### 二、生理功能与缺乏

（一）生理功能

1. 调节凝血蛋白质合成

有 4 种凝血因子是维生素 K 依赖的：凝血因子 2（凝血酶原）、凝血因子 7（转变加速因子前体）、凝血因子 9（Christmas 因子，血浆促凝血酶原激酶成分）和凝血因子 10（Stuart 因子）。其他依赖维生素 K 的凝血因子是蛋白质 C、S、Z 和 M。

4 种经典的凝血因子（2，7，9，10）能够防止出血，并参与一系列连续不断的蛋白水解激活作用，最终使可溶性纤维蛋白原转化为不溶性纤维蛋白，再与血小板交链形成血凝块。

2. 钙化组织中维生素 K 依赖蛋白质

钙化组织中最具有特征的维生素 K 依赖蛋白质是 BGP（骨 Gla 蛋白质，Gla 为 γ－羧基谷氨酸），其调节磷酸钙掺入骨中的作用。因为它是唯一由成骨细胞合成的，所以作为骨形成的标志物。

3. 其他维生素 K 依赖 Gla 蛋白质

在钙化的动脉粥样硬化的组织中发现了一种 Gla 蛋白质，称为动脉粥样化钙蛋白（athetocalcin），可能与动脉粥样硬化有关。

4. 维生素 K 缺乏

维生素 K 的每日需要量约为 1 μg/kg 体重。维生素 K 缺乏引起低凝血酶原血症，且其他维生素 K 依赖凝血因子浓度下降，表现为凝血缺陷和出血。

## 三、吸收、过量与毒性

### （一）吸收

维生素 K 从小肠吸收进入淋巴系统及肝门循环，这一过程首先需要形成混合微团以溶解这些物质，随后这些疏水的物质即被分散于肠道的含水腔中。因此，维生素 K 的吸收取决于正常的胰腺和胆道功能。

维生素 K 吸收效率变化范围很广，可低至 10%或高达 80%，取决于维生素 K 的来源及所服用维生素 K 的赋形剂。

维生素 K 吸收后与乳糜微粒结合，使之转运到肝脏。但在肝内其半衰期较短，约 17 小时，在肝脏中，一些叶绿醌被储存，另一些被氧化为非活性终产物，还有一些随极低度脂蛋白（VLDL）再分泌。叶绿醌的血浆浓度与甘油三酯和维生素 E 的含量相关联。

维生素 K 总体池也很小（比维生素 $B_{12}$的体池还小），是异常低的一种脂溶性维生素。叶绿醌池代谢性转换每天约一次。

### （二）过量危害与毒性

天然形式的维生素 $K_1$ 和维生素 $K_2$ 不产生毒素，甚至大量服用也无毒。食物来源的甲萘醌毒性很低，维生素 K 前体 2－甲基萘醌（$K_3$）由于与巯基反应而有毒性，它能引起婴儿溶血性贫血、高胆红素血症和核黄疸症，2－甲基萘醌不应用于治疗维生素 K 缺乏。

## 四、营养状况评价

### （一）病史及膳食史

维生素 K 缺乏症的体征应包括有关的出血问题：口腔、鼻腔、胃肠道（呕血、黑粪）、肾脏（血尿）和皮下出血（淤斑）。维生素 K 缺乏的危险人群主要包括：新生婴儿、仅吃非绿叶蔬菜和动物性食物者、吸收不良者、骨质疏松者、损伤者和肾脏病者。

### （二）体格检查

应该寻找维生素 K 缺乏症最重要的体征即出血倾向的证据。这可能存在于下列 1 个或多个部位：鼻腔或口腔出血；腹股沟、颈线周围或腿部淤斑；指甲下或结膜内小出血；黑粪（肉眼可见或隐血）；血尿和呕血。面色苍白可以是以往出血的体征。

### （三）实验室检查

凝血酶原活力和其他维生素 K 依赖因子降低 50%表明维生素 K 缺乏。凝血酶原时间（PT）和部分促凝血酶原激酶时间（PTT）通常延长。血纤维蛋白原水平、凝血酶、血小板计数和出血时间均在正常范围。血浆正常叶绿醌水平范围为 0.2 ng/ml～1.0 ng/ml。

## 五、不同人群需要量与膳食参考摄入量

### （一）不同人群需要量

哺乳动物的维生素 K 需要量可以通过膳食摄入和肠道微生物合成这两者结合而得到满足。遗传因素影响人对维生素 K 的需求。按每千克体重计，男性比女性需要更多的维生素 K。

以凝血功能确定的每日维生素 K 的需要量约为 1 μg/kg 体重。

从一项大规模分析维生素 K 不同摄入水平与发生骨折的关系的中老年妇女调查中推

测，为保证骨骼系统的健康，维生素 K 的每日适宜摄入量应在 2 μg/kg 左右。考虑到维生素 K 的安全摄入范围较宽，这一数值可以作为计算维生素 K 摄入量的依据。

（二）参考摄入量

中国营养学会制定的《中国居民膳食营养素参考摄入量》中，成人维生素 K 的膳食适宜摄入量（AI）定为 120 μg/d，UL 未定。

**六、食物来源**

叶绿醌广泛分布于动物性和植物性食物中，柑橘类水果中含量少于 0.1 μg/100 g，牛奶中含量为 1 μg/100 g，菠菜、甘蓝菜、芜菁绿叶菜中含量为 400 μg/100 g。在肝中含量为 400 μg/100 g，某些干酪中含量为 2.8 μg/100 g。因为对维生素 K 的膳食需要量低，大多数食物基本可以满足需要。但母乳是个例外，其中维生素 K 含量低，甚至不能满足 6 个月以内的婴儿的需要。

# 第八章　B族维生素与运动

## 第一节　维生素 $B_1$ 与运动

维生素 $B_1$ 是由一个含氨基的嘧啶环和一个含硫的噻唑环组成的化合物。维生素 $B_1$ 因其分子中含有磷和胺，又称为硫胺素，也称为抗脚气病因子、抗神经炎因子等，是维生素中最早发现的一种。

### 一、理化性质与体质分布

#### （一）理化性质

维生素 $B_1$ 常以其盐酸盐的形式出现，为白色结晶，极易溶于水。1 g 盐酸硫胺素可溶于 1ml 水中，但仅 1%溶于乙醇，不溶于其他有机溶剂。维生素 $B_1$ 固态形式比较稳定，在 100℃时很少破坏。水溶液成酸性时稳定，pH<5 时，加热至 120℃仍可保持其生理活性；在 pH=3 时，即使高压蒸煮 1 小时至 140℃，破坏也很少。在碱性环境中易被氧化失活，且不耐热，在 pH>7 的情况下煮沸，可使其大部或全部破坏，甚至在温室下储存，亦可逐渐破坏。亚硫酸盐在中性及碱性介质中能加速硫胺素的破坏，故在保存含硫胺素较多的谷物、豆类时，不宜用亚硫酸盐做防腐剂，或以二氧化硫熏蒸谷仓。

#### （二）体内分布

正常成年人体内维生素 $B_1$ 的含量约为 25 mg～30 mg，其中大约有 50%在肌肉中，在心脏、肝脏、肾脏和脑组织中含量亦较高。体内的维生素 $B_1$ 中 80%以硫胺素焦磷酸酯（thiamine pyrophosphate，TPP）形式储存，其他为硫胺素单磷酸酯（thiaminmono phoshpate，TMP）。体内维生素 $B_1$ 的生物半衰期为 9～18 天，如果膳食中缺乏维生素 $B_1$，在 1～2 周后人体组织中的维生素 $B_1$ 含量就会降低，因而为了保证人体组织中的正常含量需要定期供给。

### 二、生理功能与缺乏

#### （一）生理功能

1. 构成辅酶，维持体内正常代谢

维生素 $B_1$ 在硫胺素焦磷酸激酶作用下，与三磷酸腺苷（ATP）结合成 TPP。TPP 是维生素 $B_1$ 的活性形式，在体内构成 α-酮酸脱氢酶体系和转酮醇酶的辅酶。

2. 抑制胆碱酯酶的活性，促进肠胃蠕动

维生素 $B_1$ 可抑制胆碱酯酶对乙酰胆碱的水解。乙酰胆碱（副交感神经化学递质）有促进肠胃蠕动作用。维生素 $B_1$ 缺乏时胆碱酯酶活性增强，乙酰胆碱水解加速，因而胃肠蠕动极慢，腺体分泌减少，食欲减退。

3. 对神经组织的作用

维生素 $B_1$ 对神经组织的确切作用还不清楚，只是发现在神经组织以 TPP 含量最多，大部分位于线粒体，10%在细胞膜。目前认为，TPP 可能与膜钠离子通道有关，当 TPP 缺乏时渗透梯度无法维持，引起电解质与水转移。

（二）维生素 $B_1$ 缺乏

如果维生素 $B_1$ 摄入不足或机体吸收利用障碍，以及其他各种原因引起需要量增加等因素，则能引起机体维生素 $B_1$ 缺乏。维生素 $B_1$ 缺乏引起的疾病称为脚气病，临床上根据年龄差异分为成人脚气病和婴儿脚气病。

## 三、对运动人群的作用

运动人群多见维生素 $B_1$ 不足，特别是在主食摄入不足的时候。维生素 $B_1$ 减少时，首先糖的氧化供能就会受阻，导致能量供给不足；糖代谢的中间产物丙酮酸堆积会影响神经功能，神经冲动和传导减慢；乳酸堆积会导致疲劳过早出现，损害有氧运动能力。因此，维生素 $B_1$ 被认为是可能限制运动能力的营养素。

维生素 $B_1$ 补充与运动强度有关，体力活动时维生素 $B_1$ 的消耗量增加。运动负荷越大，维生素 $B_1$ 的消耗量也随之增加，耐力性运动和神经系统负担较重的运动，特别是有氧运动，如游泳、乒乓球、健身操等都需要较多的维生素 $B_1$。

## 四、吸收、过量与毒性

（一）吸收

食物中的维生素 $B_1$ 有三种形式：即游离形式、硫胺素焦磷酸酯和蛋白磷酸复合物。结合形式的维生素 $B_1$ 在消化道裂解后被吸收，吸收的主要部位在空肠和回肠。浓度高时为被动扩散，浓度低时为主动吸收。主动吸收时需要钠离子及 ATP 酶，缺乏钠离子及 ATP 酶可抑制其吸收。大量饮茶会降低肠道对维生素 $B_1$ 的吸收。酒中含有抗硫胺素物质，摄入过量，也会降低维生素 $B_1$ 的吸收和利用。此外，叶酸缺乏可导致吸收障碍。

血液中的硫胺素约 90%存在于血细胞中，其中 90%在红细胞内。血清中的硫胺素有 20%～30%与白蛋白结合在一起。

维生素 $B_1$ 由尿液排出，不能被肾小管再吸收，尿液中维生素 $B_1$ 的排出量与摄入量有关。在热环境中，汗液中排出的维生素 $B_1$ 可达 90 μg/L～150 μg/L。如果每天摄入的维生素 $B_1$ 超过 0.5 mg～0.6 mg 时，尿液中排出量随摄入量的增加而升高，并呈直线关系；但当维生素 $B_1$ 摄入量高至一定量时，其排出量即呈较平稳状态，此时可见一折点，可视为营养素充裕的标志。此折点受劳动强度和环境因素影响。

（二）过量危害与毒性

由于摄入过量的维生素 $B_1$ 很容易从肾脏排出，因此罕见人体维生素 $B_1$ 的中毒报告。有研究表明，每日口服 500 mg，持续 1 个月，未见毒性反应。但也有资料显示如摄入量超过推荐量的 100 倍，发现有头痛、抽搐、衰弱、麻痹、心律失常和过敏反应等症状。

### 五、营养状况评价

人体维生素 $B_1$ 的营养状况，可通过膳食调查，以及测量尿液中硫胺素排出量、红细胞转酮醇酶活性等方法进行评价。

（一）膳食调查

通过膳食调查，可了解维生素 $B_1$ 的摄入量，体格检查可发现有无维生素 $B_1$ 缺乏的表现。

（二）尿液中硫胺素排出量

1. 负荷试验

成人一次口服 5 mg 硫胺素后，收集测定 4 小时尿液中硫胺素排出量。评价标准：小于 100 μg 为缺乏，100 μg～200 μg 为不足，大于 200 μg 为正常。

2. 克肌酐尿硫胺素排出量

由于尿肌酐具有排出速率恒定和不受尿量多少影响的特点，因此可用相当于含 1g 肌酐的尿液中硫胺素排出量的多少，来反映机体的营养状况。以维生素 $B_1$ μg/g 肌酐表示，成人评价标准：小于 27 为缺乏，27～66 为不足，大于 66 为正常。

（三）全日尿硫胺素排出量

收集测定 24 小时尿。评价标准：小于 50 μg/d 为缺乏，50 μg/d～150 μg/d 为不足，大于 150 μg/d 为正常。

### 六、不同人群需要量与膳食参考摄入量

2000 年，中国营养学会制定的《中国居民膳食营养素参考摄入量》提出，成年男女的 RNI 分别为 1.4 mg/d 和 1.3 mg/d，UL 为 50 mg/d。

### 七、食物来源

维生素 $B_1$ 广泛存在于天然食物中，最为丰富的来源是葵花籽、花生、大豆粉、瘦猪肉；其次为粗粮、小麦粉、小米、玉米、大米等谷类食物；鱼类、蔬菜和水果中含量较少。

## 第二节　维生素 $B_2$ 与运动

### 一、理化性质与体质分布

（一）理化性质

维生素 $B_2$ 在水中的溶解度很低，在 27.5℃时，100 ml 可溶解 12 mg。但其在 pH>10 时可形成强碱盐而易溶于水。

（二）体内分布

肝、肾和心脏中结合型维生素 $B_2$ 浓度最高，在视网膜、尿和奶中有较多的游离维生素 $B_2$。脑组织中的维生素 $B_2$ 含量不高，其浓度相当稳定。

据估计，成年人体内存在维生素 $B_2$ 可维持机体 2～6 周的代谢需要。维生素 $B_2$ 亦可

通过胎盘运转，人类血液中维生素 $B_2$ 和脐带血中维生素 $B_2$ 的比例为 1∶4.7。

## 二、生理功能与缺乏

### （一）生理功能

维生素 $B_2$ 以辅酶形式参与许多代谢中的氧化还原反应，在细胞呼吸链中的能量产生中发挥作用，或直接参与氧化反应，或参与复杂的电子传递系统。

维生素 $B_2$ 在氨基酸、脂肪酸和碳水化合物的代谢中均起重要作用，可归纳为如下几方面：

（1）参与体内生物氧化与能量生成。维生素 $B_2$ 在体内与特定蛋白质结合，形成黄素蛋白，通过三羧酸循环中的一些酶及呼吸链等参与体内氧化还原反应与能量的生成。

（2）碳水化合物等供能营养素在氧化分解时以及能量产生的过程中，都需要维生素 $B_2$ 的参与。维生素 $B_2$ 同时参与糖的无氧氧化，在缺氧状态下保证能量的供给。

（3）维生素 $B_2$ 还参与体内抗氧化系统。

（4）影响铁的利用。维生素 $B_2$ 缺乏影响铁的利用，校正维生素 $B_2$ 缺乏可提高血红蛋白浓度。

（5）促进维生素 $B_6$ 的生物转化，缺乏维生素 $B_2$ 会影响维生素 $B_6$ 的营养状况。

（6）与维生素 A 配合起来，有助于保护眼睛、皮肤、口舌和神经系统的正常功能。

### （二）缺乏

人体如果 3～4 个月不供应维生素 $B_2$ 就可观察到单纯维生素 $B_2$ 缺乏，呈现特殊的上皮损害、脂溢性皮炎、轻度的弥漫性上皮角化并伴有脂溢性脱发和神经紊乱。维生素 $B_2$ 缺乏导致能量、氨基酸和脂类代谢受损。

维生素 $B_2$ 缺乏常伴有其他营养缺乏，上述维生素 $B_2$ 缺乏会影响维生素 $B_6$ 和烟酸的代谢。维生素 $B_2$ 缺乏在小肠产生黏膜过激反应，小肠绒毛数量减少而长度增加，小肠绒毛上皮细胞的转运速度增加，这些形态学上的变化与肠道内膳食铁的吸收降低有关，引起继发性铁营养不良和继发性贫血。

## 三、对运动人群的作用

碳水化合物等供能营养素在氧化分解时以及能量产生的过程中，都需要维生素 $B_2$ 的参与，因此维生素 $B_2$ 在有氧耐力运动中起着重要作用。维生素 $B_2$ 同时参与糖的无氧转化，在缺氧状态下保证能量的供给，因此无氧运动也需要维生素 $B_2$ 的存在。

运动将增加维生素 $B_2$ 的需要量，$B_2$ 的供应可以影响到肌肉力量和神经功能，在器械训练的时候，由于肌肉大量耗能，会消耗大量的维生素 $B_2$。为了达到理想的健美健身效果，在训练期间要特别注意维生素 $B_2$ 的补充。

## 四、吸收、过量与毒性

### （一）吸收

食物中维生素 $B_2$ 与蛋白质形成的结合物，进入消化道后，先在胃酸、蛋白酶的作用下，水解释放出黄素蛋白，然后在小肠上端磷酸酶和焦磷酸化酶的作用下，水解为游离维生素 $B_2$。

许多因素可影响维生素 $B_2$ 的吸收。例如，胃酸、胆汁酸盐有促进维生素 $B_2$ 吸收的作用，维生素 $B_2$ 的摄入量与其吸收量成正比。氢氧化铁和氢氧化镁、酒精等可以干扰维生素 $B_2$ 的肠道吸收。其他的如咖啡因、糖精，以及铜、锌、铁离子等也影响维生素 $B_2$ 吸收。

正常成年人从膳食中摄入的维生素 $B_2$ 有 60％～70％从尿液排出。维生素 $B_2$ 摄入过量后，也很少在体内储存，主要随尿液排出。另外，还可以从其他分泌物如汗液中排出，汗液中维生素 $B_2$ 的排出量约为摄入量的 3％。

（二）过量与毒性

从膳食中摄取大量的维生素 $B_2$ 的情况未见报道。有人一次性服用 60 mg 并同时静脉注射 11.6 mg 的维生素 $B_2$ 未出现不良反应，这可能与人体对维生素 $B_2$ 的吸收率低有关。机体对维生素 $B_2$ 的吸收也有上限，大剂量摄入并不能无限增加机体对维生素 $B_2$ 的吸收。此外，过量吸收的维生素 $B_2$ 也很快从尿液中排出体外。

### 五、营养状况评价

人体维生素 $B_2$ 的营养状况评价，可通过膳食调查得到维生素 $B_2$ 摄入量，以及体格检查发现维生素 $B_2$ 缺乏；还可测定空腹尿液或 24 小时任意一次尿样中维生素 $B_2$ 含量，或用尿负荷试验的方法、红细胞中维生素 $B_2$ 类物质含量和红细胞谷胱甘肽还原酶活力系数等指标。

### 六、不同人群需要量及膳食参考推荐量

维生素 $B_2$ 与体内能量代谢密切相关。有研究结果表明，体力活动增加，尿液中维生素 $B_2$ 排出减少，同时，血中红细胞谷胱甘肽还原酶活性系数下降，则间接说明能量代谢可能与维生素 $B_2$ 需要量有关。

膳食模式对维生素 $B_2$ 的需要量有一定的影响，低脂肪、高碳水化合物膳食使机体对维生素 $B_2$ 需要量减少，高蛋白、低碳水化合物膳食或高蛋白、高脂肪、低碳水化合物膳食可使机体对维生素 $B_2$ 需要增加。

目前对所有年龄段的人群，维生素 $B_2$ 的推荐摄入量为 0.6 mg/d。中国营养学会（2000 年）制定的居民膳食维生素 $B_2$ 的推荐摄入量（RNI），成人（18 岁）男性为 1.4 mg/d，女性为 1.2 mg/d。

我国运动人群近期推荐的维生素 $B_2$ 适宜摄入量为 2 mg/d～2.5 mg/d。国内营养调查研究表明：我国优秀运动员维生素 $B_2$ 的缺乏或不足相对低于硫胺素的检出率，但有约 20％～30％不足或边缘性缺乏情况，对于生长发育期的儿童青少年，以及能量消耗大、一些控制体重、减体重以及素食的运动人群，应更关注他们的维生素 $B_2$ 营养状况。

### 七、食物来源

维生素 $B_2$ 广泛存在于奶类、蛋类、各种肉类、动物内脏、谷类、蔬菜和水果等动物性和植物性食物中。粮谷类的维生素 $B_2$ 主要分布在谷皮和胚芽中，碾磨加工可丢失一部分维生素 $B_2$，如精白米维生素 $B_2$ 的存留率只有 11％，小麦标准粉维生素 $B_2$ 的存留率只有 35％。因此，谷类加工不宜过于精细。绿叶蔬菜的维生素 $B_2$ 含量较其他蔬菜高。

# 第三节 维生素 $B_6$ 与运动

维生素 $B_6$ 是一组含氮化合物，都是2-甲基-3-羟基-5-羟甲基吡啶的衍生物，主要以天然形式存在，包括吡哆醛（PL），吡哆醇（PN）和吡哆胺（PM）。这三种形式性质相似，均具有维生素 $B_6$ 的活性，每种成分的生物学活性取决其代谢成辅酶形式磷酸吡哆醛的程度。

## 一、理化性质与体质分布

### （一）理化性质

维生素 $B_6$ 的各种磷酸盐和碱的形式均易溶于水，在空气中稳定，在酸性介质中 PL、PN、PM 对热都比较稳定，但在碱性介质中对热不稳定，易被碱破坏。在溶液中，各种形式的维生素 $B_6$ 对光均较敏感，但是降解程度不同，主要与 pH 值有关，中性环境中易被光破坏。维生素 $B_6$ 的代谢最终产物4-吡哆酸主要以一种内酯形式存在。

### （二）体内存在形式与分布

在肝脏、红细胞及其他组织中，三种同效维生素 PL、PN、PM 的第5位都能被磷酸化，其活性的辅基形式是磷酸吡哆醛（PLP）、磷酸吡哆醇（PNP）和磷酸吡哆胺（PMP）。PMP 也可经转氨基反应由 PLP 生成。

血液中维生素 $B_6$ 的主要形式是 PLP，而 PLP 主要与蛋白质（主要为血浆中白蛋白和宏细胞中血红蛋白）结合的形式存在，其中大部分是经肝脏黄素蛋白酶代谢后释放入血，循环中也发现少量游离 PN。

## 二、生理功能与缺乏

### （一）生理功能

1. 维生素 $B_6$ 以其活性形式 PLP 作为许多酶的辅酶

维生素 $B_6$ 除参与神经递质、糖原、神经鞘磷脂、血红素、类固醇和核酸的代谢外，还参与所有氨基酸代谢。PLP 为氨基酸代谢中需要的100多种酶的辅酶。维生素 $B_6$ 对许多氨基酸的转氨酶、脱羧酶、脱水酶、消旋酶和异构酶是必需的。

神经递质5-羟色胺、肾上腺素、去甲肾上腺素以及 $\gamma$-氨基丁酸的合成血管扩张剂和胃促分泌素以及血红素卟啉前体的合成都需要维生素 $B_6$ 参与。

PLP 也是糖原磷酸化的辅助因子，神经鞘磷脂的合成以及类固醇激素受体的调控方面也需要该种维生素参与。

在色氨酸转化成烟酸的过程中，其中有一步反应需要 PLP 的酶促反应，当肝脏中 PLP 水平降低时会影响烟酸的合成。

维生素 $B_6$ 参与一碳单位代谢，一碳单位代谢障碍可造成巨幼血红细胞贫血。

维生素 $B_6$ 是 $\delta$-氨基-酮戊酸合成酶的辅助因子，该酶催化血红素生物合成的第一步；维生素 $B_6$ 是半胱氨酸脱羧酶、胱硫醚酶 $\beta$-合成酶的辅助因子，这些酶参与同型半胱氨酸到半胱氨酸的转硫化途径。

2. 免疫功能

通过对年轻人和老年人的研究，维生素 $B_6$ 的营养状况对免疫反应有不同的影响。给老年人补充足够的维生素 $B_6$，有利于淋巴细胞的增殖。近年来研究提示，PLP 可能通过参与一碳单位代谢而影响到免疫功能，维生素 $B_6$ 缺乏将会损害 DNA 的合成，这个过程对维持适宜的免疫功能也是非常重要的。

3. 维持神经系统功能

许多需要 PLP 参与的酶促反应均使神经递质水平升高。

4. 维生素 $B_6$ 降低同型半胱氨酸的作用

轻度高同型半胱氨酸血症，近年来已被认为是血管疾病的一种可能危险因素，有关 B 族维生素的干预可降低血浆同型半胱氨酸含量。

（二）维生素 $B_6$ 缺乏

维生素 $B_6$ 在动植物性食物中分布相当广泛，原发性缺乏并不常见。人类维生素 $B_6$ 缺乏的临床症状通过给予该种维生素便能迅速纠正，这些症状包括虚弱、失眠、周围神经病、唇干裂、口炎等。

维生素 $B_6$ 缺乏的典型临床症状是一种脂溢性皮炎、小细胞性贫血、癫痫样惊厥，以及忧郁和精神错乱。小细胞性贫血反映了血红蛋白的合成能力降低。维生素 $B_6$ 摄入不足还会损害血小板功能和凝血机制。

## 三、对运动人群的作用

由于维生素 $B_6$ 主要参与氨基酸的代谢，并在蛋白质的合成中充当辅酶，因此维生素 $B_6$ 对于肌肉的生长关系重大。为了有效地利用蛋白质，在进食高蛋白的饮食时，要增加维生素 $B_6$ 的摄入，才能更好地起到促进蛋白质代谢和肌肉蛋白合成的效果。所以，在增肌粉等增肌类营养补剂中都加入了一定量的维生素 $B_6$。

## 四、吸收、过量与毒性

（一）吸收

不同形式的维生素 $B_6$ 大部分都能通过该被动扩散形式在空肠和回肠中被吸收，经磷酸化形成 PLP 和 PMP，被吸收的维生素 $B_6$ 代谢物在肠黏膜和血中与蛋白质结合。

大部分吸收的非磷酸化维生素 $B_6$ 被运送到肝脏。维生素 $B_6$ 以 PLP 形式与多种蛋白结合，蓄积和储留在组织中，这将有助于保护其防止磷酸酶的作用。组织中维生素 $B_6$ 存在于线粒体和细胞浆中。肌肉、血浆和红细胞中的 PLP 与蛋白质有较高结合能力，这些组织中积蓄 PLP 的水平非常高。

维生素 $B_6$ 的代谢产物经尿液排出。正常情况下，人体维生素 $B_6$ 的主要排泄形式是 4－PA，占尿液中维生素 $B_6$ 的一半。人体摄入维生素 $B_6$ 的 40%～60%被氧化成 4－PA。尿液中 4－PA 的水平与蛋白质摄入量呈负相关，这种影响是女性大于男性。

给予大剂量维生素 $B_6$ 时，尿液中其他形式所占比例增大。给予极高剂量 PN 时，大部分以原形经尿液排泄。维生素 $B_6$ 也可经粪便排出，但排泄量有限。在肠道中，由于肠道内微生物能合成维生素 $B_6$，使人们难以评价这种排泄的程度。

（二）过量危害与毒性

维生素 $B_6$ 的毒性相对较低，经食物来源摄入大量维生素 $B_6$ 没有不良反应。补充剂中

的高剂量维生素 $B_6$ 可引起严重不良反应，主要表现为感觉神经异常。此外也有报道，每天给予 2 g～4 g PN 持续一年以上，出现疼痛和变形性皮肤损伤。

### 五、营养状况评价

(一) 血浆 PLP

血浆 PLP 是肝脏中维生素 $B_6$ 的主要存在形式，反映组织中储存量，但是血浆 PLP 对该种维生素摄入量的反应相当缓慢，需要 10 天才能达到一个新的平衡状态。目前，评价维生素 $B_6$ 营养状态是以大于 20 nmol/L 血浆 PLP 值为标准的。

(二) 红细胞天门冬氨酸转氨酶和丙氨酸酶的活性系数

建议红细胞天门冬氨酸转氨酶（AST）的活性系数（AC）值<1.6 和丙氨酸酶（ALT）的 AC 值<1.25 为适宜的维生素 $B_6$ 营养状况指标。

### 六、不同人群需要量与膳食参考摄入量

一般来说，维生素 $B_6$ 的需要量随蛋白质的摄入量的增加而增加。当维生素 $B_6$ 与蛋白质摄入量保持适宜的比值（0.016 mg 维生素 $B_6$/1 g 蛋白质），就能够维持维生素 $B_6$ 的营养状态。

中国营养学会（2000 年）制定的《中国居民膳食营养素参考摄入量》中维生素 $B_6$ 的 AI 值是：18～49 岁为 1.2 mg/d，50 岁以上为 1.5 mg/d 。UL 值是：儿童为 50 mg/d，成人为100 mg/d。

### 七、食物来源

维生素 $B_6$ 的食物来源很广泛，动植物性食物中均含有。通常肉类、全谷类产品（特别是小麦）、蔬菜和坚果类中最高。大多数动物性来源的食物中维生素 $B_6$ 的生物利用率优于植物性来源的食物，且动物组织中维生素 $B_6$ 的主要存在形式是 PLP 和 PMP，较易吸收。植物性来源的食物中维生素 $B_6$ 的主要形式是 PN，有时也以葡萄糖苷（PN−G）的形式存在。

## 第四节　维生素 $B_{12}$ 与运动

维生素 $B_{12}$，又称为氰钴胺素，是一组含钴的类咕啉化合物。氰钴胺素的化学全名为 α−5，6 二甲基苯并咪唑−氰钴酰胺。如果分子中的氰基（CN）是由其他基团代替的，则成为不同类型的钴胺素。

### 一、理化性质

维生素 $B_{12}$ 为红色结晶，可溶于水，在 pH 值为 4.5～5.0 的弱酸条件下最稳定，在强酸（pH<2）或碱性溶液中则分解，遇热可有一定程度的破坏，但快速高温消毒损失较小。遇强光或紫外线易被破坏。

### 二、生理功能与缺乏

维生素 $B_{12}$ 在体内以两种辅酶形式即甲基 $B_{12}$ 和辅酶 $B_{12}$（腺苷基钴胺素）发挥生理作

用，参与体内生化反应。

（一）生理功能

(1) 作为蛋氨酸合成酶的辅酶参与同型半胱氨酸甲基化转变为蛋氨酸。甲基 $B_{12}$ 作为蛋氨酸合成酶的辅酶，从 5－甲基四氢叶酸获得甲基后转而供给同型半胱氨酸，并在蛋氨酸合成酶的作用下合成蛋氨酸。维生素 $B_{12}$ 的缺乏可致同型半胱氨酸增加，而同型半胱氨酸过高是心血管病的危险因素。

(2) 作为甲基丙二酰酶 A 异构酶的辅酶参与甲基丙二酸－琥珀酸的异构化反应。

（二）缺乏

膳食维生素 $B_{12}$ 的缺乏比较少见，多数缺乏症是因吸收不良引起的。膳食缺乏见于素食者，由于不吃肉食而可发生维生素 $B_{12}$ 缺乏。老年人和胃切除患者胃酸过少可引起维生素 $B_{12}$ 的吸收不良。

维生素 $B_{12}$ 缺乏表现：①巨幼红细胞贫血；②高同型半胱氨酸血症

## 三、维生素 $B_{12}$ 对运动人群的作用

维生素 $B_{12}$ 缺乏可以使氧的运送能力下降，影响到有氧运动能力和亚极限运动能力。但是，维生素 $B_{12}$ 缺乏很少见。对于完全素食的运动者应该注意补充维生素 $B_{12}$，因为完全素食人群容易缺乏维生素 $B_{12}$。

## 四、吸收、过量与毒性

（一）吸收

食物中的维生素 $B_{12}$ 与蛋白质相结合，进入人体消化道内，在胃酸、胃蛋白酶及胰蛋白酶的作用下，维生素 $B_{12}$ 被释放，并与胃黏膜细胞分泌的一种糖蛋白内因子（IF）结合。维生素 $B_{12}$－IF 复合物对胃蛋白酶较稳定，进入肠道后由于回肠具有维生素 $B_{12}$－IF 受体而在回肠部被吸收。其最大膳食摄入量约为 5 μg/d 维生素 $B_{12}$。

体内维生素 $B_{12}$ 储存量很少，约为 2 mg～3 mg，主要储存于肝脏。每日丢失量大约为储存量的 0.1%，平均丢失量为 1.2 μg～2.55 μg，主要从尿液排出，部分从胆汁排出。

维生素 $B_{12}$ 的肝肠循环对其重复利用和体内稳定十分重要，从肝脏通过胆汁排入小肠的维生素 $B_{12}$，正常情况下约有一半可被重吸收，约为 0.6 μg/d～6 μg/d。因此，即使膳食不含维生素 $B_{12}$，体内的储存亦可满足大约 6 年的需要而不出现维生素 $B_{12}$ 缺乏症状。

（二）过量与毒性

据报道，每日口服达 100 μg 维生素 $B_{12}$ 未见明显反应。

## 五、营养状况评价

（一）血清全转钴胺素Ⅱ

血清全转钴胺素Ⅱ是反映维生素 $B_{12}$ 负平衡的早期指标。血清全转钴胺素Ⅱ是一种把维生素 $B_{12}$ 释放到所有 DNA 合成细胞的循环蛋白质。一般以血清全转钴胺素Ⅱ为 29.6 pmol/L（40 pg/ml）定为维生素 $B_{12}$ 负失衡。

（二）血清全结合咕啉

血清全结合咕啉是循环中维生素 $B_{12}$ 的储存蛋白质，约含血清维生素 $B_{12}$ 的 80%。血

清全结合咕啉与肝脏维生素 $B_{12}$ 的储存相平衡，110 pmol/L（150 pg/ml）表示肝脏维生素 $B_{12}$ 储存缺乏，反映维生素 $B_{12}$ 缺乏进入第二期。

（三）脱氧尿嘧啶抑制实验

脱氧尿嘧啶抑制实验用于维生素 $B_{12}$ 缺乏第三期的生化改变评价。当骨髓细胞或淋巴细胞的 DNA 合成降低时该实验出现异常。

（四）血清维生素 $B_{12}$ 浓度

血清维生素 $B_{12}$ 浓度 $<1.1$ pmol/L 表示维生素 $B_{12}$ 缺乏。

### 六、不同人群需要量与膳食参考摄入量

（一）需要量

维持成人正常功能的可吸收的维生素 $B_{12}$ 最低需要量为 0.1 μg/d。

（二）适宜摄入量

FAO/WHO 推荐正常成人摄入维生素 $B_{12}$ 为 1 μg/d。我国目前提出维生素 $B_{12}$ 的 AI 值成年人为 2.4 μg/d。

### 七、食物来源

膳食中的维生素 $B_{12}$ 来源于动物性食物，主要食物来源为肉类、动物内脏、鱼、禽、贝壳类及蛋类。乳及乳制品中维生素 $B_{12}$ 含量较少。植物性食物基本不含维生素 $B_{12}$。

## 第五节　维生素 C 与运动

维生素 C 又称为抗坏血酸，是一种含有 6 个碳原子的酸性多羟基化合物。维生素 C 虽然不含有羟基，但仍然具有有机酸的性质。天然存在的维生素 C 有 L 与 D 两种异构体，后者无生物活性。

### 一、理化性质与体内分布

维生素 C 有 3 型：氧化时形成仍具有生物活性的脱氢型维生素 C；脱氢型维生素 C 进一步氧化或水解，为二酮古洛糖酸，丧失了维生素 C 的活性。

维生素 C 呈无色无臭的片状结晶体，易溶于水。在酸性环境中稳定，遇空气中氧、热、光、碱性物质，特别是有氧化酶及痕量铜、铁等金属离子存在时，可促进其氧化破坏。氧化酶一般在蔬菜中含量较多，特别是黄瓜和白菜类，但在柑橘类含量较少。蔬菜在储存过程中，维生素 C 都有不同程度损失。但在某些植物中，特别是枣、刺梨等水果中含有生物类黄酮，能保护食物中维生素 C 的稳定性。

正常摄入量的情况下，体内可储存 1.2 g～2.0 g 维生素 C，最大储存量为 3 g。浓度最高的组织是垂体、肾上腺、眼晶状体、血小板和白细胞，但储存量最多的是骨骼肌（3 mg/100 g～4 mg/100 g，湿组织）、脑（13 mg/100 g～15 mg/100 g，湿组织）和肝脏（10 mg/100 g～16 mg/100 g，湿组织）。

在血浆中，维生素 C 主要以还原型形式存在，还原型与脱氢型的比例约为 15∶1，故

测定还原型维生素 C 即可了解血中维生素 C 的水平。

## 二、生理功能与缺乏

### （一）生理功能

维生素 C 是一种较强的还原剂，可促进细胞色素 C、细胞色素氧化酶的活性，如脯氨酸羟化酶、尿黑酸氧化酶等。这些金属离子位于酶的活性中心，维生素 C 可维持其还原状态，从而借以发挥生理功能。

#### 1. 参与羟化反应

羟化反应是体内许多重要物质合成或分解的必要步骤，如胶原和神经递质的合成，各种有机药物或毒物的转化等，都需要通过羟化反应的作用才能完成。在羟化反应过程中，维生素 C 必须参与。故维生素 C 具有如下功能：①促进胶原合成；②促进神经递质合成；③促进类固醇羟化；④促进有机药物或毒物羟化解毒。

#### 2. 还原作用

维生素 C 以氧化型或还原型存在于体内，所以既可作为供氢体，又可作为受氢体，在体内氧化还原反应过程中发挥重要作用。故维生素 C 具有如下功能：①促进抗体形成；②促进铁的吸收；③促进四氢叶酸形成；④维持巯基酶的活性；⑤清除自由基。

### （二）缺乏

膳食摄入减少或机体需要增加又得不到及时补充时，可使体内维生素 C 储存减少，出现缺乏症状。维生素 C 缺乏时，主要引起维生素 C 缺乏病。

维生素 C 缺乏病起病缓慢，自饮食缺乏维生素 C 至发展成维生素 C 缺乏病，一般历时 4～7 个月。患者多有体重减轻、四肢无力、衰弱、肌肉关节等疼痛、牙龈红肿，牙龈炎、间或有感染发炎。婴儿常有激动、软弱、倦怠、食欲减退、四肢疼痛、肋软骨接头处扩大、四肢长骨端肿胀以及有出血倾向等。全身任何部位可出现大小不等和程度不同的出血、血肿或淤斑。

维生素 C 缺乏引起胶原合成障碍，故可致骨有机质形成不良而造成骨质疏松。

## 三、吸收、过量与危害

### （一）吸收

食物中的维生素 C 被人体小肠上端吸收，吸收量与摄入量有关。摄入量为 30 mg～60 mg 时，吸收率可达 100％；摄入量为 90 mg 时，吸收率降为 80％左右；摄入量为 1500 mg、3000 mg 和 12000 mg 时，吸收率分别下降至 49％、36％和 16％。

维生素 C 一旦被吸收，就分布到体内所有的水溶性结构中。正常成人体内的维生素 C 代谢活性池中约有 1500 mg 维生素 C，最高储存峰值为 3000 mg。维生素 C 的总转换率为 45 mg/d～60 mg/d，每日可用去总量的 2％左右。维生素 C 吸收后被转运至细胞内并储存。不同的细胞，维生素 C 的浓度相差很大。

正常情况下，维生素 C 绝大部分在体内经代谢分解成草酸或与硫酸结合成维生素 C−2−硫酸由尿液排出；另一部分可直接由尿液排出体外。肾脏排泄维生素 C 有一定阈值，并和它在血液中饱和程度有关。

### （二）过量危害与毒性

尽管维生素 C 的毒性很小，但服用量过多仍可产生一些不良反应。有报告指出，成人维生素C的摄入量超过2 g，可引起渗透性腹泻。当摄入量<1 g时，一般不引起高尿酸尿症，当超过1 g时，尿酸排出明显增加。

过量的维生素C还可引起子宫颈黏液中糖蛋白二硫键改变，阻止精子的穿透，造成不育。妊娠期服用过量的维生素C，可能影响胚胎的发育。

当每日摄入的维生素C在2 g~8 g时，可出现恶心、腹部痉挛、铁吸收过度、红细胞破坏及泌尿道结石等不良反应。小儿生长期过量服用，容易患骨骼疾病。

## 四、营养状况评价

维生素C的营养状况，可根据膳食摄入水平、临床缺乏症状、血液和尿液中的含量等进行评价。

### （一）血液中维生素C含量

可测定血浆和白细胞中维生素C含量。血浆中维生素C含量能反映维生素C摄入情况，但不能反映体内储存状况。血浆中维生素C含量的评价是：大于或等于4.0 mg/L为正常，2.0 mg/L~3.9 mg/L为不足，小于2.0 mg/L为缺乏。白细胞中维生素C含量能反映组织中的维生素C的储存情况，不反映近期维生素C的摄入量。一般认为，小于2微克/$10^8$个白细胞为不足。

### （二）尿液中维生素C含量

可测定全天尿液中维生素C含量和进行4小时负荷试验。4小时负荷试验方法是：口服500 mg维生素C，测定4小时尿液中维生素C含量，小于5 mg为不足，5 mg~13 mg为正常，大于13 mg为充裕。

## 五、不同人群需要量与膳食参考摄入量

维生素C需要量的研究结果显示，预防成人明显症状维生素C缺乏病的最低必须量是10 mg/d。但这个摄入水平使体内维生素C储存很少。

根据国内外调查研究资料，中国营养学会于2000年制定的RDIs中，提出了中国居民膳食维生素C的RNI：成人为100 mg/d；UL：0.5岁以下为400 mg/d，0.5岁为500 mg/d，1岁为600 mg/d，4岁为700 mg/d，7岁为800 mg/d，11岁为900 mg/d，14岁以上均为1000 mg/d。

由于运动可能使VDE需要量增加。前苏联有资料提出运动员的维生素C供给量，正常人每天消耗1000千卡能量，需要供给15 mg~18 mg维生素C；进行极限或次极限强度运动时，每消耗1000千卡能量，需要供给22 mg~25 mg维生素C；在进行中等强度的运动、运动时间超过2小时以上的耐力项目（如长跑、马拉松等），每消耗1000千卡能量，需要供给30 mg维生素C。近期国内专家推荐的运动员维生素C适宜摄入量：一般训练期为140 mg/d，比赛期为200 mg/d。

## 六、食物来源

人体内不能合成维生素C，因而人体所需的维生素C要靠食物提供。维生素C的主要食物来源是新鲜的蔬菜与水果。蔬菜中，辣椒、苦瓜、豆角、菠菜、土豆、韭菜等维生素C含量丰富；水果中，酸枣、鲜枣、草莓、柑橘、柠檬等维生素C含量最多；在动物的内脏中也含有少量的维生素C。

# 第九章 运动与水营养

水是生命之源，也是人类机体赖以维持最基本生命活动的营养素。水在人体内不仅构成身体成分，而且还具有调节生理功能的作用。由于水相对容易取得，人们往往忽视了它的重要性。实际上，人体维持生命活动的新陈代谢过程是一系列复杂的、相互关联的生物物理和生物化学反应过程，而这些反应过程都离不开水。人在断水时比在断食时死得更快。假如长期不摄入食物，当体内糖和脂肪的储备完全消耗掉，蛋白质的储存减少50%的时候，机体依然能够维持生命，而一旦水分丢失20%，则生命就根本无法维持下去。

## 第一节 水的生理功能

### 一、构成身体成分

水是人体重要的组成成分，在体内有两种存在形式：一是结合水，与蛋白质、粘多糖、磷脂等生物大分子结合，参与构成器官组织；二是游离水，可以自由流动，如血液、组织液、淋巴液。各种组织器官中结合水和自由水的比例不同，例如血液含水量为83%，主要为自由水，故可流动循环；而心脏含水量为79%，仅比血液少4%，但主要形态结构不变。人体各组织器官的含水量见表9−1。

**表9−1 人体各组织器官的含水量**

| 组织器官 | 含水量（%） |
| --- | --- |
| 血液 | 83.0 |
| 肾 | 82.7 |
| 心脏 | 79.2 |
| 肺 | 79.0 |
| 脾 | 75.8 |
| 肌肉 | 75.6 |
| 大脑 | 74.8 |
| 肠 | 74.5 |
| 皮肤 | 72.0 |
| 肝 | 68.3 |
| 骨骼 | 22.0 |
| 脂肪组织 | 10.0 |

人体内的水分是构成体液的主要成分，广泛分布于组织细胞的内外，构成人体的内环境。体液总量随着年龄的增长而减少，新生儿的体液约占体重的80%，婴儿约占70%～75%，学龄前儿童约占65%，而成年男性约占60%，成年女性约占50%，老年人约占50%（见表9-2）。

表9-2 不同年龄人群身体含水量

| 年龄 | 含水量（%） |
|---|---|
| 新生儿 | 80 |
| 婴儿 | 70～75 |
| 学龄前儿童 | 65 |
| 成年男性 | 60 |
| 成年女性 | 50 |
| 老年人 | 50 |

由于脂肪组织含水较少，仅约为10%～30%，而肌肉组织的含水量约为75%～80%，所以人体体液总量也随着体内脂肪增加而减少，肥胖者的体液相对含量低，对脱水的耐受程度也就较差。体脂百分比不同的男性机体含水量见表9-3。

表9-3 体脂百分比不同的男性机体含水量

| | 体脂百分比（%） | 非脂肪组织（%） | 含水量（%） |
|---|---|---|---|
| 肥胖男性 | 35 | 22 | 43 |
| 一般男性 | 18 | 22 | 60 |
| 体脂少男性 | 8 | 22 | 70 |

## 二、体温调节作用

水对于正常体温的维持发挥着重要作用。这是由于：①水的比热为1，即1 g水从15℃升至16℃所需的热能为1 kcal（4.184 kJ），比其他溶剂大，能够吸收较多的热量而自身温度变化不大，这对水作为体温的调节剂非常有利；②水的蒸发热大，1 g水在37℃完全蒸发时吸收的热量多达575 kcal（2.4 MJ），而汗液中水分占到99%，因此蒸发少量的汗即可以散发大量的体热；③水的流动性大，流经全身的血液含有近90%的水分，可由血液循环迅速到达全身各个组织器官，保持各处温度的恒定。

## 三、参与物质运输及新陈代谢反应

人体的代谢变化都是在体液中进行的。水是体液的主要成分，是生命体内各种化学反应的介质。体液可分为细胞内液和细胞外液。细胞外液即细胞外的液体，又包括血浆和组织液，它是沟通组织细胞之间和机体外界环境之间的媒介，细胞必须从细胞外液摄取营养物质，而水是营养物质的载体，有利于营养物质的消化、吸收。物质代谢的中间产物和最终产物也由细胞外液运输和排除。

细胞内液则是机体各种各样化学反应和新陈代谢活动的场所，它的容量和化学组成直接影响细胞代谢和生理功能。水还直接参与体内脱水、水解、氧化还原和水合作用。

### 四、润滑作用

关节液对于关节活动可起到润滑作用；而消化道保持湿润有助于食物的吞咽和蠕动及残渣的排泄；胸膜和腹膜的浆液、呼吸道的黏液等也有良好的润滑作用。水还可以滋润皮肤保持皮肤的弹性。

## 第二节　水的代谢

### 一、水的摄入

人体每天从食物和饮料中获取所需的水分。饮水量可随运动或劳动强度、气候条件、各种生理情况的不同及个体差异而有所变化。但对一般成年人而言，每天从饮料中摄取的水分约为 500 ml～1200 ml，从各种食物中摄取的水分约为 700 ml～1000 ml。除此以外，糖、脂肪和蛋白质在体内氧化代谢时产生约为 300ml 的代谢水。每克营养物质产生的代谢水见表 9－4。

**表 9－4　每克营养物质产生的代谢水**

| 每克营养素 | 氧化后的产水量（ml） |
|---|---|
| 碳水化合物 | 0.6 |
| 脂肪 | 1.1 |
| 蛋白质 | 0.3 |

### 二、水的排出

人体每天排出的水量与摄入的水量有密切关系。一般来说，多摄入则多排出，少摄入则少排出。水的排出主要经过呼吸蒸发、皮肤蒸发、尿液、粪便等方式进行（见表9－5）。

（一）呼吸蒸发

呼吸器官呼出的气体湿度大，可排出一定量的水分，正常成人每天经呼吸蒸发水分约 350ml。

**表 9－5　正常成年人一般情况下每日水分的出入量**

| 摄入量（ml） | | 排出量（ml） | |
|---|---|---|---|
| 食物水 | 700～1000 | 呼吸蒸发 | 350 |
| 饮料 | 500～1200 | 皮肤蒸发 | 500 |
| 代谢水 | 300 | 粪便排出 | 50～150 |
| | | 肾脏排出 | 600～1500 |
| 合计 | 1500～2500 | 合计 | 1500～2500 |

（二）皮肤蒸发

皮肤蒸发包括由不感蒸发形式蒸发掉的水汽和由汗腺分泌的汗液。不感蒸发是指身体内的水分直接透出皮肤表面并在未聚成明显水滴前就蒸发掉的一种形式，也称为非显性出汗，每天约 500 ml。显性出汗即汗腺分泌汗液的活动，受气温、环境湿度、活动强度等因素影响很大。一次马拉松比赛，运动员的出汗量可达到 5 L 左右。汗液中的水分占 99%，而固体成分不到 1%，是一种低渗溶液。

（三）尿液

经肾脏随尿液排出的水分是体内水分的主要去路，受神经体液的调节，成年人每天排出的尿液约为 600 ml～1500 ml，至少每天必须排出 500 ml，否则不足以完全排出体内的代谢废物，造成代谢废物在体内蓄积而引起中毒。

（四）粪便

粪便中也含有一定量的水分，以保证肠道功能的正常和排便的顺利。正常成人每天从粪便中排出的水分约为 50 ml～150 ml。

### 三、运动时的水代谢特点

人体在运动时能量消耗增加，因此体内能量产生增加以满足需要，但所产生的能量只有少部分（25%）用于机械做功，而大部分（75%）则转化为热的形式。为了排出体内产生的热能，身体会大量出汗以保持体温的恒定。因此，运动时水代谢具有出汗速率大、出汗量大的特点。运动时的出汗率与运动强度呈正比，运动强度越大，出汗率越大。出汗率还与运动的持续时间、运动环境的温湿度和热辐射强度、运动者的适应程度有关，环境温度、湿度和热辐射强度越大，出汗率越高。有人测量，一次高强度、大运动量的训练可丢失汗液 2 L～7 L。大量出汗会致身体失水量增多，加上运动时肾脏血流量和肾小球的滤过率减少，常常导致尿量减少甚至无尿。另外，运动时呼吸频率加快、呼吸幅度加深，从呼吸道丢失的水分也增多，可达平时的 10～20 倍。运动员的相对出汗率见表 9－6。

**表 9－6　运动员的相对出汗率（升/小时）**

| 运动项目 | 男运动员 | 女运动员 |
|---|---|---|
| 长跑和马拉松跑 | 0.96～1.83 | 0.54～1.49 |
| 自行车运动 | 0.39～1.25 | — |
| 篮球运动 | 0.9～1.6 | — |
| 足球运动 | 0.6～2.42 | — |
| 网球运动 | 1.2～2.5 | 0.8～1.5 |

## 第三节　运动性脱水

运动性脱水是由于运动引起体内水分和电解质（特别是钠离子）丢失过多所致。大运动量体育锻炼时，尽管营养物质代谢过程中产生的水有所增加，但远远低于身体大量出汗而丢失的水分，如果未及时补充，往往容易造成运动性脱水。

根据丢失水分的多少，可将运动性脱水分为轻度脱水、中度脱水和重度脱水，水分的丢失势必会影响运动能力，严重者甚至会危及生命。

### 一、轻度脱水

失水量为体重的2%左右，以细胞外液丢失即血液和细胞间液为主。由于血容量减少，造成运动时心脏负担加重，因此运动能力受到影响，可下降10%~15%。

### 二、中度脱水

失水量为体重的4%时，不仅有细胞外液的丢失，还有细胞内液的丢失。其表现为严重的口渴感，心率加快，体温升高，血压下降，容易疲劳，运动能力下降20%~30%。

### 三、重度脱水

失水量达到体重的6%以上，细胞内液的丢失量大于细胞外液的丢失，除了有中度脱水的表现外，还可出现呼吸频率增加、肌肉抽搐，严重时出现幻觉、谵妄甚至昏迷。

### 四、不同人群的需要量和参考摄入量

水的需要量受代谢情况、年龄、体力活动、温度、膳食等因素的影响，故水的需要量变化很大。

美国食物营养委员会（FNB）1989年第10版RDAs提出：成人每消耗4.1841 kJ能量的水需要量为1 ml，考虑到发生水中毒的危险性极小，可增加至1.5 ml/4.1841 kJ，以便包括活动、出汗及溶质负荷等的变化。婴儿和儿童体表面积较大，身体中水分的百分比和代谢率较高，肾脏对调节因生长所需摄入高蛋白时的溶质负荷的能力有限，易发生严重失水，因此以1.5 ml/kcal为宜。哺乳期妇女乳汁中的87%是水，产后6个月内平均乳汁的分泌量约750 ml/d，故需额外增加1000 ml/d。

### 五、运动饮料

防治运动性脱水的关键是要及时补充水分，使机体水分达到平衡。由于运动时脱水主要是因大量出汗所致，丢失水分的同时还丢失了一定量的电解质。因此，及时、合理地饮用能促进恢复、提供运动能力的运动饮料，从而达到补充水分、电解质和能量，以维持和促进体液平衡的目的。

常见的错误补充水分的做法主要有以下两种：

(1) 不渴不补。口渴感觉是机体对水需要的一种极为重要的保护性生理机制，也是确定人体是否出现脱水的最早而有效的主观指标。但是，当人感觉到口渴时，事实上已有3%体重的水丢失，即机体已处于轻度脱水的状态，对身体健康和运动能力会造成一定的影响。因此，感到口渴时再补液已达不到预防脱水的目的。运动健身时应养成每隔15 min~20 min补液120 ml~240 ml的习惯，不要等到口渴时再补液。

(2) 单纯补充白水。许多人运动后都有过“越喝越渴”的感觉，这是由于只是大量补充白水造成的。因为白水中钠、钾等无机盐的含量甚微，不能补充运动时因大量出汗而丢失的盐分。大量补充白水会使血容量增加，细胞外液电解质浓度下降，反射性地引起机体排尿、排汗增多，反而会造成水分丢失增多，而且爆饮白水还能稀释胃液，影响食欲和消化，不利于疲劳恢复。

# 第十章 运动与膳食纤维营养

在 1970 年以前营养学中没有“膳食纤维”这个词，而只有“粗纤维”。粗纤维曾被认为是对人体不起营养作用的一种非营养成分。然而，通过近几十年来的调查和研究，发现并认识到这种“非营养素”与人体健康密切相关，它在预防人体的某些疾病方面起着重要的作用，膳食纤维也就成为继碳水化合物（糖）、蛋白质、脂肪、水、矿物质和维生素之后的“第七大营养素”，其作用越来越受到人们的重视。专家们一致认为：纤维食品将是 21 世纪主导食品之一。

膳食纤维（dietary fiber）是碳水化合物中的一类非淀粉多糖。将其从碳水化合物中分出来成为独立一章，是因为它与人体健康密切相关。

## 第一节 膳食纤维的定义

1999 年 11 月 2 日在美国应用化学委员会（AACC）第 84 届年会上举行专门会议对膳食纤维的定义进行了讨论，最后确定的膳食纤维定义如下：膳食纤维是指不能被人体小肠消化吸收的而在人体大肠能部分或全部发酵的可使用的植物性多糖成分及其相类似物质的综合，包括纤维素、半纤维素、果胶、树胶、木质素以及相关的植物物质。近年来，又将一些非细胞壁的化合物，如一些不被人体消化酶所分解的物质如抗性淀粉（resistant starch）及抗性低聚糖、美拉得反应（Millard reaction）的产物以及来源于动物的不被消化酶所消化的物质如氨基多糖（也称甲壳素）等也列入膳食纤维的组成成分之中。这类物质在人类的膳食中含量虽少，但仍具有一定的生理活性。

### 一、纤维素

纤维素（cellulose）是植物细胞壁的主要成分，是由数千个葡萄糖通过 β－D（1→4）葡萄苷键连接起来的直链淀粉。纤维素的特性是不被肠道中的酶所水解，水溶性较小，也不被酸所水解，但有 10%～15%的纤维素是无定形的即非晶形的粉末，它易被酸水解且在一定 pH 值的酸性条件下可形成微晶体的纤维素。纤维素因具有吸水性且不溶于水的特性，故可增加食物体积。

### 二、半纤维素

半纤维素（hemicellulose）是由五碳糖和六碳糖连接起来的支链淀粉即多聚糖。在谷类中可溶性的半纤维素称为“戊聚糖”。半纤维素的分子量比纤维素的小得多，它由木糖、阿拉伯糖、半乳糖、葡萄糖醛酸和半乳醛酸所组成。β-葡萄糖是（1→3）和β-D（1→4）葡萄苷键连接的葡聚糖，其物理性质是可溶性膳食纤维。近年来，研究较多的是其物理特性对人体健康有益的方面。葡聚糖的水溶性具有黏稠性，已证明它可以降低血清中胆固醇的水平。

（一）果胶

果胶（pectin）是存在于水果中的一种多糖，它含有许多甲基化羧基的果胶酸。果胶酸被酯化后就可以形成胶，当有钙盐存在时，可以增强凝胶性。果胶是膳食纤维的重要成分，因其含有半乳糖醛酸而具有离子交换的特性，以及增强胶质的黏稠性。

（二）树胶和胶浆

树胶（gum）和粘胶（mucilage）存在于海藻、植物渗出液及种子中，这种胶浆具有凝胶性、稳定性和乳化等性能。因此，常被用于食品加工，使食品增稠，增加黏性。

（三）抗性淀粉

抗性淀粉（resistant starch）是在人的小肠内不能被吸收的淀粉及其分解产物。过去一直认为淀粉是可以完全消化的，然而现在知道有一部分淀粉在小肠的下部仍不能被消化，而是在肠内被发酵。

当前，抗性淀粉引起人们的兴趣，是因为可以通过加工的方法将淀粉加工成富含膳食纤维的食物，也就是富含抗性淀粉的食物。此类食物和非淀粉多糖一样，不被α-淀粉酶所消化，因而起到有益于健康的作用。

### 三、膳食纤维的分类

根据膳食纤维的溶解性，科学家们将其分为可溶性纤维（soluble fiber）和不可溶性纤维（insoluble fiber）。可溶性纤维和不可溶性纤维是用化学提取法制备膳食纤维时所采用的名词，即用不同酸碱度的溶液将非淀粉多糖分为两大类：一类为在某特定的酸碱度溶液中溶解的部分，称为可溶性纤维；另一类为那些不溶的部分，称为不可溶性纤维。“可溶性纤维”对人小肠内的葡萄糖和脂质吸收有影响，而不溶性纤维则在大肠中发酵而影响大肠的功能。

绝大部分植物性食品都含有两种纤维，只是比例有多有少而已，而且成熟的、过熟的以及谷皮较多的食物中膳食纤维的含量比精细的谷物制品如精白粉、精白米、嫩白菜中的含量高得多。

可溶性纤维包括树胶、豆胶和一些果胶、半纤维素，在燕麦、大麦、豆类和马铃薯、山芋等蔬菜中含量比较丰富，而在其他谷类、蔬菜和水果中含量较少。

不可溶性纤维包括木质素、纤维素和一些果胶、半纤维素，在食物中不可溶性纤维的含量一般要比可溶性纤维多。含不可溶纤维尤其丰富的食物有全麦和麦麸。

## 第二节 膳食纤维的功能

### 一、降低血胆固醇水平，预防心脑血管疾病

肝脏中的胆固醇会转变成胆酸，到达小肠能帮助消化脂肪，然后胆酸会被小肠吸收回

肝脏再转变成胆固醇。由于膳食纤维在小肠中能形成胶状物质将胆酸包围，胆酸便不能通过小肠壁被吸收回肝脏，而是通过消化道被排出体外。于是，当肠内食物再进行消化需要胆酸时，肝脏只能靠吸收血中的胆固醇来补充消耗的胆酸，从而降低了血中的胆固醇，令冠心病和中风发病率也随之降低。

### 二、促进胃肠蠕动，减少便秘、肠道疾病的发生

膳食纤维具有较强的吸水功能和膨胀功能，可以增加粪便水分、体积，稀释大肠中的致癌物质，并促进肠道蠕动和加速排便，减少致癌物质在肠道内的停留时间，防止便秘的发生，使粪便中的有害物质特别是致癌物质及时排出体外，同时，膳食纤维还可促进肠道有益菌群的增殖，在肠壁形成保护屏障，大大减少肠道癌和痔疮等的发病概率。

### 三、预防糖尿病

膳食纤维在胃肠中能形成一种黏膜，使食物营养素的消化吸收过程减慢，延缓葡萄糖的吸收，从而降低血糖水平。实验证明，食物中膳食纤维含量越高，越不容易引起血糖升高。

### 四、控制体重

高膳食纤维饮食的能量密度低，膳食纤维还可减少食物中脂肪的吸收，而且吸水后体积增大，使人产生饱腹感，抑制食欲，减少食物的摄入量，从而减少热量的摄入。由于肥胖是能量摄入和能量消耗失衡所引起的体内脂肪蓄积增多，能量摄入减少对于控制体重、预防肥胖的发生很有帮助。

### 五、预防结肠癌

膳食纤维与肠癌相关流行病学证实，蔬菜和水果的摄入量与肠癌的发病危险因素呈负相关，应当说与水果、蔬菜中富含膳食纤维有关。膳食纤维预防肠癌的可能机制：①增加了粪便量，缩短了粪便在大肠内存留的时间，稀释了致癌物质；②粘着了胆酸或其他致癌物质的产生；③细菌使膳食纤维分解产生短链脂肪酸，降低了粪便的 pH 值，以及抑制了致癌物质的产生；④改变了大肠中的菌相；⑤增加了肠腔内的抗氧化剂。

### 六、膳食纤维在运动人群中的应用

魔芋是科学界目前已知的分子量最大、黏度最高的膳食纤维，主要成分为魔芋葡苷聚糖，作为一种可溶性的膳食纤维，魔芋有很好的减重作用。人体试验表明，举重运动员在不限制饮食和饮水的情况下服用16%的魔芋食品3天，体重下降3.2%。

因此，对于那些有体重级别要求的健美爱好者和减肥者来说，膳食纤维能够很好地帮助他们监控体重。强化的膳食纤维食品可以在减控体重期间替代部分或全部主食，减少热量的摄入，增加饱腹感，以减轻节食饥饿感造成的压抑、焦虑、急躁等心理改变，维持健身锻炼。

## 七、膳食纤维的适宜摄入量

美国膳食纤维专家委员会提出美国健康成年人的膳食纤维推荐量为每人每天摄入20 g~30 g为宜。中国居民的膳食纤维适宜摄入量是根据“中国居民平衡膳食宝塔”推算出来的，即低能量膳食7531 kJ（1800 kcal）的膳食纤维为25 g/d，中等能量膳食10042 kJ（2400 kcal）的膳食纤维为30 g/d，高能量膳食11715 kJ（2800 kcal）的膳食纤维为35 g/d。

但是，需要指出的是，过多的膳食纤维类制剂的补充容易引起胃肠道的不适，诸如肠胃气胀、胃疼等，这些症状通过饮食会减轻和消失。一般建议人们逐渐增加膳食纤维的摄入量，可以避免胃肠道问题的发生，而且高纤维饮食时应注意增加水分的摄入。对于儿童青少年来讲，由于膳食纤维降低了食物中的能量密度，影响其他营养素的消化吸收，因而过多的膳食纤维摄入对身体的生长发育不利。

## 八、膳食纤维的食物来源

食物中的膳食纤维来自植物性食物，如水果、蔬菜、豆类、坚果和各种谷类。由于蔬菜和水果中的水分含量较高，而所含纤维的量较少，因而膳食中膳食纤维的主要来源是谷物。全豆类和麦麸等富含膳食纤维，而精加工的谷类食品则含量较少。

食物中含量最多的是不可溶膳食纤维，它包括纤维素、木质素和一些半纤维素。谷物的麸皮、干豆类、干的蔬菜和坚果也是不可溶膳食纤维的好来源，可溶膳食纤维富含在燕麦、大麦、水果和一些豆类中。

# 第十一章 健康与亚健康

健康是一种在身体上、精神上的完美状态和良好的社会适应能力。人们对健康的认识和对健康的渴求，是随着科学的发展、时代的进步和人们生活状态的改进而变化的。当人们的生活还达不到温饱水平的时候，他们是无法奢望健康的。当科学技术还不足以判断人们的健康状态和提出增进健康的科学手段时，即使生活的条件已经很优越了，人们还是得不到健康。以往，人们普遍认为“健康就是没有疾病，有病才是不健康”。现在，人们的认识则不是这样了。真正有病的人和健康的人都是少数，而多数人则处于疾病与健康之间的状态，人们称之为亚健康状态，这三部分人群形成了“橄榄球”状分布。处于亚健康状态的人只有在能够正确地认识和评价自己所处的状态时，才有可能对自己提出警示，并寻求脱离亚健康状态的途径，使自己进入到健康的行列。如果对自己所处的亚健康状态熟视无睹、听之任之，就会变成一个病人，甚至发生过劳死。

## 第一节 亚健康的概念和成因

健康是人类社会生存发展的一个基本要素，没有健康就一事无成。因此，健康既属于个人，又属于社会。人们对健康的认识是随着科学的发展和时代的进步而变化着的。1999年世界卫生组织（WHO）指出世界人口的70%处于亚健康状态，并指出实行“预防性健康策略”，希望世界各国予以重视。

### 一、亚健康的定义

20世纪80年代中期，前苏联学者布赫曼教授通过研究发现，除了健康状态和疾病状态之外，人体还存在着一种非健康非患病的中间状态，称为亚健康状态。世界卫生组织认为：健康是一种身体、精神和交往上的完美状态，而不只是身体无病。根据这一健康的定义，经过严格的统计学统计，真正健康的人仅占5%，患有疾病的人占20%，而70%以上的人群处在健康和患病之间的过渡状态，世界卫生组织称其为“第三状态”，国内学者常常称之为“亚健康”状态。“亚健康”状态是指人的机体虽然无明确的疾病，但呈现出活力降低、适应力不同程度减退的一种生理状态。在此状态下，人们感觉身体和精神上有各种各样的不适感，在医院做各种检查和化验，未发现任何器质性病变。“第三状态”处理得当，则身体可向健康转化；反之，则患病。亚健康虽然不是疾病，但却是现代人身心不健康的表现，被称为21世纪人类健康的“克星”和“世纪之病”。追溯历史，我国是对亚健康关注最早的国家，《素问·回气调神大论》所说：“是故圣人不治已病治未病，不治已乱治未乱，此之谓也。”就明确指出了亚健康即“未病”的概念，提出了以预防为主，并记载了大量行之有效的防治之法。

### 二、不同国家的亚健康发生率

正如前面所提到的，从总体上看全球有70%以上的人处于亚健康。但是，由于亚健康只是介于健康和患病之间的一种过渡状态，很难对一个人说，你是否就是亚健康。所以，在文献上并不能看到亚健康发生率的准确数字。然而，处于亚健康状态的人口在许多国家和地区却呈上升趋势。据统计，美国每年有600万人被怀疑处于亚健康状态，年龄多在20～45岁之间。中国处于亚健康的人已经超过7亿，占全国总人口的60%～70%，而我国中年人更是亚健康的高发人群。早在20世纪七八十年代，疲劳就成为了发达国家严重的健康问题。在美国的调查发现，有14%的成年男性和20%的妇女表现有明显的疲劳，其中1/8发展为慢性疲劳综合征。在英国的调查表明，大约20%的成年男性和25%的妇女总是感觉到疲劳，其中约1/4可能发展为慢性疲劳综合征。在日本，有关疲劳的专题调查研究表明，表示正感到“非常疲劳”的人竟高达60%。

### 三、亚健康的好发人群

好发生亚健康的主要人群有：白领阶层、中年知识分子和在校大学生等。

(1) 白领阶层。这一阶层主要包括企业的管理人员、律师、法官、检察官和新闻工作者。

(2) 中年知识分子。我国“英年早逝”的悲剧大都发生在45～55岁年龄段的中年知识分子身上。知识分子的平均寿命只有53岁，比全国平均寿命低17岁，中年知识分子死亡率超过老年人的两倍。近5年来，中国科学院所属的7个院所和北京大学的专家、教授共134人谢世，中科院系统在职科学家平均寿命只达到52.3岁。

(3) 在校大学生。随着社会生活节奏的加快，人才竞争的日益加剧，在校大学生承受了比以往更大的生理和心理压力，容易导致亚健康状态的出现。同时，在以独生子女为主的大学生群体中多存在膳食结构不合理、生活习惯不良、宿舍卫生较差和体育锻炼不足等现象，特别是生活贫困的学生常常因经济拮据而节衣缩食，造成营养不良，也易导致亚健康。

在大中城市生活的人，因为工作和生活压力，亚健康的发生率远高于在小城镇和农村生活的人。2002年，中国保健科技学会国际传统医药保健研究会称，对全国16个省、直辖市辖区内百万人口以上的城市调查发现，北京的亚健康率是75.31%，上海的亚健康率是73.49%、广东的亚健康率是73.41%，这3个地区的亚健康率明显高于其他地区，北京更是高居首位。

### 四、亚健康的主要表现

亚健康状态是机体在无器质性病变情况下发生了一些功能性改变，因其主诉症状多种多样且不固定，也被称为“不定陈述综合征”。亚健康状态的表现有多种分类方法。综观各种方法，笔者认为董莉等的五大分类比较合理。这五大分类是：躯体亚健康、心理亚健康、情感亚健康、思想亚健康和行为亚健康。

（1）躯体亚健康。躯体亚健康状态主要表现为躯体慢性疲劳，即躯体疲劳乏力、头痛头昏、夜尿增多、性功能低下等症状。

（2）心理亚健康。心理亚健康状态最常见的是焦虑，主要表现为担心、恐慌。担心和恐慌是一种发自内心的不安，这种精神状态若持续存在，无法自我解脱和控制，就会进入心理障碍和心理疾病阶段。除焦虑状态外，还有烦躁、易怒、嫉妒、反应迟钝、睡眠不佳等多种表现形式。焦虑症者常常觉得生活中危机四伏，且认为自己没有能力解决这些难题，陷于焦虑沉思时，便会出现心悸、不安、胃绞痛、慌乱，进而手足无措和无所适从。这些可怕的结果长期停留便会造成心灵疾患，并诱发心脏病、癌症。

（3）情感亚健康。随着社会的进步，社会竞争激烈，在人际交往上出现的问题越来越多。它主要表现为冷漠、无望、溺爱、疲惫、机械，同周围人之间的心理距离变大，交往频率下降，人与人之间的关系不稳定。对情感亚健康问题的初步研究发现，人们受教育程度的提高，独立意识和自我意识的增强，信息接收来源的广泛、及时和量的充足，个性发展的多样化，这些都会导致人际关系的淡化。孤独、冷漠、自卑、猜疑、自闭，更是在人与人之间树起了一道道屏障，这也是现代人患心理障碍和疾病人数多的一个重要原因。在这种情况下，有很多人患上了感情饥饿症和社会不适应症，特别是年纪较大的人会产生一种被社会抛弃和遗忘的强烈孤独感。

（4）思想亚健康。思想亚健康是指人们的世界观、人生观、价值观上存在不利于自己和社会发展的偏差。思想深藏在大脑里，只要它不转换为具体的行动，就是绝对的个人隐私，很难被别人发现。所以，如果一个人的思想处于亚健康状态，那是非常危险的。

（5）行为亚健康。行为亚健康即行为失常、无序、不当等。行为处于亚健康的人内心矛盾冲突非常强烈，其理性相对较差，感情、行为冲动较多，对某一事情的误解往往会导致行为上的偏差，有时甚至做出不顾一切地伤害别人、损害社会的极端行为。

还有学者把亚健康状态概括为自主神经功能紊乱和机体各器官功能性变化，主要出现精神、胃肠道、心血管及肌肉4大方面的症状。具体表现为精神不振、情绪低落、抑郁寡欢或急躁易怒、反应迟钝、失眠多梦或嗜睡、注意力不集中、烦躁焦虑、头晕头痛、心律不齐、心慌胸闷等。生理表现为疲劳乏力、气短自汗、食欲缺乏、腰腿酸软、性欲减退、手足发凉或麻木、易感冒等。血压长期处于临界值、血糖时常高于临界值时，机体易向相应疾病转变，这就是特异性疾病临界状态。

### 五、造成亚健康的因素

#### （一）社会心理压力过重

现代社会激烈的竞争给人们带来心理紧张感和压抑感。我国在20世纪50年代，精神障碍患病率为2%，在70年代为7.2%，在90年代为12.6%，现阶段已发展到15.6%。在17岁以下的儿童青少年中，至少有3000万人受到各种情绪障碍和行为问题的困扰。其中，中小学生精神障碍患病率为21.6%～32.0%，突出表现为人际关系、情绪稳定性和学习适应方面的问题；16.0%～25.4%的大学生有心理障碍，主要表现为焦虑不安、恐怖、神经衰弱、强迫症状和抑郁情绪。仅从这些数字就可以看到，在目前社会的转型时期，高效率、快节奏、强竞争，给人们带来的心理压力正在不断地增大。除此之外，现代科技的高度发展，使人与人的交往存在许多障碍和隔阂，形成许多“壁垒”，如交往壁垒、情感壁垒、社交壁垒、友情壁垒等，造成人们情感淡化、对话减少、沟通贫乏。以上这些现象，就容易出现人际关系的危机和产生心理健康疾病。

（二）不良的生活习惯与方式

许多现代文明病大多来源于不良的生活习惯和方式。它们包括吸烟、酗酒、吸毒、饮食不当、低质量睡眠、性乱、情绪紧张等不健康的行为。

1. 吸烟

我国的吸烟者有 3 亿以上，并以 2%的速度增长，而被动吸烟者则高达 7 亿。据专家预测，2000—2030 年我国现有 20 岁以上成人死于肺癌的人数将增长 7 倍。未来社会中，吸烟、传染病和癌症将构成影响社会发展和人类健康的三大公害。

2. 酗酒

随着人们生活水平的提高，饮酒数量不断增长。还有一个更重要的原因是商场、官场等的应酬，总是以喝高、喝醉来联络感情和表示诚意，进而造成饮酒数量和频率呈明显上升。世界卫生组织的数据表明，在 2000 年度一个中国人消费的酒精量达到 176 盎司，是 1978 年的 3.2 倍，超过了美国人均酒精消费。世界卫生组织的数据还没有包括农村里自己酿造的部分，所以实际消耗量可能更多。北京大学精神卫生研究所的一项统计资料表明，在我国，近年来饮酒人数一直呈上升趋势。目前，我国男女饮酒率分别为 84.1%（5.9 亿人）和 29.3%（2.1 亿人）。其中，每天饮酒的男性为 1.2 亿人，女性为 0.2 亿人。在饮酒的人群中，消费白酒的达 3.5 亿人，居发展中国家之首。饮酒人群集中在 20～50 岁，男性有饮酒经历的占 51%，女性占 35%，其中有醉酒经历的约 30%。中国烈性白酒的产量每年超过 460 万吨，可以灌满一个西湖。1982 年我国酒依赖的发病率仅为 0.16%，到了 1990 年已上升了 3 倍多，且酗酒者出现低龄化现象，女性的比例不断增加。在我国，每年死于酒精中毒的人数超过 11 万，占总死亡率的 1.3%；致残 273.7 万人，占总致残率的 3.0%。

3. 吸毒

据统计，我国吸毒者已有 68 万；截至 1999 年全国报告性病患者已有 100 万；1985—1999 年我国艾滋病感染者多于 30 万，2000 年超过 100 万。

4. 饮食不当

饮食不当更是极为普遍的现象。其表现为：

（1）摄入的热量过高。摄入的热量大大超过身体每日代谢所需的热量，多余的热量被身体转化为脂肪储存起来，因而超重与肥胖的人数迅速增加。

（2）摄入的营养素不平衡。城市居民的畜肉类及油脂消费过多，谷类食物消费偏低。2002 年每人每日油脂平均消费量由 1992 年的 37 g 增加到 44 g，脂肪供能比达到总能量的 35%，超过世界卫生组织推荐的 30%的上限；谷类食物供能比仅为总能量的 47%，明显低于 55%～65%的合理范围。

（3）城乡居民钙、铁、维生素 A 等微量元素普遍摄入不足。例如，每人每日钙的平均摄入量为 391 mg，仅相当于推荐摄入量的 41%。

（4）城市居民蔬菜的摄入量明显减少，绝大多数居民仍没有形成经常进食水果的习惯。城市居民每人每日蔬菜的摄入量，由 1992 年的 319 g 减低至 2002 年的 252 g；2002 年水果的每人每日摄入量为 45 g，虽比 1982 年的 37 g 略有增加，但每日人均仍不足

50 g。

5. 低质量睡眠

最新的一项调查显示，我国人口中有 50％的存在睡眠问题。也就是说，睡眠障碍的人达 6.5 亿之多。在这一人群中，20～30 岁的年轻人占多数，这与他们生活起居节奏紊乱和无节制地延长工作时间等有密切的关系。

总之，不良生活方式是造成亚健康人群的“六高一低”（高疲劳、高血压、高血脂、高血糖、高血黏度、体重高、免疫能力低）现象的重要原因。从我国公布的前三位死因分析中发现，在心血管疾病中不良生活方式与生物因素的比例为 45.7％：29.0％，脑血管疾病为 43.3％：36.0％，恶性肿瘤为 43.6％：45.9％，这三类疾病占全部死因的 67.6％。换句话说，目前的死亡人数中有 2/3 的死于与生活方式有关的疾病。

（三）缺少运动

城市人口的猛增使人们居住过于密集，活动的空间缩小。现代科技发展给人们带来许多便利的同时，也改变了人们生活的节奏，使人们不用走动就可以完成交流。这两个因素必然使人们的活动减少。据资料显示，20 世纪 90 年代人的活动量仅是 60 年代人的 1/3，体力劳动与脑力劳动的比例由机械化时代初期的 9：1 发展到全自动化时代的 1：9。在美国，由于缺乏运动，每年至少有 30 万人丧失生命。据报道，我国人口体重超标率近 10 年剧增，城市成年人体重超标的比例约为 35％～45％，一般在 20％～30％。

（四）环境污染

环境污染、生态破坏、资源短缺、能源匮乏等对人类健康构成威胁。我国七大水系、湖泊、水库、部分地区地下水和近岸海域已受到不同程度的污染，700 多条主要河流半数以上受到污染。我国城市用水得到处理的只占 25％，饮用水中的大肠杆菌超标。由环境污染引起的食品污染对人类健康造成威胁。城市噪音已经远远超过国家规定的 80 分贝。煤炭燃烧是我国生态环境破坏的最大污染源，在我国大气中约 60％的总悬浮颗粒物（TSP）、87％的二氧化硫、67％的 $NO_x$ 和 71％的二氧化碳均来自煤炭的燃烧。随着我国人民生活水平的提高，汽车保有量将迅速增加，汽车尾气排放日益成为城市空气污染的重要问题。在我国的一些城市，汽车尾气中排放的一氧化碳、$NO_x$ 分别占一氧化碳总排放的 85％和 $NO_x$ 总排放的 45％～60％。在经济迅速发展的同时，由于建筑、装饰装修、家具和现代家电与办公设备造成室内环境污染，已成为影响人们健康的一大杀手。统计显示，中国每年有 11 万人死于室内污染，有较多的新装修办公室、居室、新购买的车辆都有室内污染问题，有的污染物超过国家标准几倍甚至几十倍！2004 年 1 月 10 日北京市屋内环境调查结果显示：甲醛超标约有 30％～40％，苯超标约有 20％～30％，有机性挥发物超标约有 30％～40％。

## 六、亚健康的发生机理

亚健康的发生机理尚不十分清楚，现代理论更为关注的机理有神经内分泌功能失调、病毒感染（包括疱疹病毒、肠道病毒、反转录病毒等）、对环境毒的反应、遗传的变异或免疫系统功能障碍，也可能是以上几种变化的结合。这些变化可明显削弱机体的免疫监视功能和 DNA 基因的修复功能，促使原癌基因转化，诱使肿瘤的发生。所以，亚健康是一种长期的、慢性的、不易觉察的心脑血管疾病，以及肥胖、肿瘤等疾病的前期表现。长期的高度紧张和心理压力可促使交感神经张力增加，长时间血管痉挛促发冠心病、高血压、中风的发生和发展。这时，人体内脏系统虽没有明显病变，但已经有功能性障碍，如胸闷、气短、头晕、目眩、失眠、健忘、无名头痛，各种仪器和化验手段都不能发现阳性结果，没有对症的药，也没有合理的解释。

## 七、亚健康的现时和长远危害

亚健康的状况如果得不到及时有效的纠正，就会变成持续的、症状突出的亚健康状态，通常称其为“慢性疲劳综合征”（CFS）。“慢性疲劳综合征”经过运动和营养手段的调整，是可以痊愈而恢复健康的。然而，已经是“慢性疲劳综合征”了，还不引起重视，就会演变成疾病，甚至“过劳死”。

### （一）慢性疲劳综合征

慢性疲劳综合征即一组经长期极度疲劳为突出表现的全身性不适，基本特征是休息后不能缓解，理化检查没有器质性病变。有调查结果表明，慢性疲劳综合征在城市新兴行业人群中发病率为10%～20%，在某些行业中更高达50%，如科技、新闻、广告、公务人员、演艺人员、出租车司机等。

美国1987年首次给CFS命名，同时制定了相应的诊断标准。CFS的主要诊断标准：①持久或反复发作的疲劳，持续在6个月以上；②根据病史、体征或实验室检查结果，可以排除引起慢性疲劳的各种器质性疾。

CFS的症状标准：①体力或心理负担过重引起不易解除的疲劳；②没有明确原因的肌肉无力；③失眠症状普遍存在，或有多梦、早醒；④头胀、头昏或头痛；⑤注意力不易集中，记忆力减退；⑥食欲缺乏；⑦肩背部不适，胸部有紧缩感，或有腰背痛、不定位的肌痛和关节痛，无明确的风湿或外伤史；⑧心情抑郁、焦虑或紧张、恐惧；⑨兴趣减退或丧失；⑩性功能减退；⑪低热；⑫咽干、咽痛或喉部有紧缩感。具有2项主要标准或累计8项以上单纯症状标准，即可确诊为CFS。按照这种标准，美国至少有400万人患有慢性疲劳综合征。

据统计，慢性疲劳综合征多发生在36～50岁的“壮年阶段”，发病率为20%～30%，女性约占30%。中年人在事业上往往起着承上启下的骨干作用，在家庭中既要培育子女又要赡养老人，要承受很大的压力。同时，中年时期人体在生理上又是重要的转折时期，此时人体的各种生理机能由成熟稳定逐渐转向衰退，由此导致中年人逐渐成慢性疲劳的“主力军”。

调查显示，白领人群压力大、运动少，是CFS发生的“重灾区”。而更为严重的是八成以上被调查者对CFS有认识误区，或者将CFS等同于亚健康，认为休息一下就可以恢复；还有人将CFS等同于抑郁症或神经衰弱。实际上，CFS是需要通过一定的运动和营养手段来扭转的，如果不及时调治，有可能引发更严重的心脑血管病等慢性疾病，严重的可以导致过劳死。

### （二）慢性疾病的过早发生

慢性疲劳综合征得不到有效的控制，就会演变为疾病。近年来，大量的调查和研究的资料表明，不少疾病都在中年人中提前发生，而且患病率高于普通人群。2002年7月，北京国际抗衰老医学中心一项研究成果表明：目前中国高收入人群的快速老化趋势已经超过欧美国家水平，在对64例病案的临床统计显示，35～45岁的高收入者机体老化速度明显加快。在接受抗衰老治疗的人中，70%的人功能年龄比自身的自然年龄高15～20岁，生物年龄比自身的自然年龄高10～13年，其结果是一系列老化疾病提前发生。

有调查显示，4000多名年龄为31～60岁的白领职员中，脂肪肝的患病率达12.9%，肥胖症的患病率达31.6%，高脂血症的患病率为12.8%，冠心病的患病率为3.1%，均高于普通人群的患病率。北京市的一项体检调查显示，在接受体检的1866名知识分子中，患有高脂血症、脂肪肝、高胆固醇血症、肥胖症、白内障、高血压病、癌症等疾病的比例竟高达84.6%，其中，助教至教授职称者占76%。调查还发现，上述疾病的患病率与称职高低成正比，教授与副教授的患病率分别为95.2%、89.4%，不同年龄组的患病率与年龄的增长也成正比，尤其是40～59岁组的患病率高达90.4%。中年知识分子的发病率比美国还要高。

中年人患病率增长最快的是心脑血管病、高血压病、糖尿病、颈椎病和痛风。从我们能够检索到的数据看，其增长速度之快是触目惊心的。

1. 心脑血管病

现在心脑血管病的发病年龄年轻了15岁，最年轻的心肌梗死的病人只有30岁出头。有研究者对18个省36家医院进行了回顾调查，6万多名脑血栓和脑出血患者中，男性占72%，10%以上是18～45岁的年轻人。大多数是缺血性脑卒中病人，高峰在40～45岁。青年脑血管病的死亡率在2%左右，死亡率虽然不太高，但是致残率却高达90%，这为一生的生活留下了严重的隐患。复旦大学中山医院心血管病研究所每年都收治数万名心血管病患者。据门诊统计发现，10年前，冠心病患者主要集中在60岁以上的老年人，50岁以下者“凤毛麟角”，然而，现在40岁以下发病的患者就已经占到一成左右，其中心肌梗死最年轻的病人才28岁！

北京10年间，35岁年龄组男女脑梗死和脑出血的发生率分别增加了136%和220%；上海市冠心病患者中45岁以下的青年占20%。这些数据是心脑血管病年轻化的最明显的例证。

2. 高血压病

上海市近年的统计资料表明，高血压病患者中，40岁以下的占10%。20～34岁阶段，轻度高血压检出人群大大高于中重度高血压，但从35～39岁开始，中重度高血压检出人群的增加速度大大高于轻度高血压。提示：尽管在20～34岁阶段中，中重度高血压检出率较低，但其发展速度快，表明中年以后，轻度高血压转为中重度高血压的数量增加，有病情加重的趋势。高血压病的发生和发展是一个缓慢而无症状的过程，往往使人们丧失警惕。因此，预防高血压病应该从20～34岁阶段进行早期预防，即提高知晓率、保健意识和有效控制手段。

3. 糖尿病

现在全球患糖尿病的成年人1.51亿，一半以上的人在20～59岁。20～59岁的患者在逐年增加。上海市近年的统计资料表明，糖尿病患者中，40岁以下的占23%。50%的女性和20%的男性患者发病初期均有肥胖，而且越肥胖，发病越早。

4. 颈椎病

天津一家医院对2000例颈椎病人进行了调查，年轻患者从4年前的8.7%上升到现在的12%。

5. 痛风

在20年的时间里（1981—2000年），痛风的初发平均年龄下降了6.3岁（由47.8岁下降到41.5岁），不足40岁的初发病人增加了26.3%（由32%增加到58.3%）。其中，90%以上的年轻痛风病人有经常大量饮酒和好食肉、动物内脏、海鲜等富含嘌呤类物质的食物的习惯。40岁以下的痛风患者85%的人体重超重。

（三）过劳死

“过劳死”即过度劳累导致的死亡，它是亚健康状况不断恶化的最坏结局。国际上对过劳死的定义是：因工作时间长，劳动强度加重，心理压力大，持续亚健康状态，而突然引发身体潜在的疾病急性恶化，救治不及时而死亡。过劳死直接死因的前5位是冠状动脉疾病、主动脉瘤、心瓣膜病、心肌病和脑出血。

“过劳死”一词源自日本，最早出现于日本20世纪七八十年代经济繁荣时期，它并不是临床医学病名，而是属于社会医学范畴。在日本它被定义为：由于过度的工作负担（诱因），导致高血压等基础性疾病恶化，进而引起脑血管或心血管疾病等急性循环器官障碍，致患者死亡。据报道，日本每年约有1万人因过度劳累而猝死。日本学者列举以下27项“过劳”的潜在危险，有10项者则随时可能发生“过劳死”，不妨要引起大家的重视。

（1）经常感到疲倦，忘性大。

（2）酒量突然下降，即使饮酒也感觉不到滋味。

（3）突然觉得有衰老感。

（4）肩部和颈部发木发僵。

（5）因为疲劳和苦闷失眠。

（6）有一点小事就烦躁和生气。

（7）经常头痛和胸闷。

（8）发生高血压、糖尿病，心电图测试结果不正常。

（9）体重突然变化大，出现“将军肚”。

（10）几乎每天晚上聚餐饮酒。

（11）一天喝5杯以上咖啡。

（12）经常不吃早饭或吃饭时间不固定。

（13）喜欢吃油炸食品。

（14）一天吸烟30支以上。

（15）晚上10时也不回家或者12时以后回家占一半以上。

（16）上下班单程占2小时以上。

（17）最近几年运动也不流汗。

（18）自我感觉身体良好而不看病。

（19）一天工作10小时以上。

（20）星期天也上班。

（21）经常出差，每周只在家住两三天。

（22）夜班多，工作时间无规则。

（23）最近有工作调动或工作变化。

（24）升职或者工作量增多。

（25）最近以来加班时间突然增加。

（26）人际关系突然变坏。

（27）最近工作常失误或者发生与同事不和。

过劳死的易发人群是中年知识分子、企事业的白领阶层和文化人（演艺界人士和记者）。

据1995年国家体科所对全国11个省20余所大专院校科研机构约1万名高、中级知识分子体检调查和对2万名中、高级知识分子近期死亡原因统计表明：中、高级知识分子的平均寿命仅有58.52岁，比全国人口平均寿命短10年，其中31.84%死于40～50岁，25.84%死于50～60岁。2004年4月公布的一个专项调查结果表明，我国知识分子平均寿命为58岁，低于全国平均寿命10岁左右；北京中关村知识分子平均死亡年龄为53.34岁，比10年前缩短了5.18岁。

社会精英人物，尤其是企业家的英年早逝，则格外引人注目。几年前，青岛啤酒集团有限公司总经理彭作义在壮年就去世了；2003年，热心于慈善事业的台湾英业达副董事长温世仁因中风突然去世，年仅50多岁；2004年3月4日，大中电器公司总经理胡凯突发心脏病去世，年仅52岁；2004年4月8日，著名跨国公司爱立信公司中国区负责人杨迈在北京猝死在跑步机上，时年54岁；2004年11月7日，杭州均瑶集团董事长王均瑶患肠癌医治无效，在上海逝世，年仅38岁；著名画家和实业家陈逸飞因肝硬化导致大出血去世，年仅59岁……

在我国健康状况最差的文化人是演员和记者。最近几年，不断有演艺界明星猝然辞世，他们的年龄都在35～60岁之间。46岁的著名艺人高秀敏和42岁的影星傅彪不幸去世是近期发生的最典型的例子。记者的状况也与此类似。2002年上海10家主要新闻媒体联合调查结果表明，新闻工作人员死亡年龄集中在40～60岁年龄段的占78.6%，平均死亡年龄为45.7岁。2004年奥运会期间，北京电视台记者郑立在雅典拍片时猝死，俄罗斯著名体育摄影记者尤里·贝科夫斯基猝死在雅典，沈阳《球报》的资深编辑在收看奥运会比赛时猝死。这些新闻工作者的猝死就是过劳死的明显例证。

## 第二节　不同人群健康状况的差异

学生、青年人、中年人及老年人在社会中所处的地位和生活环境不同，行为方式各异，生理机能方面也存在很大的差异，所以，他们的健康水平是不同的，表现出来的亚健康甚至慢性疾病的症状也是不一样的。根据他们不同的亚健康表现来认识造成不良健康状况的原因，这对于合理设计纠正亚健康状况、减轻慢性疾病的危害性和危险性的运动与营养措施是至关重要的。

### 一、学生形态发育明显改善，体能素质滑坡

体质是指人体的质量，它是在遗传性和获得性的基础上表现出来的相对稳定的特征。我国政府对学生的体质一贯高度重视，定期进行大面积的普查，找出存在的问题，提出改

善的措施和规定。2000 年，由教育部等 5 部委组织的对 31 个省的 1947 所学校的 34 万余名学生进行了体质健康调研。检测项目包括身体形态、生理机能、体能素质、健康状况等 4 个方面的 22 项指标。教育部从 2002 年开始，在辽宁、北京、内蒙古等 14 个省、市、自治区建立了“全国学生体质健康监测网络”，每两年对我国学生体质健康状况进行一次监测，并发布公告，2002 年监测人数为 17 万余人。

两次调查结果显示：2000 年与 1995 年相比，学生的形态发育逐步提高，营养得到改善，贫血患病率降低；2002 年同 2000 年比较，虽然相距只有两年的时间，学生的形态发育仍然有进一步提高，但是速度、耐力、柔韧性、爆发力、力量等素质均有明显的滑坡，伴随发生的还有，肺活量继续下降，肥胖学生明显增多，学生近视率居高不下。

### （一）青少年学生形态发育、营养改善和患病率降低

#### 1. 形态发育改善

2000 年与 1995 年相比，形态发育的提高表现在：7～18 岁学生身高的平均增长量为 0.35 cm，体重的平均增长量为 0.63 kg，胸围的平均增长量为 0.58 cm；反映男女学生身体发育匀称度的体质指数与 1995 年相比分别增长了 0.13 和 0.7。

2002 年与 2000 年间隔时间较短，但从总的趋势上看，7～18 岁学生的形态发育水平继续提高，身高、体重等形态发育指标继续呈现增长趋势，青少年生长发育的长期趋势持续存在。

#### 2. 营养改善和患病率降低

2000 年与 1995 年相比，营养的改善体现在：7～18 岁中小学生的低体重及营养不良检出率比 1995 年分别下降了 1.1％和 7.6％，19～22 岁大学生的低体重及营养不良检出率分别下降了 10.5％和 31％。贫血患病率降低的数据显示，城市的 7～18 岁男生低血红蛋白检出率由 28.3％降至 20.7％，女生由 29.0％降至 23.4％；乡村的 7～18 岁男生由 33.4％降至 25.8％，女生由 35.4％降至 27.8％。2002 年监测结果显示，我国学生营养状况继续得到改善。

2002 年与 1995 年、2000 年相比，虽然学生中营养不良检出率下降幅度不大，但较低体重检出率下降幅度明显。其中 7～18 岁中小学年龄段，城市男生由 1995 年的 29.7％、2000 年的 24.95％，进一步下降到 2002 年的 21.82％；城市女生由 26.79％、25.58％，进一步下降到 20.39％；乡村男生由 33.44％、32.89％，进一步下降到 27.96％；乡村女生由 25.40％、27.31％，进一步下降到 21.71％。19～22 岁大学生低体重检出率下降趋势与中小学生一致。

2002 年与 2000 年相比，几种常见疾病（低血红蛋白、龋齿）的患病率下降。

### （二）青少年学生的体能素质全面下降

在形态发育、营养和患病率改善的同时，令人担忧的则是体能素质全面下降。

#### 1. 体能素质下降

2000 年与 1995 年相比，我国学生的速度素质、耐力素质、柔韧性素质、爆发力素质、力量素质等均有所下降，除反映速度素质的 50 米跑成绩下降幅度较小外，其余各方面素质的下降幅度明显。反映学生柔韧性素质的立位体前屈指标水平，7～12 岁的小学生平均下降 0.4 cm，13～18 岁的中学生平均下降 1.8 cm，19～22 岁的大学生平均下降 2.5 cm，其下降幅度随着年龄增长而加大。反映下肢爆发力的立定跳远指标水平，除乡

村男生有三个年龄组（16、17、18）有所提高外，其余各年龄组均呈下降趋势，其中7～12岁的小学生平均下降1.85 cm，13～18岁的中学生平均下降1.75 cm，19～22岁的大学生平均下降2.3 cm。反映上肢力量的斜身引体（7～12岁男生）、引体向上（13～22岁男生）及反映腰腹肌力量的仰卧起坐（女生）等指标水平与1995年相比，7～12岁小学男生的斜身引体平均下降2.1次，13～18岁中学男生、19～22岁大学男生的引体向上分别平均下降2.1次、1.9次，7～12岁小学女生、13～18岁中学女生、19～22岁大学女生的仰卧起坐分别平均下降2.6次、1.2次、0.7次。反映耐力素质50米×8往返跑（7～12岁男女生）、800米跑（13～22岁女生）、1000米跑（13～22岁男生）指标的水平，与1995年相比，7～12岁小学男女生50米×8往返跑平均水平分别下降6.2秒、7.0秒，13～18岁中学男生1000米跑和女生800米跑平均水平分别下降9.6秒、12.6秒，19～22岁大学男生1000米跑和女生800米跑平均水平分别下降20.0秒、15.1秒。反映肺功能的肺活量在1995年比1985年下降的基础上，又有所下降。

2002年与2000年相比，我国学生的速度、爆发力、力量等素质继续出现下降，除反映速度素质的50米跑成绩下降幅度较小外，其余各方面素质的下降幅度明显。

除此之外，2002年，学生的肺活量在2000年与1995年下降的基础上，又有所下降。7～18岁男女学生的平均肺活量与2000年相比分别下降了168 ml、78 ml。19～22岁大学生的情况与中小学生情况基本相同。

2. 肥胖学生增多

2000年与1995年相比，7～18岁学生的肥胖检出率，城市男生由5.9%上升为10.1%，城市女生由3.0%上升为4.9%；乡村男生由1.6%上升为3.7%，乡村女生由1.2%上升为2.4%。

2002年监测结果显示：学生中的肥胖检出率，在2000年比1995年上升的基础上，继续上升。其中，7～18岁城市男生由2000年的8.86%上升为2002年的11.50%，城市女生由2000年的5.60%上升为2002年的7.74%；乡村男生由2000年的2.74%上升为2002年的4.48%，乡村女生由2000年的2.43%上升为2002年的4.27%。7～12岁小学生是肥胖检出率最高的人群，男生在10～12岁年龄段最高，女生在13～15岁年龄段最高，尤其是城市男生的肥胖检出率上升最快，其中10～12岁由1995年的6.05%分别上升到2000年的11.68%和2002年14.46%。男女生均有年龄提前的趋势。

（三）中国学生体质和体能同亚洲其他国家的差距

尽管中国学生的形态发育有了很大的改善，同亚洲其他国家的黄种人，如日本相比，仍然有一定的差距。2000年，中国学生的身高、体重同日本的同龄人比较，除高中17岁女生的身高高于日本同龄学生以外，其他年龄学生的身高和体重都低于日本的同龄学生。

除了形态发育的差距以外，我国学生体能水平也不及日本同龄学生。2000年，中日两国学生体能测试中有握力、引体向上和50米跑，除10岁小学生和16岁高中男生的立定跳远以及19岁女大学生的50米跑能力同日本学生相同以外，中国学生的体能全面低于日本学生。表11-1是中国学生和日本学生身高、体重对比。

表 11－1 中国学生和日本学生对比

| 学 校 | 性别 | 身 高 | | 体 重 | |
|---|---|---|---|---|---|
| | | 日本 | 中国 | 日本 | 中国 |
| 小学生（11 岁） | 男 | 145.2 | 143.1 | 39.4 | 35.4 |
| | 女 | 146.8 | 144.8 | 39.8 | 35.3 |
| 初中学生（14 岁） | 男 | 165.5 | 162.7 | 55.5 | 49.8 |
| | 女 | 156.7 | 156.6 | 50.9 | 46.4 |
| 高中学生（17 岁） | 男 | 170.7 | 170.2 | 63.2 | 58.9 |
| | 女 | 157.9 | 158.5 | 53.5 | 50.9 |

（四）中国学生体质和体能差的原因

新中国成立以来，我国学生的形态发育水平和运动能力不断提高，彻底改变了新中国成立前的“东亚病夫”状态。但是，离发达国家的水平还有一定的差距。造成这一差距的原因主要是体育活动不足和营养摄入不合理。

1. 体育活动不足

足够的运动时间和适当的运动方式是提高学生体质体能的要素。范立仁等 1999 年对 72 所学校进行了学生课外活动现状的调查，总共收到有效答卷 13416 份。在不限时间及强度的情况下，周末 2 天里，35％的人活动 1 次；27％的人活动 2 次；8％的人活 3 次；7％的人活动 4 次；还有 23％的人从不参加体育活动。在周一到周五的 5 天中，除常规的体育课以外，小学生参加活动的频率明显大于大、中学生。小学生参加 5 次以上活动的占 33％；中学生和大学生则以 2 次为多，分别占各自群体的 23％和 21％。

有人对中日学生的学习和运动时间进行调查的结果发现，中国学生学习时间明显多于日本学生。在回答“平时在校外的学习时间”时，选择“从不学习”的中国中小学生为 12.1％，而日本中小学生选择“从不学习”的为 30.3％。中国学生平时每天课外的平均学习时间为 1.66 小时，而日本学生为 1.48 小时。中国学生假期每天的平均学习时间为 2.08 小时，而日本学生为 1.36 小时。假期里，中国学生选择“从不学习”的为 10.1％，而日本学生则为 34.8％。学习上不能减轻学生的负担，必然要挤占课外运动的时间。对每天运动时间调查显示，日本学生每天运动时间两小时以上占 21.3％，而中国学生仅占 6.3％；运动时间在 3 小时以上的，日本学生占 21.3％，而中国仅为 1.3％。

日本孩子的体育锻炼非常多，体质也好于中国孩子。日本的学校从初中到高中都有强制性参加的课外活动，其中有众多体育项目的运动部，还有家政部、音乐部、英语部等等。参加运动部的学生，一天的运动量极大，而且假期里也有集训。就练小学生，假期里也要每天早起到学校做早操、做运动。而中国学生一周中只有两节体育课，而且在体育课中真正在运动的时间很少，大部分时间在闲聊、打闹，或是干脆回教室学习，课外的运动时间也几乎接近零。这些就是造成中国孩子的体质不断落后于日本孩子的原因。

同西方国家比较，我们的差距就更大了。2002 年，Duke 博士对 4500 名美国 9～13 岁学生的调查显示，他们有（38.6±2.5）％的女生和（38.3±2.9）％的男生参加有组织的体育活动；有（74.1±2.0）％的女生和（80.5±1.7）％的男生参加自由的体育活动。Mallam 调查了 3 所体育设施不同的英国学校的 215 名 7～10.5 岁学生（男生 120，女生 95）。第一所为私立学校，体育设施齐备，该校学生每周上 9 小时体育课；第二所为乡村的体育名牌学校，该校学生每周上 2.2 小时体育课；第三所学校是城里的只有有限的体育设施的学校，该校学生每周上 1.8 小时体育课。研究者让学生戴上记录仪器，记录学生 7 天内的睡眠时间以外的活动情况。3 所学校学生的校内加校外的运动时间占总时间的比例分别为 (39.1±6.8)%、(34.7±7.7)%、(33.8±7.8)%。结果表明，英国学生的运动时间很多，而且运动时间与学校的体育设施水平有密切的关系。1997 年，Booth 调查了 8～10 岁的澳大利亚学生参加体育活动的情况，结果表明 80%的学生有足够的体力活动；同时，他也发现有 25%的学生超重或肥胖。很显然，体力活动的不足与超重和肥胖有一定的关系。Sjolie 调查了 16～18 岁芬兰高中生，23.7%～27.2%的女生每周运动 4～5 次，13.7%～15.1%的女生认为她们的体质很好；31.5%～35.5%的男生每周运动 4～5 次，30.6%～34.4%的男生认为他们的体质很好。我国学生的差距较大，范立仁等所做的 5434 份中学生调查表的结果显示，学生每周运动 2 次的只有 23%。

2. 营养摄入不合理

由于学生及家长营养学知识的缺乏，学生以各种原因不吃早餐或早餐质量较差，中午又得不到合理的营养餐，学生营养不良的发生率很高。据 1998 年调查，在中国最发达的城市之一上海市学生营养不良率高达 24.8%，其他的中等城市和西部的边远地区学生的营养状况就可想而知了。据北京市疾病预防控制中心介绍，北京市学生存在“双重营养不良”，一方面是脂肪和热能过高，另一方面是矿物质、维生素等缺乏，70%的小学生维生素 $B_2$ 缺乏。

据日本 2002 年的统计，小学生接受营养餐的比例高达 98.6%，中学生接受营养餐的比例为 95.1%。每天一顿营养午餐的营养素含量占全天营养素的 40%～50%。这为学生的营养提供了基本保证。1997 年，北京市享受营养午餐的中小学生 25000 多人，只占全市中小学生的 16%。按照我们的 2005 年目标，在有条件的地方，80%的学校要实施营养午餐。但是，现在即使达到这一目标，同日本相比仍然有较大的差距。

## 二、青年盲目透支的人群

2004 年曾经有一则报道，成都市西南交通大学外语系学生单某由于同时兼做 3 份工作，身体长期超负荷运转，过度劳累导致免疫力急剧下降，死于化脓性脑膜炎，年仅 22 岁。

为了解大学生的体质现况，在 2000 年以北京工业大学、首都师范大学两所大学的学生为研究对象，采取随机整群抽样的方法，对 1824 名汉族学生（男生 934 名，女生 890）进行了 19 项指标的测试。其中，身体形态必测指标 3 项（身高、体重、胸围），机能必测指标 1 项（肺活量）和素质必测指标 8 项（50 米跑、立定跳远、800 米跑、1000 米跑、引体向上、1 分钟仰卧起坐、握力、立位体前屈）。测试结果表明：身高、体重、胸围 3 项身体形态指标均值总体呈上升趋势（见表 11－2）。

表 11-2 身高、体重、胸围 3 项身体形态指标

| 年度 | 人数 | 性别 | 身高（cm） | 体重（kg） | 胸围（cm） |
|---|---|---|---|---|---|
| 1985 | 1207<br>998 | 男<br>女 | 171.98±5.70<br>161.02±5.37 | 59.46±6.19<br>51.50±5.74 | 86.9±4.82<br>77.6±5.65 |
| 1991 | 742<br>784 | 男<br>女 | 172.90±5.90<br>160.30±5.00 | 61.00±7.00<br>50.90±5.70 | 88.1±4.95<br>79.9±4.02 |
| 1995 | 790<br>798 | 男<br>女 | 172.36±5.86<br>160.38±5.13 | 61.69±7.38<br>52.46±6.06 | 87.1±5.08<br>81.7±4.61 |
| 2000 | 934<br>890 | 男<br>女 | 173.15±5.73<br>161.26±5.20 | 66.21±9.99<br>52.79±7.45 | 87.85±6.30<br>81.87±6.35 |
| 增减值 | | | | | |
| 2000—1985 | | 男 | 1.17 | 6.75 | 0.95 |
| | | 女 | 0.24 | 1.29 | 4.27 |
| 2000—1991 | | 男 | 0.25 | 5.21 | −0.25 |
| | | 女 | 0.96 | 1.89 | 1.97 |
| 2000—1995 | | 男 | 0.79 | 4.52 | 0.75 |
| | | 女 | 0.88 | 0.33 | 0.17 |

虽然 2000 年男、女肺活量指标均值分别比 1995 年增长 89.21 ml 和 89.85 ml（无显著性差异），但是，比 1991 年和 1985 年分别相差 119.90 ml 和 221.12 ml（$P<0.01$），总体呈下滑的态势。

代表速度素质的 50 米跑、代表力量素质的引体向上和代表耐力素质的 800 米跑（或 1000 米跑）的项目上与历年相比较，其总体呈下降的趋势。特别是在男、女耐力跑的项目上，呈现出负增长，其差距更为显著。只有男、女立位体前屈和女生 1 分钟仰卧起坐的成绩与 1985 年相比有所增长。

以 1995 年和 1985 年体质健康调查研究资料为依据，对 2262 名天津市大学生 10 年来体质健康状况和发展趋势进行分析与评估。其结果是：

（1）身体形态。对反映生长发育的身高、体重、胸围 3 项指标的综合分析可见，男生形态发育水平提高，体重与胸围增长显著，其身体的充实度和匀称度明显改善。而女生 3 项形态指标却呈非等比的变化，体重略有增加，但胸围与身高显著降低，体型呈现胸廓变窄、身高变矮、腹臀部增粗的趋势。

（2）身体机能。1995 年天津市大学生肺活量水平与 1985 年相比有所下降。肺活量是衡量心肺功能的重要指标，这个结果在一定程度上反映了天津市男女大学生心肺功能水平的降低。

（3）身体素质。男女大学生身体素质有改善，但发展不平衡。与 1985 年相比，50 米跑、立定跳远、仰卧起坐和引体向上成绩均有所提高，但 800 米跑和 1000 米跑耐力素质却有所下降。这个结果同北京市大学生的调查结果是一样的。

## 三、中年高工作压力的人群

中年人群中，健康危害因素最高的有三类人：①中年知识分子；②政府和企、事业单位的高层管理人员等，人们常称其为“白领”；③文艺和文化人，包括记者和演艺界人士等。

### （一）中年知识分子

按我国现阶段的年龄划分标准，35～59 岁称为中年。按世界卫生组织近年的年龄划分标准，45 岁以下为青年，45～59 岁为中年。中年是人生的黄金时代，中年人在事业上由于个人的努力及工作经验的积累，事业有成，大多已成为各部门的骨干力量，肩负重担，工作压力较大，经常加班加点。在家庭生活中还有赡老抚幼，时间安排十分紧张。在生理上，中年既是生理功能全盛时期，也是开始进入衰老的过渡阶段，特别是更年期和更年后期，各器官的生理功能逐渐衰退，内分泌功能发生变化，人体的生化代谢及生理调节平衡受到影响，抗氧自由基的能力及免疫功能随年龄的增高而下降，容易发生疾病。加上中年人容易忽视自我保健，缺乏体育锻炼，不注意饮食结构和营养素的平衡，不良的生活方式及长期的超负荷紧张工作。因此，中年人很容易出现早衰、疾病和过劳死。

上海社会科学院最新公布的“知识分子健康调查”显示，在知识分子最集中的地区，知识分子的平均寿命从 10 年前的 58～59 岁降到调查时期的 53～54 岁，比 2004 年调查的北京人平均寿命 79.87 岁低了 25 岁多。在上海地区，1994 年调查的科技人员平均死亡年龄为 67 岁，较全市职业人群的平均寿命短 3.26 岁，其中 15.6%是发生在 35～54 岁的早逝。

关于知识分子过劳死的问题，在 20 世纪 80 年代蒋筑英、罗健夫等人英年早逝后，就已经提出。不幸的是，时隔 20 年后，这类现象不但没有好转，反而有愈演愈烈的态势，已经成为严重的社会问题。2001 年，青年科学家胡可心去世时年仅 38 岁，他已经是中国科学院研究员、博士生导师、国家重大基础研究项目首席科学家助理。时隔 20 多年后，另一个科学家的早逝却给我们带来了更为复杂的思考，即在物质生活有了很大改善后的今天，知识分子早逝问题为什么还是没有解决?

事实上，中年知识分子的早逝，有其内外因素。外部的因素是中国社会转型、改革和就业压力，使知识分子感到了前所未有的不安全感和工作压力的剧增；内部因素是中年知识分子在生理上正好处于高血压、高血脂、高血糖、心血管病等疾病发生的危险时期，这些疾病只要遇到过度疲劳等诱因，就容易产生严重的后果。造成猝死的前 5 位病因——冠状动脉疾病、主动脉瘤、心瓣膜病、心肌病和脑出血，都是中年人常携带的隐蔽性很强的疾病，其隐蔽性蒙蔽了过劳者，酿成恶果。

还有一个常常被忽视的原因是，即使在物质生活比较富足之后，中年知识分子仍然不能改变传统的生活方式，家里家外事必躬亲，没有运动的调剂，也没有休假的习惯，更缺少对自身健康的关注。

中年人常见的疾病有高血压、高血脂、冠心病、脑卒中、恶性肿瘤、糖尿病、骨质疏松症等。这些疾病的发生与膳食结构的不合理、营养素摄入的不平衡有着重要的关系。膳食的不合理主要表现在如下几方面：

（1）食物中脂肪比例较高。据对中年知识分子的膳食调查，发现热能和蛋白质虽然已经达到供给量（RDA）的标准，但脂肪占总热能的比例超过 30%（标准为 20%~25%）。脂肪摄入过多，这就容易患肥胖病、糖尿病、脂肪肝、高血脂和心血管病等。

（2）新鲜蔬菜吃得少。从居民膳食调查中发现，β-胡萝卜素、维生素 $B_1$、维生素 $B_2$、钙和膳食纤维普遍摄入不足。

（3）粮食太精细。精米白面使维生素 $B_1$、维生素 $B_2$、烟酸和膳食纤维摄入不足。

（4）菜肴偏咸。根据一般膳食调查，平均每日用盐量达 13 g 左右，超过每人每日少于 10 g 的用盐标准，这就容易发生高血压等疾病。

（二）白领

有人将白领人群比喻为“大雨前的蚂蚁”。他们疯狂地忙碌，处于高度应激状态，平时很少有时间来安排运动，饮食不规律和常年吃“应酬饭”造成营养的严重失衡。这一人群是人们所羡慕的高薪和高生活水平的群体，但也是亚健康和过劳死发生率最高的群体。

54 岁的爱立信（中国）有限公司总裁杨迈由于连日超负荷地工作让心脏不能承受，猝死在健身房的跑步机上。当晚，刚刚从上海出差回北京的杨迈，在接连忙碌几个星期之后终于给自己安排了健身的时间，然而没想到的是，连日超负荷工作的压力使他的心脏已经不能承受如此剧烈的运动。

IT 行业从业人员是白领人群的典型代表。伴随着高新技术的蓬勃兴起，IT 行业内的竞争日趋激烈，这给 IT 行业从业人员的生活带来了极大的挑战。搜狐 IT 与国内著名咨询机构易观国际于 2004 年联合《IT 时代周刊》、《知识经济》、硅谷动力、《21 世纪经济报道》、海龙咨询网、《新京报》等媒体进行了一项对 IT 行业从业人员的专题问卷调查，共计回收有效问卷 30315 份。调查结果表明，中国 IT 人存在以下几个与健康有关的问题。

1. 过重的心理压力

IT 行业从业人员的工作生活压力之大是人所共知的。调查表明，有 55.5%的 IT 人感觉自己的工作生活压力“特别大”，仅有 3.0%的 IT 人表示能“从容应对”。

IT 人对于自己目前工作生活状态评价普遍偏低。若以 3 分为满分计，0 分为最低分，则中国 IT 人的自我感觉非常不妙。平均来看，IT 人对自己工作的满意度评分为 1.58，对自己身体的满意度评分仅为 1.47，而且随着工作时间的延长，满意度评价逐渐降低。在每日工作 11 小时以上的人群中，对工作的满意度评分为 1.46，而对身体状况满意度的评分竟然只有 1.30。

2. 超负荷的工作量，缺乏足够的休息时间

IT 人每天工作 8 小时以上者的比例高达 77.8%，其中每天工作 11 小时以上者的比例竟有 22.5%，这表明 IT 行业内普遍存在着工作超负荷现象。另据调查表明，中国 IT 从业者中有 64.3%的人每天面对电脑的时间在 8 小时以上，加班是这个行业中的常规。调查表明，中国 IT 人中 33.2%下班后经常加班，下班后不加班者仅占 20.5%。40.9%的人在周末经常加班，周末不加班者仅占 9.3%。每日工作时间越长的人，面对电脑的时间越多，在每日工作 11 小时以上的人群中，56.6%的人每天面对电脑时间达 10 小时以上。由于长时间面对电脑对身体健康将造成不良影响，容易引发“电脑综合征”，如视力下降、头晕目眩、脖颈酸痛等。

3. 饮食无规律和膳食不合理造成营养不良或过剩

科学、规律的饮食习惯是健康的重要保证。然而调查显示，中国 IT 人的饮食习惯十

分不科学。早餐在一日三餐中显得尤为重要，长期不吃早餐可能给身体健康带来严重的隐患。现代人由于工作时间紧张，很多人有不吃早餐的习惯，这在IT人中表现尤为明显。调查表明：几乎每天都不吃早餐者为26.0%，早餐不固定者为29.1%，每天都吃早餐者为44.9%。更为严重的是每天工作时间越长的IT人，不吃早餐的习惯越普遍，每天工作8小时及以下 的IT人中，基本上每天都吃早餐者的比例为60%左右，而在每天工作11小时以上的IT人中，这个比例降为33.5%。在每天进餐次数方面，同样表现出上述趋势，即每日工作时间越长的人进餐就越没有规律。

除了进餐的不规律之外，更严重的问题是膳食营养素摄入不合理。早餐吃不好，甚至不吃，将会造成上午工作时的能量供应不足；中午又多是很简单和营养素搭配不合理的快餐，下午的工作效率也要受到影响；仅靠一个晚餐是很难满足一天的营养需要的，很容易造成营养缺乏症。

更引起人们注意的是，企业的中高层管理人员每天还要吃1～2餐“应酬饭”。当要接待的客户太多时，早餐也变成了早茶的应酬。他们膳食中存在的不是营养缺乏的问题，相反是营养过剩和不合理的问题，这将给健康带来更加严重的危害。

下面我们来列举一个应酬饭对人体健康危害的实际例子。

一位33岁的白领人群的男性（身高175 cm、体重70 kg），如果一天有一个晚餐要吃应酬饭（粤菜），他的热能摄入要比一位正常合理用餐的人高23%，也就是高于推荐量的23%。如果不运动，这超出的热能就会转化成脂肪。蛋白质的摄入量将超过推荐量的118%，脂肪的摄入量将超过推荐量的100%，与此相反的是碳水化合物却只有推荐量的72%（见表11－3、表11－4）。

还要特别指出的是，以上的举例中还没有计入饮酒的量，酒中所含的酒精主要生成能量。如果一餐饭喝半斤高度的白酒，就等于多摄入了900千卡热量，等于多吃了半斤面粉的馒头或半斤米的米饭。同时它也相当于这位33岁的白领男性一天可以摄入总热量的35%。也就是说，如果在吃饭的同时还喝酒的话，加上他喝掉的酒，他的热量的摄入将高于推荐量的58%。喝低度酒、葡萄酒、黄酒或啤酒也同样含有热量，不同的酒所含的热量见表11－5。低度酒、葡萄酒、黄酒或啤酒的热量没有高度白酒高，但是喝的量很大，所以热量也会大大超过推荐量。更值得注意的是，过量饮酒还会导致心脑血管病、脂肪肝、酒精性肝硬化，甚至还会对大脑造成损坏。

同样是这位白领男性，如果一天有中午和晚上两餐都要吃应酬饭（中午粤菜、晚上川菜），他的热量摄入要比一位正常合理用餐的人高26%，也就是高于推荐量的26%。同上面的一餐应酬饭一样，如果喝酒，热量就会超得更多。如果两餐都要喝酒，热量的超标就更加不堪设想了。如果不运动，这超出的热能就会转化成脂肪。蛋白质的摄入量将超过推荐量的188%，脂肪的摄入量将超过推荐量的117%，与此相反的是碳水化合物却只有推荐量的56%（见表11－3、11－4）。除此之外，吃应酬饭的人一日三餐的分配也很不合理，他们吃的早餐太少，午、晚餐又过多，这将影响一天的工作精力，也有害健康。

表 11—3 合理与不合理饮食每天营养素摄入量表

| 营养素摄入 | | 合理饮食 | 每天 1 次应酬饭 | 每天 2 次应酬饭 |
|---|---|---|---|---|
| 热能 | 推荐量（kcal） | 2600 | 2600 | 2600 |
| | 摄入量（kcal） | 2613 | 3203 | 3279 |
| | 摄入量/推荐量（%） | 100 | 123 | 126 |
| 蛋白质 | 推荐量（g） | 80 | 80 | 80 |
| | 摄入量（g） | 100 | 174 | 230 |
| | 摄入量/推荐量（%） | 125 | 218 | 288 |
| | 占热能的百分比（%） | 15 | 21.7 | 28 |
| 脂肪 | 推荐量（g） | 72 | 72 | 72 |
| | 摄入量（g） | 60 | 143 | 156 |
| | 摄入量/推荐量（%） | 83 | 200 | 217 |
| | 占热能的百分比（%） | 21 | 40.3 | 43 |
| 碳水化合物 | 推荐量（g） | 408 | 408 | 408 |
| | 摄入量（g） | 408 | 295 | 230 |
| | 摄入量/推荐量（%） | 100 | 72 | 56 |
| | 占热能的百分比（%） | 62 | 36.9 | 28 |

表 11—4 合理与不合理饮食三餐热能表

| 三餐类别 | 合理饮食 | 每天 1 次应酬饭 | 每天 2 次应酬饭 |
|---|---|---|---|
| 早餐（热能百分比，%） | 29（25～30） | 16 | 15 |
| 午餐（热能百分比，%） | 40（35～40） | 27 | 56 |
| 晚餐（热能百分比，%） | 31（25～30） | 57 | 29 |

表 11—5 酒热能表

| 酒类名称 | 酒精度数 | 所含热量（千卡/两） | 相当于面粉或米的数量（两） |
|---|---|---|---|
| 高度白酒 | 60 | 182 | 1 |
| 低度白酒 | 37 | 108 | 0.5 |
| 白葡萄酒 | 10 | 29 | 0.17 |
| 红葡萄酒 | 12 | 34 | 0.2 |
| | 16 | 46 | 0.27 |
| 绍兴酒 | 15 | 43 | 0.25 |
| 加饭酒 | | 16 | 0.1 |
| 啤酒 | | 8～18 | 0.05～0.1 |

“应酬饭”的主要弊病是膳食不均衡——鱼蛋肉类等动物性食物摄入过量，脂肪含量严重超标，而谷类、蔬菜水果等植物性食物摄入不足。

蛋白质过量摄入从医学角度上讲是有害的，其原因如下：

（1）在蛋白质代谢过程中，需要肝脏解毒和肾脏排毒，过多地摄入蛋白质会加重肝脏和肾脏的负担。

（2）在摄入大量的蛋白质的同时会带进大量的脂肪。中国人习惯于吃猪肉，肥瘦猪肉的脂肪含量在1/3以上，纯瘦肉的脂肪也在6%以上。过量的蛋白质将带进过量的脂肪，从而导致人体肥胖。

（3）人的身体的内环境是中性偏碱的，过量的蛋白质造成体液酸化和脱水，使疲劳提早发生，不但不能增强活动能力，反而会降低活动能力。

（4）过多的蛋白质摄入会造成钙丢失和脱水。

（5）过多的蛋白质造成热能过剩，增加体重（主要是体脂）。

过量的脂肪摄入对人体的危害就更大了，因为它与一些疾病的发生有关。其主要危害在以下几方面：

（1）过剩的脂肪会转化成体脂（我们称其为“死体重”），变成“将军肚”或肥胖症。这些结果除了会增加心脏的负担以外，还会造成胰岛素抵抗、糖尿病。

（2）脂肪代谢加重肝肾的负担，并产生酸性代谢产物，使体液酸化，严重时会出现酮中毒，从而容易疲劳。

（3）过多的膳食脂肪使肠道内铁和蛋白质的吸收降低。

（4）过多的膳食脂肪的最大危害是发展成高脂血症。高脂血症会导致或加速动脉粥样硬化形式，增加血液黏稠度，形成血栓，促发中风、急性心肌梗死等。高血液黏稠度使血管外周的阻力加大，导致高血压。

（5）膳食总脂肪的摄入量与多种癌症的发生率和死亡率呈明显正相关，尤其是乳腺癌、结肠癌、直肠癌等。

### 四、缺乏规律的运动锻炼

由北京佰众健康体检中心历时一年对中关村124家企业9300人的健康体检调查表明，能够达到规律健身运动要求（每周三次或以上）的比例仅为25.8%，偶尔参加运动（平均每周不到一次）的比例高达49.9%，基本不运动的比例为11.0%。从这项调查可以看出，中关村白领参与运动状况不容乐观。

2001年发表的《中国群众体育现状调查结果报告》中，26～35岁的人群中体育人口（每周运动不少于三次，每次的运动时间不少于30分钟）只占14.4%，36～45岁的人群中体育人口只占12.8%，45～55岁的人群中体育人口只占15.3%，均远低于小于26岁和大于55岁的人群，同时也远远低于33.9%的我国体育人口占可统计的7～70岁总人口的比例。北京市成年女子经常性体育锻炼人口比例也低，尤其是40岁以下女子，经常性体育锻炼比例仅为15.9%。以上数据表明，除了白领阶层以外，所有的中年人都处于严重缺乏运动锻炼的状态。

中年人缺少体育锻炼的主要原因是没有时间，调查的结果显示，其比例可以高达70%以上。

长期身体运动不足，给机体带来各种影响。运动不足首先可以引起能量消耗减低、基础代谢率下降，伴随相对的摄食过剩使脂肪蓄积，从而导致肥胖。肥胖，尤其是内脏性肥胖可以形成胰岛素抵抗性、高胰岛素血症为中心的非胰岛素依赖型糖尿病（NIDDM）、高脂血症、高血压病、动脉硬化性疾病等一系列综合征。另一方面，减少运动刺激将导致肌肉萎缩和呼吸循环功能低下，从而造成体力下降，导致身体不适（包括肩酸痛、腰痛、容易疲劳等），这也就成为了进一步减少运动的原因。

## 第三节　文艺和文化人

在我国，健康状况最差的文艺和文化人是演员与记者。最近几年，不断有演艺界明星猝然辞世，他们的年龄都在35～60岁之间。46岁的著名艺人高秀敏和42岁的影星傅彪不幸去世是近期发生的最典型的例子。记者的状况也与此类似。2004年北京电视台记者郑立在雅典拍片时猝死也是典型的例子。2000年，上海市就对10家媒体的新闻工作者进行了一次健康调查，结果发现已死亡的在职职工平均年龄仅为45.7岁。为此，人们开始关注“过劳死”这个词。英年早逝反映出这部分人群在精神和体力上的过劳状态。

“过劳死”是一种未老先衰、猝然死亡的生命现象。日本学者在20世纪六七十年代就提出了“过劳死”的理论，将“过劳死”定义 为由于长期慢性疲劳而诱发的猝死。造成“过劳死”的原因主要是长期高强度、超负荷的劳累，加上缺乏及时的恢复和足够的营养补充，而导致细胞快速老化，一旦这种老化超过一定限度就会暴发“过劳死”。因此，可以说慢性疲劳症候群就是造成“过劳死”的前兆。

“过劳死”有五大诱因：

(1) 劳累过度。几乎有三分之一的记者、明星坦言很累，常常是忙起来就昼夜连轴转，并且长期处在睡眠不足状态。

(2) 睡眠不规律。工作大都在晚上进行，凌晨睡觉已是家常便饭。

(3) 吸烟解乏成习惯。为了熬夜和应酬，烟不离手。已故的陈逸飞、梅艳芳、柯受良、赵立霞等都曾经是老烟民。

(4) 成名后压力大。在激烈和残酷的竞争中，出现内分泌严重失调，甚至出现抑郁症。张国荣就是最典型的例子。

(5) 盲目减肥。很多明星为了自身形象和银幕形象的要求而减肥，大大损害了身体的免疫功能。傅彪为了剧本角色，曾多次增肥、减肥。

“过劳死”有四类诱发猝死的疾病：

(1) 心血管疾病。前五位直接死因是冠心病、主动脉瘤、心瓣膜病、心肌病和脑出血。高秀敏年仅46岁就因为心脏病猝死。近两年，心血管疾病的低龄化现象突出。目前，全国范围内心绞痛、心肌梗死、心律失常等心脏病的发病率在30～40岁的人群中开始升高，比以往发病年龄提前了10岁左右。

(2) 精神抑郁。张国荣、李恩珠等因为抑郁症而去世。

(3) 与免疫功能受损相关的疾病。由于工作和生活压力所迫，长期处于紧张状态的人，所有的免疫系统都将被抑制。其结果是，身体内部的防卫力量不足，低免疫状态诱发小至感冒、大至癌症等多种疾病。

（4）减肥后遗症。盲目减肥可能造成脱发、结石、闭经不孕和猝死，其最大的危害无疑是猝死。

从目前的医学研究和临床来看，过度劳累是心血管疾病突然发作的重要诱因。体力过劳有如下 12 大症状：

（1）“将军肚”（腹型肥胖）早现。现在，30～50 岁的人群中大腹便便者大有人在。美国科研人员认为，男性腰围与臀围比值的最高限度应为 0.85～0.9，超过了这个限度，很可能患有与肥胖有关的疾病如冠心病、脑血管硬化等。采用腰围与臀围比值法来预测心血管疾病方法简便，它与血压和胆固醇指标一样，可以作为心血管疾病晴雨表。导致男性“将军肚”的根本原因在于：①腹部肌肉松弛；②腹部脂肪层过厚。现代医学研究发现，腹部脂肪与身体其他部位的脂肪性质有所不同，腹部脂肪分子很容易以游离脂肪酸的形式进入血液，并随血流直接进入肝脏。当肝脏游离脂肪酸分子过多时，会转化成低密度脂蛋白，并随血液流进心脏、肺和动脉。其中，一部分低密度脂蛋白转化为有害的胆固醇，从而诱发心血管疾病。因此，男性腰围与臀围比值高于 0.9，表明体内可能有胆固醇过高的潜在危险。假如腰围等于或超过臀围，那么危险性就更大了。这时应赶快找医生检查，并采取相应的有效防治措施。通常的看法是，亚洲人比欧美人瘦弱得多，因此亚洲人似乎属于较为安全的人群。但事实却恰恰相反。实际上，将军肚正是亚洲人，特别是中国人肥胖最显著的特点和潜在危险。专家们认为，尽管亚洲人的体重指数（BMI）相对较低，但身体脂肪含量比欧美人高，且大多囤积在腰部，因此，亚洲人将军肚的比例比欧美人高，与其他种族相比，患糖尿病、心血管疾病或因肥胖而死亡的可能性也相对较高。

（2）脱发、斑秃、早秃。每次洗头都有一大堆头发脱落，早发性秃头或不断掉发都是工作压力大、精神紧张所致。

（3）小便次数增多。如果你的年龄在 30～40 岁之间，排泄次数超过正常人，说明消化系统和泌尿系统开始衰退。

（4）性功能下降。中年人过早地出现腰酸腿痛、性欲减退或男子阳痿、女子过早闭经，都是身体整体衰退的第一信号。

（5）记忆力减退。开始忘记熟人的名字，心算能力也越来越差。

（6）肩部与颈部强直性发麻，肝功能异常，有高血压、糖尿病病史，心电图不正常。

（7）做事经常后悔，易怒、烦躁、悲观，难以控制自己的情绪。

（8）注意力不集中，集中精力的能力越来越差。

（9）睡觉时间越来越短，睡眠质量下降，并很容易因为疲劳和苦闷失眠。

（10）经常头痛、胸闷、耳鸣、目眩，检查也没有结果。

（11）肠胃障碍，食欲缺乏，没有胃口，经常不吃早餐或是用餐时间不固定。

（12）体重突然变化大。

## 第四节　老年亚健康和慢性病

谈到老年人，我们首先要知道老年人的判断标准，世界卫生组织将老年期年龄划定的标准规定如下。

（1）老年前期：45～59岁。

（2）老年期：欧美发达国家是年龄≥65岁为老年人；亚太地区是年龄≥60岁为老年人。

（3）高龄老人：80～89岁为高龄老人。

（4）长寿老人：年龄≥90岁为长寿老人。

（5）百岁老人：年龄≥100岁为百岁老人。

国际上衡量“老龄时代”的标准是，60岁以上的老年人占全国人口总数的比例达到10%以上，就可以说这个国家进入“老龄时代”。2003年7月上旬，中国国家统计局最新数据显示：全国60岁以上人口为1.3亿，占到了总人口比例的10%。也就是说，中国正式进入了“老龄时代”。到2015年，预计我国老年人总数将突破2亿人。为此，老年人的健康和生活质量已成为社会十分关注的问题。

随着人类物质生活和文化生活水平的不断提高，人们对生活质量更为关注。影响老年人生活质量有两个重要的因素，即亚健康和老年病。

## 一、老年人与亚健康

老年人是亚健康的易发人群，随着年龄的增长会逐步出现生理性、心理性和社会适应性的亚健康。

### （一）生理性亚健康

衰老主要表现在形态的老化，如皮肤松弛发皱、出现老年斑、骨质疏松变形、关节变硬、身高下降、脑动脉硬化、呼吸系统功能降低、消化系统退化等。生理性亚健康主要表现在功能和机能上。处于“亚健康”的老年人经常感到体力不支、容易疲劳、不想多动、缺乏活力和朝气。有的经常感到头昏眼花，总有睡意、睡眠质量差或失眠等。机能下降的显著特性就是免疫能力下降、容易感冒、患病后病程长等。

### （二）心理性亚健康

一般来说，个人的心理能力是随着年龄的增长而衰退的，包括感觉的准确性和速度、推理、记忆和学习能力的减退等。老年期社会角色的变化，随之而来的社会地位、工作和生活方式的改变，会使一部分老年人心理不适应，容易产生不同程度的孤独、自卑、迷茫、空虚、苦恼、不安等消极心理状态。

### （三）社会适应性亚健康

老年人要面临、适应许多新的情况和新的问题，这就必须经过一个老年社会化过程。不能尽快适应的老年人则发生社会化障碍，表现为“退休综合征”，即忧心忡忡、惆怅、茫然、烦躁、抑郁、自感身体不适等。

## 二、老年人与老年病

老年人可以出现生理性衰老及病理性衰老。生理性衰老是指成熟期后所出现的生理性退化，即人在体质方面的变化，也称为正常衰老。病理性衰老是指在生理性衰老基础上，由于患某种疾病或因某种外来因素，所导致的衰老加速过程，也称为异常衰老或老年性疾病。张建军等对1081名65～88岁老年人的调查结果表明，老年人群中发生率最高的前10

种疾病是：冠心病、高血压病、慢性胃炎、慢性支气管炎、心律失常、高脂血症、脑供血不足、糖尿病、贫血和尿路感染（见表 11－6）。下面我们将重点介绍与运动和营养关系最为密切的几种常见的老年病，即心脑血管疾病、高血压病、高脂血症、糖尿病、骨质疏松症等。

**表 11－6　老年病的发病率**

| 排序 | 病名 | 例数 | 发生率（%） |
|---|---|---|---|
| 1 | 冠心病 | 56 | 19.6 |
| 2 | 高血压病 | 36 | 12.9 |
| 3 | 慢性胃炎 | 34 | 11.9 |
| 4 | 慢性支气管炎 | 28 | 9.8 |
| 5 | 心律失常 | 20 | 7.0 |
| 6 | 高脂血症 | 18 | 6.3 |
| 7 | 脑供血不足 | 16 | 5.6 |
| 8 | 糖尿病 | 16 | 5.6 |
| 9 | 贫血 | 14 | 4.9 |
| 10 | 尿路感染 | 13 | 4.5 |

### （一）心脑血管疾病

#### 1. 心脑血管疾病的发生率及其危害

心脑血管疾病是动脉硬化引起不同程度闭塞所致的心脏和脑部两组疾病，一个是营养心脏的冠状动脉粥样硬化性心脏病（简称冠心病），另一个是脑动脉闭塞所致的脑血栓形成、栓塞以及出血性疾病。心脑血管疾病是一种严重威胁老年人健康的常见疾病，被称为人类健康的“第一杀手”，每年心脑血管疾病要夺去世界上 1500 万人的生命。由于新的治疗方法的疗效好和服用方便、长效的新药问世，也由于人们逐渐重视了预防，近些年来发达国家的发病率呈下降趋势，而发展中国家却成为了心脑血管疾病的高发地区。根据我国流行病学调查，我国因心脑血管疾病死亡者占总死亡者人口的百分比，已由 1957 年的 12.07%上升到 2001 年的 42.6%，每年死于心脑血管疾病者达 200 万。我国死亡人口中，因心脑血管病死亡的就占 70%左右，死亡率居各类疾病的首位。

我国心脑血管疾病发生率高达 8%，老年人的发病率就更高了。我国现有心脑血管疾病患者大约 8000 万人，每年以 210 万的速度递增。

#### 2. 心脑血管疾病的基本原因

动脉硬化（动脉内膜脂样条纹、斑块、内膜增生）是心脑血管疾病的基本原因。随着年龄的增大，人体的血管会像水管结水垢一样逐渐堵塞。当血管被堵塞 50%时，我们还不会有所感觉；当堵塞 70%时会出现头痛、头晕、心慌、胸闷气短、肢体麻木等现象；当血管堵塞达到 70%以上时会引发冠心病、心肌梗死、脑血栓、脑溢血、半身不遂等各种严重的心脑血管疾病，而夺去人的生命。

#### 3. 心脑血管疾病的危险因素

（1）高血压。高血压是脑出血和脑梗死最重要的危险因素。国内有研究显示：在控制了其他危险因素后，收缩压每升高 10 mmHg，脑卒中发病的相对危险增加 49%，舒张压每增加 5 mmHg，脑卒中发病的相对危险增加 46%。一项中国老年收缩期高血压临床随机对照试验结果显示，随访 4 年后，降压治疗组比对照组脑卒中的死亡率降低 58%。

(2) 心脏病。有心脏病的人发生脑卒中的危险要比无心脏病者高两倍以上。

(3) 糖尿病。糖尿病是脑血管病重要的危险因素。Ⅱ型糖尿病患者发生脑卒中的危险性增加两倍。

(4) 血脂异常。大量研究已经证实，血清总胆固醇（TC）、低密度脂蛋白（LDL）升高，以及高密度脂蛋白（HDL）降低与心血管病有密切关系。

(5) 吸烟。经常吸烟主要影响全身血管和血液系统，如加速动脉硬化、升高纤维蛋白原水平、促使血小板聚集、降低高密度脂蛋白水平等。长期被动吸烟也可增加脑卒中的发病危险。

(6) 饮酒。过量饮酒会提高出血性脑卒中的发生率。

### （二）高血压病

#### 1. 高血压病的诊断标准

高血压病是最常见的心血管病，是全球范围内的重大公共卫生问题。世界卫生组织、国际高血压联盟（WHO/ISH）将高血压定义为：未服抗高血压药情况下，收缩压≥140 mmHg 和/或舒张压≥90 mmHg。按照世界卫生组织、国际高血压联盟 1999 年最新高血压诊断标准，血压型分组如下：

(1) 中重度高血压，收缩压≥21.3 kPa（160 mmHg）或/和舒张压≥13.4 kPa（100 mmHg）。

(2) 轻度高血压，18.7 kPa（140 mmHg）≤收缩压<21.4 kPa（160 mmHg）或/和 12.0 kPa（90 mmHg）≤舒张压<13.4 kPa（100 mmHg）。

(3) 正常血压，12.0 kPa（90 mmHg）≤收缩压<18.7 kPa（140 mmHg）且 8.0 kPa（60 mmHg）≤舒张压<12.0 kPa（90 mmHg）。

(4) 低血压，收缩压<12.0 kPa（90 mmHg）和舒张压<8.0 kPa（60 mmHg）。

中国高血压防治指南基本上采用《1999WHO/ISH 高血压治疗指南》的分类标准，将 18 岁以上成人的血压按不同水平分类（见表 11－7）。

**表 11－7 成人血压标准**

| 类型 | 收缩压（mmHg） | 舒张压（mmHg） |
|---|---|---|
| 正常血压 | <120 | <80 |
| 正常高值 | 120～139 | 80～89 |
| 1 级高血压（轻度） | 140～159 | 90～99 |
| 2 级高血压（中度） | 160～179 | 100～109 |
| 3 级高血压（重度） | ≥180 | ≥110 |
| 单纯收缩性高血压 | ≥140 | <90 |

2000 年，按照世界卫生组织、国际高血压联盟 1999 年最新高血压诊断标准，我国对全国 31 个省、市、自治区的 177347 人（其中，男性为 89272 人，女性为 88075 人）进行调查的结果表明：轻度高血压的检出率为 15.2%；中重度高血压的检出率为 5.3%。

2004年10月12日，国务院新闻办在新闻发布会上发布的“中国居民营养与健康状况调查报告”中指出：我国成人高血压病患病率为18.8%，估计全国现患病人数为1.6亿，比1991年增加了7000多万，而人群高血压知晓率、治疗率和空置率仅为30.2%、24.7%和6.1%。由此可见，我国是世界上高血压病危害最严重的国家之一（见表11-8）。

**表11-8　我国高血压的发病比例（%）**

| 血压类型 | 男 | 女 | 总体 |
|---|---|---|---|
| 低血压 | 1.4 | 3.8 | 2.6 |
| 正常血压 | 74.7 | 79.2 | 76.9 |
| 轻度高血压 | 17.8 | 12.6 | 15.2 |
| 中重度高血压 | 6.1 | 4.5 | 5.3 |

随着年龄的增长，高血压的检出率也越来越高。仅以中重度高血压为例，20～29岁人群的检出率只有0.8%；50～54岁人群的检出率则可以达到7.1%；55～59岁人群的检出率可以达到9.0%；60～64岁人群的检出率达到12.9%；65～69岁人群的检出率则可以高达15.0%。由此可见，高血压病是威胁老年人的重要疾病。

老年知识分子高血压病患病率更高。何月光等对1316名60岁以上老年知识分子的流行病学调查表明，老年知识分子高血压病患病率为34.8%，其中高级职称人群高血压病患病率最高达45.83%；中级和初级职称人群则分别只有23.61%、27.88%。由此可见，高级职称人群可能是老年高血压病的高危人群之一。

2. 老年高血压病的特征

随着年龄的增长，老年人不仅高血压病患病率增加，同时合并其他心脑血管病危险因素（如肥胖、血脂异常、糖尿病等）或靶器官损害的情况也增加。国外有研究显示：高达91.3%的高血压病患者合并有至少1个其他心脑血管疾病危险因素。

老年高血压病还有一大特点，即多发单纯收缩期高血压。由于舒张压不高，往往被人们所忽视，不做任何的预防和治疗，这就会带来更加严重的后果。单纯收缩期高血压（isolatedsystolic hypertension，ISH）是指收缩压≥140 mmHg、舒张压<90 mmHg的一种特殊类型的高血压病，常见于65岁以上的老年人。老年ISH具有以下特点：

（1）患病率高。国外调查显示，ISH分别占60岁以上人群的6%和70岁以上人群的20%左右。在65岁以上的老年高血压病患者中，ISH的患病率男性为75%、女性为65%。据中国老年收缩期高血压临床试验组普查结果表明，老年ISH的患病率为8.1%，据此推算，我国老年ISH患者多达800万，并且随着人口老龄化，预期患者数量还会不断增加。

（2）血压波动大且节律紊乱。老年人由于压力感受器的敏感性和大动脉弹性的减退，使血压尤其是收缩压的波动性增大，且随年龄增长波动幅度更大。另外，血压昼夜节律也明显紊乱，表现为夜间血压增高，夜间血压下降率降低和峰值血压出现在夜间等类型。

（3）易发生体位性低血压。由于动脉硬化、大动脉顺应性及对血压反应的敏感度降低，一些生理活动和环境因素等可引起老年人血压发生较大波动。当患者直立位时，收缩压降低>20 mmHg，舒张压降低>10 mmHg，应考虑为体位性低血压。所以老年高血压病人夜间起床的时候很容易晕倒，要引起足够的注意。

（4）易发生心力衰竭。长期左心室后负荷增加，左心室肥厚，心脏舒张和收缩功能障碍，应激状态下易发生心力衰竭。

3. 老年高血压病的危险因素

老年高血压病的危险因素主要是精神、膳食和体重。

（1）精神因素。精神紧张、精神创伤与高血压病的发生有一定的关系。人到老年，应付复杂变化的应激能力和心理承受能力都有所降低，生活中遇到各种突发事件或挫折时所产生的心理变化、情绪反应对心身健康的影响更为明显。精神长期处于紧张状态，导致大脑皮质兴奋和抑制过程失调，皮质下血管舒缩中枢以血管收缩神经冲动占优势，引起全身小动脉痉挛，周围阻力增高，从而使血压升高。

（2）膳食因素。食盐摄入量与高血压的发生密切相关。目前我国膳食普遍存在的主要问题是高钠盐、低钾、低钙和蛋白质的质量差。中国人群食盐摄入量高于西方国家，北方约为每天 12 g～18 g，南方约为每天 7 g～8 g。人体摄入过多的钠，可造成体内水钠潴留，血管平滑肌肿胀，血管腔变细，血管阻力增加而使血压增加。同时血容量的增加也使血压升高。限制钠的摄入，适当补充钾，对高血压病患者血压降低有一定的作用。钾的血压降低作用可能是通过促进排钠而减少细胞外液容量。有研究表明，膳食中钙不足与血压升高呈负相关。此外，酒精也是高血压病的危险因素之一。

（3）超重和肥胖因素。许多研究几乎一致证实，超重和肥胖是血压升高的重要原因。流行病学调查表明，体重指数 BMI$\left(BMI=\frac{体重(kg)}{身高(m)}\right)$与血压高低呈正相关。肥胖者高血压病患病率是正常体重者的 2～6 倍。肥胖者常伴有高胰岛素血症，可导致体内钠水潴留。此外，肥胖者进食热量过高，过多碳水化合物可引起交感神经兴奋，导致血压升高。为了解体重指数（BMI）、腰围（WC）、腰臀比（WHR）对人群高血压发生的风险性的价值。周和等对广州市 1191 名 35～65 岁知识分子进行身高、体重、腰围、臀围及血压的测量，并探讨 BMI、WC、WHR 与收缩压和舒张压的关系。结果显示，男女血压水平及高血压病患病率均随 BMI、WC、WHR 的增加而上升；对血压影响的贡献率次序是：体重指数>腰围>腰臀比；BMI≥25 kg/m、腰围≥85 cm、女性腰臀比≥0.95 可作为预测高血压危险性的指标。

其他高血压的发病还包括遗传因素、环境因素和不良生活习惯（如饮酒、吸烟等）。烟草中含有大量的尼古丁、一氧化碳和其他有毒成分，可使血管收缩，血管外周阻力增加，相继引起高血压。流行病学调查表明，吸烟者的高血压病患病率和病死率比不吸烟者高 2～6 倍，并且患病率和病死率的高低与吸烟者每日吸烟的支数呈正比。

（三）高脂血症

高脂血症或高脂蛋白血症是指胆固醇、甘油三酯、低密度脂蛋白胆固醇升高和高密度脂蛋白降低。不同的高脂血症病人的脂代谢异常表现是不同的，可以分别表现为：①血清总胆固醇（TC）水平过高；②血清甘油三酯（TG）水平过高；③混合型高脂血症（TC，TG 均升高）；④血清高密度脂蛋白胆固醇（HDL－C）水平过低。我国心血管病专家依据血脂抽样调研资料，并参照国外有关标准后，制定了我国各种血清脂质水平的临床意义

（见表 11－9）。

**表 11－9　各种血清脂质水平的临床意义**

| 脂质名称 | 合适水平 mmol/L(mg/dl) | 临界水平 mmol/L(mg/dl) | 需治疗水平 mmol/L(mg/dl) | 治疗最低目标 mmol/L(mg/dl) |
|---|---|---|---|---|
| 总胆固醇（TC） | <5.17（<200） | 5.17～5.72（200～220） | >5.72（>220） | <5.72（<220） |
| 低密度脂蛋白胆固醇（LDL－C） | <3.12（<120） | 3.12～3.64（120～140） | >3.64（>140） | <3.64（<140） |
| 甘油三酯（TG） | <1.69（<150） | 1.69～2.26（150～200） | >2.26（>200） | <2.26（<200） |
| 高密度脂蛋白胆固醇（HDL－C） | >1.04（>40） | >0.91～1.04（>35～40） | <0.91（<35） | >0.91（>35） |

根据血脂的不同改变，我们可以将高脂血症分为高胆固醇血症、高甘油三酯血症、混合型血脂异常。在混合型血脂异常中又可以分为均衡型、血清总胆固醇升高为主型和血清甘油三酯升高为主型（见表 11－10）。通过对血脂的测定，结合表 11－10 的参照值，即可判定是否患有高脂血症，患的是哪一型高脂血症。

**表 11－10　血脂参照值**

| 分　型 | 血脂测定 | |
|---|---|---|
| | 血清总胆固醇（TC） | 血清甘油三酯（TG） |
| 高胆固醇血症 | ↑↑ | 正常 |
| 高甘油三酯血症 | 正常 | ↑↑ |
| 混合型血脂异常 | | |
| A. 均衡型 | ↑↑ | ↑↑ |
| B. 血清总胆固醇升高为主型 | ↑↑ | ↑ |
| C. 血清甘油三酯升高为主型 | ↑ | ↑↑ |

据调查，我国成人血脂异常患病率为 18.6%，估计全国血脂异常现患人数 1.6 亿。不同类型的血脂异常现患率分别为：高胆固醇血症 2.9%，高甘油三酯血症 11.9%，低高密度脂蛋白血症 7.4%。另有 3.9%的人血胆固醇边缘升高。值得注意的是，血脂异常患病率中年人与老年人相近，城乡差别不大。

血脂异常时，脂质会在血管内皮下沉积引起脉粥样硬化，产生心脑血管疾病。所以血脂异常不仅是心脑血管病的“引信”，同时也是心脑血管病可调控的危险因素之一。大量流行病学观察结果显示，血脂中血清胆固醇每上升 1%，冠状动脉疾病的危险就增大 2%～3%；相反，调整血脂水平后，5 年内能使冠心病发生率下降 34%。由于动脉粥样硬化的发生和发展需要相当长的时间，所以一般人出现血脂异常后并没有什么不适的感觉，也没有特殊的临床表现，只有当引起了高血压、冠心病、脑中风等危及生命的疾病时，人们才真正了解血脂异常的危害，但这时已经晚了。因此，心脑血管疾病防治的重点应放在调节血脂上。

高脂血症的第二个危害是增加血黏稠度、血栓容易形成。甘油三酯还可以抑制纤维蛋白的溶解，使血液更容易凝固，促发中风和急性心肌梗死等。

脂代谢紊乱导致的上两项变化，还会使血管的外周阻力增高，导致和加重持续的高血压。

高脂血症发病原因主要有四种情况，即膳食脂肪、年龄、代谢紊乱和其他疾病。

1. 膳食脂肪

脂肪摄入的数量和质量与高脂血症密切相关。膳食脂肪占总热能的比例最好是25%，最高不能超过30%。世界卫生组织建议，膳食脂肪提供的能量不应超过总能量的30%，其中动物脂肪提供的能量应在10%以内。2002年，中国居民营养与健康现状调查表明，我国居民膳食中脂肪的摄入比例不断增加。城市居民膳食中脂肪占总热能的比例由1982年的25.0%增长到2002年36.0%，农村居民由1982年的14.2%增长到2002年的28.4%，均超过了世界卫生组织的脂肪供能比，并远远超过了25%的理想值（见表11－11）。

**表11－11 中国居民膳食中脂肪占总热能的比例**

| 地区 | 膳食中脂肪占总热能的比例（%） | | |
|---|---|---|---|
| | 1982年 | 1992年 | 2002年 |
| 城市 | 25.0 | 29.2 | 36.0 |
| 农村 | 14.2 | 18.9 | 28.4 |
| 城乡合计 | 17.4 | 22.5 | 30.4 |

据调查，美国人摄入的热量比日本人高约1/3，食用脂肪量比日本人高3倍，来源于脂肪的热量占总热量的40%以上，而且多为动物性脂肪，而日本人则相应约为20%，且多为植物性脂肪。我国城市居民膳食中脂肪占总热能的比例已经接近美国的水平，比日本人高出将近一倍。

除了膳食中脂肪的数量以外，膳食中脂肪组成也很重要。血清总胆固醇易受饮食胆固醇摄入量的影响，摄入高胆固醇的膳食是引起血清总胆固醇升高的主要决定因素。食物中脂肪酸的组成十分复杂，分为饱和脂肪酸和不饱和脂肪酸。不饱和脂肪酸又分成单不饱和脂肪酸和多不饱和脂肪酸。它们通常由12～22个碳原子链构成，这些链可含有0～6个双键（不饱和键），脂肪酸对血脂的作用取决于碳链的长度以及不饱和键的数目和位置。

普通膳食中饱和脂肪酸（SFA）多存在于动物性食品，如肉、蛋、乳脂等食品中，这些食品也常伴有高胆固醇含量。所以，进食较多饱和脂肪酸的同时，也必然进食较多的动物胆固醇，因而容易发生高脂血症。有人对日本、夏威夷、旧金山三地人群血脂研究显示：当摄入饱和脂肪酸占总热能百分数分别为7%、12%和14%时，相应摄入胆固醇数（mg/dl）就分别为181、218和228，血清总胆固醇>6.73 mmol/L者相应为所调查人群总数的3.2%、12.4%和16.2%。

单不饱和脂肪酸（MUFA）是含一个不饱和键的脂肪酸。膳食中单不饱和脂肪酸主要是油酸（C18∶1），食用油中橄榄油含油酸量可达84%，其次是花生油，含量为56%，玉米油含49%，芝麻油含45%。动物实验和人群研究均证明，单不饱和脂肪酸有降低血清总胆固醇水平的作用。地中海地区（希腊、意大利等）人群血清总胆固醇水平较低，可能与其膳食中富含橄榄油有关。

多不饱和脂肪酸（PUFA）是含两个或两个以上不饱和键的脂肪酸，按所含双键数目与位置不同，又分为两类：亚油酸和亚麻酸。亚油酸主要存在于植物油中，葵花籽油的含量达66%，其次是大豆油，含51%，棉花籽油含48%，芝麻油含41%。有研究表明，用富含多不饱和脂肪酸替代膳食中饱和脂肪酸后，血清总胆固醇、低密度脂蛋白胆固醇和甘油三酯水平明显下降。多不饱和脂肪酸比单不饱和脂肪酸有更强的降血清总胆固醇水平的作用。多不饱和脂肪酸对血清高密度脂蛋白胆固醇的作用有性别差异：男性升高，女性降低，且升高程度大于下降程度。亚麻酸主要来源于富含油脂的鱼类。植物油中含量较少。近年研究证明，亚麻酸（ω-3）类不饱和脂肪酸主要能降低血清总胆固醇和升高血清高密度脂蛋白胆固醇水平，而降低血清是通过降低低密度脂蛋白来实现的。格陵兰岛的爱斯基摩人的血清 TC、TG、LDL-C 和 VLDL-C 水平均低，被认为与当地居民终年以鱼类为主食有关。

2. 年龄

高脂血症以中老年患者居多，且与年龄平行增长，这已为国内外多项研究所证实。有人对204例高级知识分子的血脂检查结果进行了分析，结果表明：无论男女 TC 与 TG 值均有随年龄增长而升高的趋势。谷敬丽等对2734名20岁以上居民进行了问卷调查并检测血脂水平，结果显示：血清总胆固醇、甘油三酯和低密度脂蛋白胆固醇随年龄而增高，但男女之间增高幅度并不平行；高密度脂蛋白胆固醇随年龄变化不明显。

3. 代谢紊乱

胆固醇有两个来源，一是从食物中摄取，二是体内合成，而且主要是体内合成。高胆固醇血症与体内胆固醇代谢紊乱有密切关系。遗传性乳糜血症则是甘油三酯代谢紊乱的结果。

4. 其他疾病

脂肪代谢紊乱又与糖尿病的病情控制和糖尿病并发症密切相关。糖尿病脂质代谢紊乱常以血浆甘油三酯和极低密度脂蛋白显著升高，血清总胆固醇、低密度脂蛋白、载脂蛋白B（ApoB）、载脂蛋白E（ApoE）等也升高，以及高密度脂蛋白、载脂蛋白A1（ApoA1）降低为特征。临床上常将血 TG 和 LDL 增高、HDL 降低称为血脂异常三联症。糖尿病患者血浆脂蛋白的改变主要取决于血糖及胰岛素的水平。

肾脏疾病患者几乎都存在脂质和脂蛋白代谢的异常。反过来，异常脂血症又可引起肾脏损害，参与肾功能进行性下降，它既是许多原发性或继发性肾脏疾病的常见临床表现，其本身又可参与肾脏疾病的发生和发展。近年来，越来越多的证据表明，高脂血症在肾脏疾病的发生和发展中起着重要作用。王伟铭等对229例肾病患者的测试结果表明，TG 平均为（2.4±1.42）mmol/L，其中61.57%的患者超过正常值的高限；HDL 平均为（1.56±0.61）mmol/L，4.37%的患者低于正常范围的低限，27.95%的患者高于正常范围的高限；LDL 平均为（3.86±1.98）mmol/L，34.50%的患者高于正常范围的高限；ApoA 平均为（1.61±0.48）g/L，21.40%的患者高于正常范围的高限；ApoB 平均为（1.12±0.44）g/L，23.58%的患者高于正常范围的高限；脂蛋白（Lp）平均为（0.31±0.27）g/L，41.92%患者高于正常范围的高限。

肝脏是脂质代谢在主要场所，一旦肝脏有病（如肝炎、脂肪肝、肝硬化等），脂质代谢就会发生异常。

（四）糖尿病

根据卫生部、科技部和国家统计局2002年调查的中国居民营养与健康现状，我国18岁以上居民糖尿病患病率为2.6%，空腹血糖受损率为1.9%。估计全国糖尿病现患病人数2000多万，另有近2000万人空腹血糖受损。糖尿病是老年性疾病之一，也是威胁人类健康的常见病，虽然各年龄均可发病，但半数以上的患者在40～60岁之间，60～70岁患者占4.3%。

糖尿病是一种由遗传和环境因素相互作用而引起的临床综合征。有的糖尿病患者可以没有任何症状，如果不定期进行健康检查，常常不知道自己已经患了糖尿病，病程延续下去，就会出现口渴、易饥饿、易疲倦、多尿、皮肤或会阴部瘙痒、体重减轻等表现。

糖尿病的病因有二：一是因体内的胰岛素不足；二是胰岛素作用的靶细胞对其敏感性降低。胰岛素是一个调节血糖的激素，当摄入含碳水化合物的食物时，胰岛素的分泌就会增加，它会使血糖保持一个稳定的水平。糖尿病人的胰岛素分泌不足和胰岛素作用的有效性降低就会导致血液中糖分过高，致使多余的糖由尿中排出，所以称其为糖尿病。糖尿病分胰岛素依赖型（Ⅰ）和非胰岛素依赖型（Ⅱ），两者均有遗传倾向，后者的遗传因素更强。Ⅰ型病人基本不能分泌胰岛素，主要靠注射人工胰岛素治疗；Ⅱ型病人具有分泌胰岛素的功能，但是能力不足。老年糖尿病绝大部分为非胰岛素依赖型，并随年龄增长发病率亦上升。长期血糖浓度过高可使血液黏滞性增加，引起多种并发症。糖尿病的常见并发症有：血管硬化、肾衰竭、糖尿病性白内障、糖尿病昏睡、低血糖昏迷等。此外，糖尿病患者手足常因神经功能退化而麻痹，容易受到损伤或细菌感染，极易导致溃烂。

（五）骨质疏松症

骨质疏松症是一种使骨密度降低、骨量减少的疾病，它使骨骼变脆，骨折机会增加，是全球最常见的致残性疾病之一。中国人的骨密度比西方人低约8%，这可能与人种和中国人的饮食习惯有关，因此中国人也比较容易出现骨质疏松。据统计，我国60岁以上老年人骨质疏松症发病率约为59.89%。每年因骨质疏松症而并发骨折的发病率约为9.6%，并有逐年增高的趋势。2002年，我国中年及老年人口骨质疏松率为16.1%，在男性中的比例为11.5%，在女性中的比例则为19.9%。随着中国人生活和健康水平的提高，寿命的延长，骨质疏松症将成为中国重要的公共健康问题。

引起中老年人骨质丢失的因素是十分复杂的。其主要是性激素分泌减少，钙调节激素的分泌失调，消化功能降低所致蛋白质、钙、磷、维生素及微量元素摄入不足，户外运动减少和维生素D受体基因变异等。

疼痛是骨质疏松症最常见的症状，以腰背痛多见。一般骨量丢失12%以上时即可出现骨痛。疼痛后出现身长缩短、驼背、呼吸功能下降等。骨折则是骨质疏松最常见和最严重的并发症。

导致骨质疏松的危险因素包括：①遗传因素；②营养因素：长期钙摄入不足、维生素D缺乏、长期进食高纤维素食物，以及有偏食、畏食习惯；③运动因素：活动不足；④生活习惯因素：酗酒、吸烟以及嗜食咖啡因等碱类食物；⑤药物因素：服用某些药物如类固醇激素、利尿剂、抗生素、抗血液凝固剂、化疗剂等。

# 第十二章　减肥与营养

肥胖症是一种由多因素引起的慢性代谢性疾病，它已经成为当今社会的常见和多发性疾病。早在1984年，世界卫生组织就将它列入了疾病分类名单中，并向全世界宣布“肥胖症将成为全球首要健康问题”。肥胖既是一种独立的疾病，又是Ⅱ型糖尿病、心血管病、高血压病、中风和多种癌症的危险因素，被世界卫生组织列为导致疾病负担的十大危险因素之一。在我国，随着人们生活水平的提高，肥胖现象越来越普遍，肥胖的发病率呈逐年上升的趋势，因此预防和控制肥胖症已成为刻不容缓的任务。

## 第一节　什么是肥胖

肥胖是身体脂肪过多使体重超出正常范围的一种状态，是由于机体能量摄入大于消耗的一种慢性能量平衡失调状况。肥胖症患者的一般特点为体内脂肪细胞的体积和细胞数增加，体脂占体重的百分比（体脂百分比）异常高，并在某些局部过多沉积。

能量的摄入来自食物和饮料，而每日的能量消耗包括静息能量消耗、食物热效应（代谢食物所需能量）和活动所致能量消耗。能量摄入与能量消耗平衡，体重保持稳定。如果能量净盈余，无论是摄入较多还是消耗减少所致，都会使体重增加。

## 第二节　肥胖的分类

### 一、按发病原因分类

（一）单纯性肥胖

无内分泌疾病或找不出可能引起肥胖的特殊病因的肥胖症，称为单纯性肥胖。病人以肥胖为主要表现，无明显的神经和内分泌系统功能的改变，却伴有代谢调节障碍。这类肥胖最为多见，约占肥胖人群的95%左右。

（二）继发性肥胖

继发性肥胖又称为病理性肥胖，约占肥胖病的2%～5%左右，常继发于脑炎、脑膜炎、垂体疾病、肾上腺皮质机能亢进、甲状腺机能低下、胰岛素分泌过多等。

### 二、按脂肪的分布分类

#### （一）苹果形肥胖

苹果形肥胖又称内脏蓄积型肥胖。此类肥胖常见于男性，脂肪多蓄积在腹部，以腹部明显突起为特征。

#### （二）梨形肥胖

梨形肥胖又称皮下脂肪蓄积型肥胖。此类肥胖常见于女性，脂肪多蓄积在臀部和大腿。

### 三、按脂肪细胞的变化分类

#### （一）脂肪细胞增大型肥胖

脂肪细胞增大型肥胖多发生在成年期与怀孕时期。此时的肥胖会使脂肪细胞体积变大，常堆积于在特定部位，如腹部、臀部、大腿、手臂、上颈部。

#### （二）脂肪细胞增殖型肥胖

脂肪细胞增殖型肥胖易发生在幼儿期（1～4 岁）、青少年期（7～11 岁），此时期脂肪细胞数目会增加，脂肪均匀分布在四肢及躯干。70％的此型肥胖者到成人期仍然肥胖，故及早预防是十分重要的。

## 第三节　肥胖的原因

### 一、遗传因素

多项研究表明，单纯性肥胖具有遗传倾向，肥胖者的基因可能存在多种变化或缺陷。对双胞胎、领养子女家庭和家系的调查发现，肥胖有一定的家族聚集性。双亲均为肥胖者，子女中有 70％～80％的人表现为肥胖。双亲之一（特别是母亲）为肥胖者，子女中有 40％的人较胖。人群的种族、性别不同和年龄差别，对致肥胖因子的易感性不同。研究表明，遗传因素对肥胖形成的作用约占 20％～40％。众所周知，遗传变异是非常缓慢的过程，但是在 20 世纪后期，肥胖却已成为全球最受关注的疾病之一，这从另一个角度说明了肥胖症发生率的快速增长主要不是遗传基因发生显著变化的结果，而是生活环境转变所致。因此，改变环境和生活方式应该是预防肥胖的关键，这不仅是可能的，也证明是有效的。

### 二、营养因素

营养因素与肥胖症有密切关系，这一点无论是社会流行情况分析，还是动物实验，都可以得到肯定的回答。过量饮食是人和各种动物肥胖的基本要素，膳食量的大小、进食次数的多少都与肥胖有直接关系。摄入的热量多于消耗可导致热量的积蓄，积蓄的方式就是脂肪堆积。

工业发达国家的肥胖症患病率远远高于不发达国家，其原因之一是发达国家人群的能量和脂肪摄入（尤其是饱和脂肪的摄入量）大大高于不发达国家人群。随着我国的经济发展和食物供应丰富，人们对食物能量的基本需求满足以后，膳食模式发生了很大变化，高蛋白质、高脂肪食物的消费量大增，能量的总摄入往往超过能量消耗。与我国传统的膳食模式相比，很多城市尤其是大城市的人们摄入富含高能量的动物性脂肪和蛋白质增多，而谷类食物减少，富含膳食纤维、微量营养素的新鲜蔬菜和水果的摄入量也偏低。已有研究证明，含脂肪多而其他营养素密度低的膳食，引起肥胖的可能性最大。因此，限制总能量和脂肪摄入量是控制体重的基本措施。

进食行为也是影响肥胖症发生的重要因素。不吃早餐常常导致其在午餐和晚餐时摄入的食物较多，而且是一天的食物总量增加。我国的膳食指南提出，三餐的食物能量分配及间隔时间要合理，一般早、晚餐各占30%，午餐占40%。晚上吃得过多而运动相对较少，会使多余的能量在体内转化为脂肪而储存起来。现在很多快餐食品因其方便、快捷而受人们青睐，但快餐食品往往富含高脂肪和高能量，并且其构成比较单调，经常食用会导致肥胖，并有引起某些营养素缺乏的可能。肥胖者的进食速度一般较快，而慢慢进食时传入大脑摄食中枢的信号可使大脑做出相应调节，较早出现饱腹感而减少进食。此外，进食行为不良，如经常性的暴饮暴食、夜间加餐、喜欢零食，尤其是感到生活乏味或在看电视时进食过多零食，是许多人发生肥胖的重要原因。由于食物来源比较丰富，在家庭中的备餐量往往超出实际需要量较多，为了避免浪费而将多余的食物吃下，也可能是造成进食过量的原因之一。

### 三、体力活动减少

肥胖与体力活动减少也有非常显著的相关关系。随着现代交通工具的日渐完善，职业性体力劳动和家务劳动量减轻，人们处于静态生活的时间增加。从1997年中国营养和健康调查报告中就可以看出，由于技术更新、休闲方式等的改变，体力活动在逐渐下降，特别是城市，不管男女，其重体力劳动的比例在下降，轻体力劳动的比例在增加。有人曾研究过160名男女肥胖儿童，其中76%的男孩和68%的女孩属于极度不运动型。也有人做过这样的研究，虽然肥胖儿童同正常儿童膳食摄入热量大致相同，但肥胖儿童运动明显不足。在1980—1997年期间，尽管英国人肥胖症的发病率在增加，但膳食营养调查却显示食物的摄入量在减少。因此，就某种意义而言，运动不足比多食更是引发肥胖症的重要因素。

### 四、精神因素

现代人生活节奏加快，工作压力增大，精神紧张，也是肥胖症发病率上升的原因。一项美国的研究显示，抑郁症儿童比一般儿童患肥胖症的几率高出1倍（Pediatrics，2002），但具体的机理仍需进一步研究。

### 五、社会因素

全球肥胖症患病率的普遍上升与社会环境因素的改变有关，经济发展和现代化生活方式对进食模式有很大影响。在中国，随着家庭成员减少、经济收入增加和购买力提高，以及食品生产、加工、运输及贮藏技术的改善，可选择的食物品种更为丰富。随着妇女更广泛地进入各行各业，在家为家人备餐的机会日益减少；加上家庭收入增加，在外就餐和购买现成的加工食品及快餐食品的情况增多，其中不少食品的脂肪含量过多。特别是经常上饭店参加“宴会”和“聚餐”者，常常进食过量。在遇到烦恼、愤怒等不顺心事时，有人往往以进食消愁，化悲痛为食欲。此外，经常性的吃肉过多（尤其是猪肉含较多脂肪和蛋白质）容易导致消化器官（肠道、肝脏）与肾脏的负担过重和脂肪在体内蓄积，也不利于健康。

新闻媒体、传统饮食文化的宣传等，对膳食选择和体力活动都会产生很大影响，电视、广播和印刷的宣传材料在现代消费群体中有举足轻重的作用，电视广告对儿童饮食模式的影响甚至起着第一位作用。然而，广告中所宣传的食品，许多是高脂肪、高能量、高盐的方便食品和快餐食品。因此，这些广告对消费者尤其是对儿童饮食行为的误导，不容忽视。

## 第四节 肥胖的危害

作为一种病症，从医学角度而言，肥胖会同时诱发诸多疾病，医学上称为肥胖并发症，比如糖尿病、高血压、动脉硬化、高脂血症、Pickwickian 综合征（心肺性肥胖综合征）、脂肪肝等病症。肥胖并发症患者的死亡率高于单纯性肥胖症患者的死亡率，更高于正常人（见表 12—1）。

从心理学角度而言，肥胖症患者心理多不稳定，存在不同的心理缺陷，会产生自卑、怯弱，孤僻、忧郁等异常心理，导致疾病的产生。从社会学角度而言，肥胖者行动不灵活，工作受限制，又由于肥胖症患者的死亡率高，因而过多的肥胖者会影响社会生产力的发展。从人类学角度而言，由于肥胖的可遗传性，肥胖不利于人种的优化。

**表 12—1 肥胖者发生疾病的危险度**（WHO，1998）

| 高度增加<br>（相对危险度>3） | 中度增加<br>（相对危险度 2～3） | 轻度增加<br>（相对危险度 1～2） |
|---|---|---|
| Ⅱ型糖尿病 | 冠心病 | 癌症（子宫内膜癌、大肠癌以及绝经后妇女的乳腺癌） |
| 胆囊疾病 | 高血压 | 性激素分泌异常 |
| 血脂异常 | 骨关节炎（膝关节和髋关节） | 多发性卵巢囊肿综合征 |
| 代谢综合征 | 高尿酸血症和痛风 | 不育、母亲肥胖引起胎儿缺陷 |
| 呼吸困难 | | 腰背痛 |
| 睡眠呼吸暂停 | | 增加麻醉危险性 |

### 一、超重、肥胖与其相关疾病

#### （一）高血压病

随着体重指数（BMI）的增加，收缩压和舒张压水平也较高。高血压病患者是指收缩压≥140 mmHg 和/或舒张 TR≥90 mmHg（1 mmHg=0.133 kPa），需要用降压药才能将血压控制在接近正常水平（低于 120/90 mmHg）者。肥胖者的高血压病患病率高，肥胖持续时间越长，尤其是女性，发生高血压的危险性越大。而控制饮食和增加运动使体重降低时，血容量、心排血量和交感神经活动下降，血压也随之降低。

对我国 24 万人群的汇总分析显示：BMI≥24 kg/m 者的高血压病患病率是 BMI 在 24 kg/m以下者的 2.5 倍，BMI≥28 kg/m 者的高血压病患病率是 BMI 在 24 kg/m 以下者的 3.3 倍。男性腰围达到或超过 85 cm，女性腰围达到或超过 80 cm，其高血压病患病率是腰围正常者的 2.3 倍。一些减轻体重的试验表明，经减重治疗后，收缩压和舒张压也随平均体重的下降而降低。超重和肥胖引发高血压的机制可能与胰岛素抵抗代谢综合征有关。

（二）Ⅱ型糖尿病

体重超重、肥胖和腹部脂肪蓄积是Ⅱ型糖尿病发病的重要危险因素。我国 24 万人群数据的汇总分析显示：如以空腹血糖≥126 mg/dl 或餐后 2 小时血糖≥200 mg/dl 者诊断为Ⅱ型糖尿病患者，BMI≥24 kg/m 者的Ⅱ型糖尿病患病率为 BMI 在 24 kg/m 以下者的 2 倍，BMI≥28 kg/m 者的Ⅱ型糖尿病患病率为 BMI 在 24 kg/m 以下者的 3 倍。男性腰围≥85 cm 女性腰围≥80 cm 时，其糖尿病患病率分别为腰围正常者的 2 倍和 2.5 倍。

肥胖症患者的胰岛素受体数减少和受体缺陷，发生胰岛素抵抗（对胰岛素不敏感）现象和空腹胰岛素水平较高，影响到对葡萄糖的转运、利用和蛋白质合成。中心型脂肪分布比全身型脂肪分布的人患糖尿病的危险性更大；肥胖持续的时间越长，发生Ⅱ型糖尿病的危险性越大。儿童青少年时期开始肥胖、18 岁后体重持续增加和腹部脂肪堆积者患Ⅱ型糖尿病的危险胜更大。

腰围超标、血清甘油三酯和低密度脂蛋白胆固醇升高、高密度脂蛋白胆固醇降低、血压升高和空腹血糖异常高等危险因素中，如出现多个因素聚集，即临床上定义的代谢综合征，有很强的致动脉粥样硬化作用。代谢综合征与胰岛素抵抗密切相关，肥胖、腰围超标和缺少体力活动是促进胰岛素抵抗进展的重要因素。

（三）血脂异常

我国 24 万人群数据的汇总分析显示，BMI≥24 kg/m 者的血脂异常（甘油三酯≥200 mg/dl）检出率为 BMI 在 24 kg/m 以下者的 2.5 倍，BMI≥28 kg/m 者的血脂异常检出率为 BMI 在 24 kg/m 以下者的 3 倍，腰围超标者高甘油三酯血症检出率为腰围正常者的 2.5 倍。BMI≥24 kg/m、BMI≥28 kg/m 者的高密度脂蛋白胆固醇降低（<35 mg/dl）检出率分别为 BMI 在 24 kg/m 以下者的 1.8 倍和 2.1 倍。腰围超标者高密度脂蛋白胆固醇降低的检出率为腰围正常者的 1.8 倍。

（四）冠心病和其他动脉粥样硬化性疾病

我国 10 种人群的前瞻性研究显示，体重指数增高是冠心病发病的独立危险因素，冠心病事件（指急性心肌梗死、冠心病猝死和其他冠心病死亡）的发病率随体重指数的上升而增高。前述的高血压、糖尿病和血脂异常都是冠心病和其他动脉粥样硬化性疾病的重要危险因素，而超重和肥胖导致这些危险因素聚集，大大促进了动脉粥样硬化的形成。BMI≥24 kg/m 和 BMI≥28 kg/m 的个体，有两个及两个以上危险因素聚集者动脉粥样硬化的患病率分别为 BMI 在 24 kg/m 以下者的 2.2 倍和 2.8 倍，腰围超标危险因素聚集者的患病率为腰围正常者的 2.1 倍，这些都表明超重肥胖是促进动脉粥样硬化的重要因素之一。

（五）脑卒中

我国脑卒中的发病率较高，对10种人群的前瞻性分析表明，肥胖者缺血型脑卒中发病的相对危险度为2.2。脑动脉粥样硬化是缺血型脑卒中的病理基础，其发病危险因素与冠心病很相似，超重和肥胖导致的危险因素聚集是导致缺血型脑卒中增高的原因之一。

（六）某些癌症

与内分泌有关的癌症（例如，妇女绝经后的乳腺癌、子宫内膜癌、卵巢癌、宫颈癌，男性的前列腺癌）及某些消化系统癌症（例如，结肠癌、直肠癌、胆囊癌、胰腺癌和肝癌）的发病率与超重和肥胖存在正相关，但究竟是促进体重增长的膳食成分（如脂肪）还是肥胖本身与癌症的关系更为重要，仍需进一步研究。

（七）其他疾病

1. 睡眠呼吸暂停症

肥胖引起的睡眠中呼吸暂停，是指由于在脖颈、胸部、腹部和横隔部位的脂肪堆积过多，使胸壁的运动受阻，在躺下时上呼吸道变窄和气流不通畅所引起的呼吸困难。因血液二氧化碳浓度过高和血氧较低可抑制呼吸中枢，出现暂时窒息现象。如果伴有严重呼吸道疾病，则容易产生肺动脉高压、心脏扩大和心力衰竭等。

2. 内分泌及代谢紊乱

脂肪细胞不仅仅储存脂肪，还具有内分泌功能，同时也是许多激素作用的靶器官。肥胖者血浆中胰岛素明显高于正常水平，并经常存在胰岛素抵抗，中心性肥胖者的激素水平改变更大。肥胖者血循环中的性激素平衡被破坏，尤其是腹部脂肪过多的女性常有排卵异常、雄激素过多，往往伴有生殖功能障碍。有的中度肥胖妇女发生多囊性卵巢综合征。体力活动常常能通过减轻体重而提高机体对胰岛素的敏感性。

3. 胆囊疾病和脂肪肝

肥胖者胆结石的患病率是非肥胖者的4倍，腹部脂肪堆积者的危险性更大。肥胖者的胆汁中胆固醇过饱和及其胆囊活动减少，可能是形成胆结石的原因。胆结石患者的胆囊感染率增加，容易引起胆绞痛和急性胰腺炎。

腹部脂肪比较容易分解，并由门静脉进入肝脏，肥胖常常是非酒精性脂肪肝的危险因素。有报道，经B超检查200名体重超重（BMI≥24 kg/m）者中伴有脂肪肝者达41.5%；而574名非超重者的脂肪肝检出率为11.3%。另有一些报道，重度肥胖者检出脂肪肝、肝纤维化、炎症和肝硬化者较多；肥胖合并血糖耐量异常或糖尿病患者的脂肪肝更严重。

4. 骨关节病和痛风

临床上常观察到，肥胖者中膝关节疼痛和负重关节的骨关节病较多，肥胖者痛风的发病率较高与高尿酸血症直接相关。痛风性关节炎是在关节内由于尿酸盐形成的痛风石引起反复发作的急性炎症。但体重增加与尿酸水平上升的关系还不太清楚，可能与肥胖引起的代谢变化（内源性核酸分解代谢产生嘌呤并合成尿酸较多）和饮食因素（含嘌呤较多的动物性食品）有关。

## 二、超重、肥胖导致的社会和心理问题

由于文化背景、种族等差异，人们对肥胖的态度不同。例如，在经济不发达时期，我

国曾把肥胖称为“发福”并作为富裕的象征。在发达国家和迅速发展的国家中，肥胖者必须与来自社会环境的偏见和歧视作斗争。肥胖者也往往受社会观点、新闻媒介宣传的影响，对自身的体形不满，总认为在社交中会受到排斥。尤其是接受过中、高等教育的年轻女性易受这种心理驱使，把“减肥”作为时尚；往往出现体重处于正常范围的人还在奋力减重的现象，有人甚至因此患上厌食症。从小就发胖的儿童容易产生自卑感，对各种社交活动产生畏惧而不愿积极参与，造成心理问题。

暴饮暴食是肥胖者中常见的一种心理病态行为，其主要特点是常常出现无法控制的食欲亢进，大多发生于傍晚或夜间，在夜里醒来后想吃东西。越来越多的观察发现，饮食习惯不良有时与肥胖者的节食行为有关，如在上顿少吃或不吃后下顿大量进食的现象，严重影响治疗效果。还有人为了避免发胖，在大量进食美餐后自行引吐，这些与肥胖相伴的心理变化都有害于身心健康。

## 第五节　肥胖的判定方法

### 一、标准体重法

标准体重的计算公式有多种，见表 12－2。

**表 11－2　根据标准体重进行肥胖的判定**

| 分　类 | 判定标准 |
| --- | --- |
| 正常范围 | 低于或超过标准体重的 10%以内者 |
| Ⅰ度肥胖 | 超过标准体重 10%～19%者 |
| Ⅱ度肥胖 | 超过标准体重 20%～24%者 |
| Ⅲ度肥胖 | 超过标准体重 25%以上者 |

(1) 成人标准体重：

成人标准体重(kg)＝身高(cm)－100 (适用于 165 cm 以下者)
＝身高(cm)－105 (适用于 166 cm～175 cm 者)
＝身高(cm)－110 (适用于 176 cm 以上者)

女性体重比相应男性组别减去 2.5 kg。

(2) 1986 年军事科学院推出一种计算中国人理想体重的方法，以长江为界划分为南方、北方：

北方人理想体重(kg) ＝[身高 (cm)－150]×0.6＋50
南方人理想体重(kg) ＝[身高(cm)－150]×0.6＋48

(3)儿童标准体重的计算，简便的方法是：

标准体重(kg)＝出生体重(kg)＋月龄× 0.6 (适用于 6 个月婴幼儿)
标准体重(kg)＝出生体重(kg)＋月龄×0.5 (适用于 7～12 个月婴幼儿)
标准体重(kg)＝8＋年龄×2　(适用于 1 岁以上儿童)

## 二、腰围和腰臀比

虽然全身的体脂总量很重要，但更重要的是脂肪的分布情况。脂肪聚集在腹部所带来的健康风险远远高于聚集在大腿或身体其他部位。一个简单而精确的衡量健康风险的指标是腰围。腰臀比（WHR）也被作为测量腹部肥胖的方法，在白种人中腰臀比男性大于1.0、女性大于0.85被定义为腹部脂肪堆积（James，1996）；在我国，腰臀比男性大于0.9、女性大于0.85被视为腹部肥胖。

## 三、体重指数

体重指数（BMI）是用于判断肥胖的最为广泛的指标。它以体重除以身高来计算，即

$$体重指数=\frac{体重(kg)}{身高(m)}$$

但体重指数对某些特殊人群也有一定的局限性，其中包括儿童（仍处于生长阶段）、怀孕妇女和肌肉非常发达的人如运动员（见表12－3）。

**表12－3 亚洲成年人体重分级标准**

| 分类 | BMI（kg/m） | 腰围（cm） | 腰臀比 | 相关疾病危险度 |
|---|---|---|---|---|
| 正常 | 18.5～22.9 | — | 0.75～0.85（男）<br>0.70～0.80（女） | 平均水平 |
| 超重 | 23～24.9 | — | — | 轻度增高 |
| Ⅰ度肥胖 | 25～29.9 | >90（男）<br>>80（女） | >0.90（男）<br>>0.85（女） | 中度增加 |
| Ⅱ度肥胖 | ≥30 | — | 严重增加 | — |

## 四、体脂百分比

体脂百分比能够准确地反映身体脂肪的含量，区分是由于肌肉增多还是脂肪增多造成的体重增加。男性体脂百分比的正常范围是15％～20％，女性是20％～30％。测量体脂百分比的方法很多，水下称重法是目前公认的测定体脂百分比的“金标准”。该法测试精确度高、重复性好，但由于操作太复杂，一般只用于科学研究。实际工作中常常采用的方法有皮褶厚度法和生物电阻抗法。

### （一）皮褶厚度法

人体内脂肪大约有2/3储存在皮下组织中，肥胖人一般以头项、脊背、胸部、腹部、臀部及大腿等部位脂肪堆积最明显，腹部尤其显著。皮下脂肪的厚薄与机体脂肪含量的程度相平行，故可采用测量皮下脂肪厚度的方法来判断体脂的含量。用皮下脂肪测量法测定皮下组织的厚度，也称为测“皮褶厚度”。通常测定皮褶厚度的部位是肱三头肌、肩胛下、腹部、腰部等处。皮褶厚度的测量可用X线软组织照相法、超声法和皮褶厚度测定仪等。

### （二）生物电阻抗法

体成分分析仪采用的生物电阻抗法是一种操作简单、安全快速及准确的测量身体成分

的方法。通过电化学方法测定人体水分的技术，将微弱的交流电流信号导入人体。非脂肪组织（体液）是良好的电导体，电流会随着电阻小的体液运动，而脂肪组织的导电性能差、电阻大，测试原理如图 12-1 所示。根据这种相关关系可以准确推算出构成身体各成分的含量，但测试时受试者应注意以下问题：①测试前 4 小时内禁止饮食；②测试前 12 小时内避免剧烈体力活动；③测试前 48 小时内禁止喝酒；④将身体排空；⑤不准服用利尿剂，包括咖啡因。

生物电阻抗分析（BIA）

BIA 是通过微小的电流流经身体获得生物阻抗来分析身体成分的方法。基于电流传导性原理，即电流在优良的导体内传导性好，在不良的导体内传导性差。

导电部分

去脂肪组织，即具有良好导电性的身体成分，包括肌肉、水、电解质。

绝缘部分

脂肪组织，是导电性差的身体成分。

计算身体总水分和去脂肪组织

利用身体导电部分和绝缘部分的阻抗不同，结合身高、体重、性别、年龄，计算身体总水分和去脂肪组织。

**图 12-1　体成分分析仪测试原理**

# 第六节　肥胖的治疗

防治肥胖病的最基本原则是使人体长期持续地处于能量摄取与消耗的负平衡状态。现在常用的方法有饮食治疗、运动治疗、药物治疗和手术治疗，各种治疗方法一般都以减少热量为基础，即减少热量摄入、增加热量消耗。化学减肥药物治疗通过抑制食欲、减少吸收、提高代谢水平等途径达到减肥的目的，但并非对所有人都有效且有一定的副作用，因而影响临床的使用。手术治疗虽然有效，但仅适用于非常肥胖的患者，而且还有不少手术并发症。目前强调饮食和运动仍然是治疗肥胖的两个主要手段。

## 一、运动疗法

### （一）运动减肥的机理

1. 运动增加能量消耗

运动增加能量消耗是由于运动本身所需能量增加，而且运动后一段时间内安静代谢率增加所致。许多研究表明，一次性运动后 24 h～48 h 内安静代谢率可增加 5%～15%。与那些长期静坐的人相比，运动员的安静代谢率要高出 5%～20%。对于一个 70 kg 的人来讲，安静代谢率增加 10%，即意味着每天多消耗 160 kcal 热量，也就是大约 20 天可减掉 0.45 kg 脂肪。

2. 运动调节代谢功能，促进脂肪分解

Wahren 等（1984 年）的研究表明，肌肉运动时其能源的选择与肌肉收缩持续的时间、强度、营养状况有关。健康人在安静时肌肉组织的能量来源以游离脂肪酸为主（约占 96%），但在肌肉收缩初期（5 min～10 min 内），肌肉利用的主要能源是肌肉组织中的肌糖原，其次则利用血液中的葡萄糖（占 30%～40%）；当持续运动达 120 min 以上时，利用的总能源明显上升，而其中游离脂肪酸（能源）占 50%～70%之多。

肌肉运动需要大量的能量。供应肌肉能量的脂肪酸来源有：①血浆中脂质，包括乳糜微粒、脂蛋白和游离脂肪酸；②细胞内的甘油三酯池和磷酸池；③肌纤维间脂肪组织中的甘油三酯池。通过放射标记法测定脂肪酸代谢，也证实游离脂肪酸是提供能源的主要物质。当运动时，肌肉对血液内游离脂肪酸和葡萄糖的摄取与利用增多，一方面脂肪细胞释放出大量游离脂肪酸，使脂肪细胞缩小变瘦；另一方面多余的血糖被消耗而不能转变为脂肪，其结果使体内脂肪减少、体重下降。有报道，在 40%最大摄氧量的强度运动时，脂肪氧化供能约占肌肉能量来源的 60%。

3. 运动可降低血脂

研究表明，体育运动可改善脂质代谢。运动时，肾上腺素、去甲肾上腺素分泌增加，可提高脂蛋白酯酶的活性，加速富含甘油三酯的乳糜和极低密度脂蛋白的分解。因此，运动可以降低血脂而使高密度脂蛋白量升高。

4. 运动可以通过调节机体能量平衡使身体成分发生变化

有研究发现，为期 6 个月的健身操使中年妇女的体脂下降，瘦体重增加，腰臀比下降，从而说明运动不仅改变了身体成分，而且改变了体脂分布，减少了腰腹部脂肪。近年来，一些研究表明，脂肪的分布较脂肪总量更能预测心脑血管疾病的发生，腹部肥胖者更易并发糖尿病、高脂血症、高血压病。男性受试者进行 15 周有氧运动或大强度训练后，总体脂含量减少，躯干皮下脂肪的减少比其他部位多，总体脂含量减少比皮下脂肪减少多 10%，从而表明机体深部的脂肪也被动用。

5. 耐力运动使胰岛素受体功能增强

经常进行耐力运动能使肌细胞的胰岛素受体功能增强，改善组织与胰岛素的结合能力。胰岛素具有强力的抑制脂肪分解的作用，胰岛素减少伴有儿茶酚胺和生长激素等的升高，其结果是加快了游离脂肪酸的利用。最近，有人研究发现，系统训练的 SD 大鼠，内脏脂肪积累减少与脑胰岛素含量，尤其是下丘脑胰岛素含量及脑胰岛素/血胰岛素比值呈显著负相关。所以认为，由于脑胰岛素有抑制食欲、增加产热的作用，因此运动使内脏脂肪减少与脑胰岛素水平的增加有关。

肥胖者进行了为期 8 周的体育训练后，皮肤与肌肉等组织中的胰岛素感受性有所改善，糖负荷试验后血中胰岛素水平低下。另有研究发现，7 天的有氧运动就可以提高肥胖妇女胰岛素的敏感性和葡萄糖刺激后血浆胰岛素的水平。

6. 改善心肺功能，提高体力耐受性。

运动加强了心肌的收缩力量，增加了血管的弹性和发展血液循环的心外因素，从而提高对体力劳动的耐受性，据认为这种作用在某种意义上来说比减肥更为重要。

（二）减肥运动处方

1. 运动方式

肥胖症的运动治疗主要是以中等强度、较长时间的有氧运动为主，辅以力量性运动及球类运动等，可根据肥胖者的体质和个人爱好选择运动项目。

目前普遍认为，参加有节律的动力性有氧运动，如长距离步行及慢跑、自行车运动、游泳、健身操以及水中运动等，有助于维持机体的能量平衡，长期保持肥胖者的体重，锻炼全身体力和耐力，提高心肺功能。有研究表明，水中运动是最有前途的减肥运动。人在水中运动时中心血容量可增加 700 ml，中心静脉压可提高 12 mmHg～18 mmHg，心血输出量及每搏输出量增加 25%，能够改善有氧运动能力；同时，水的导热性好，人在水中运动时的体热很容易消除。水中运动除游泳外，已发展到水中行走、跑步、跳跃、踢水等多种形式。

力量练习可以增加肌肉体积和重量，由于肌肉组织安静时的代谢水平大大高于脂肪组织，因此肌肉组织的增加可以提高安静代谢率，从而增加能量消耗，达到减肥的目的。力量性运动主要是进行躯干和四肢大肌群的运动，可以利用自身体重进行仰卧起坐，下蹲起立及俯卧撑等运动，也可以利用器具如哑铃或拉力器等运动。为了达到消耗体内脂肪的目的，力量性运动时的肌肉负荷量是以最大肌力的 60%～80%、反复运动 20～30 次为宜，每隔 2～3 周增加运动量。但有高血压和冠心病时，不要做等长（静力）运动，以免引起心率过快和血压升高。力量性锻炼可根据肥胖者脂肪蓄积的部位进行选择：①脂肪蓄积在腹部者，主要是进行仰卧起坐、双腿直腿抬高及抗阻性抬腿运动等，每个动作做 20 次；②脂肪蓄积在肩、胸、背部者，可做哑铃操以及拉力器练习等。

非竞赛性球类运动作为一种锻炼方式，既能锻炼肌肉、增强体质，又能持续消耗能量，起到减肥效果。肥胖者的球类运动可酌情选择羽毛球、乒乓球、网球、排球、篮球等项目。每次运动以 30 min～60 min 为宜，中间可有休息时间。

2. 减肥的运动强度

运动强度是运动处方安全而有效的关键所在。从能量消耗的角度来看，强度中等的运动（如长跑），可以持续较长的时间，总能量消耗较多，而且在中等强度运动中除了糖以外，脂肪也是提供能量的来源。根据这个原理，持续时间长的中等强度运动对减肥效果最好。一些研究认为，有氧运动中，以 50%～70%的最大吸氧量或 60%～80%的最大心率、30 分钟/次～60 分钟/次，每周 3 次以上或 5～7 次较为合适。美国运动医学会（ACSM）提出的传统方案是：60%～90%的最大心率或 50%～85%的最大吸氧量，20 分钟/次～60 分钟/次，每周 3 次以上。但是，这个方案的运动负荷较大，不太适用于普通人，尤其肥胖者不易坚持。近年来，美国疾病预防与控制中心（CDC）和 ACSM 联合推荐了一个新的方案：3～6METs，30 分钟/次、7 次/周，较易被肥胖者接受和坚持。

日本爱知大学运动医疗中心提出的运动治疗方案是：运动强度为 40%～60%的最大吸氧量，每次运动 2.5 小时，消耗能量 1004.6 kJ～1255.7 kJ（240 kcal～300 kcal）；每周运动 3 次以上。

3. 运动时间和运动频率

进行减肥运动时，每次运动时间应持续 30 min～60 min；但在锻炼开始时，运动时间应相应缩短，以不低于 20 分钟/次为宜，然后逐渐增加至 43 分钟/次～60 分钟/次，使锻炼者有个逐步适应的过程。近年来有人提出，每次运动时间应大于 90 分钟。有研究认为，减少体重增加的运动阈值为 47 kJ/kg/d，即每天进行 80 分钟的中等强度运动，或进行 35 分钟的强健运动。日本爱知大学运动医疗中心研究也发现，运动强度为 60%～80%的最大吸氧量，每次运动150分钟，才有较好的减肥效果，而运动频率每周至少3次，5～7次为合适。力量性练习时可取最大肌力的60%～80%，重复20～30个/次，隔天1次，每隔2～3周增加运动负荷。

（三）配合运动使用的营养食品

左旋肉碱（L-carnitine）是一种类维生素的重要营养物质，存在于体内，是脂肪代谢过程中一种酶的组成成分，能够作为脂肪酸运输的载体，以乙酰基左旋肉碱的形式将中长链脂肪酸，从细胞线粒体膜外转移到膜内，在线粒体基质中氧化，产生能量。左旋肉碱在人体内能够由赖氨酸、蛋氨酸、烟酸等物质少量合成，饮食中也能摄入一些。动物肉是肉碱的主要食物来源，但一般人只能从膳食中吸收50 mg。在减肥运动过程中，建议每天肉碱的摄入量不应少于250 mg～500 mg。肉碱的充足，有利于脂肪的顺利运输，由于运动时所需能耗增加，补充肉碱可以加速脂肪燃烧提供能量，从而达到消耗体脂的效果。

## 二、饮食疗法

减肥是生活习惯的改变过程，尤其是饮食习惯。饮食疗法即通过控制饮食、减少热量摄入达到减肥的目的。也就是说，膳食供能量必须低于机体实际耗能量，以造成能量的负平衡，促使长期多余的能量被代谢掉，直至体重恢复到正常水平；然后注意控制能量摄入与消耗的平衡，以便维持这一水平。

减重膳食构成的基本原则为低能量、低脂肪、适量优质蛋白质、含复杂碳水化合物（如谷类），增加新鲜蔬菜和水果在膳食中的比重。合理的减重膳食应在膳食营养素平衡的基础上减少每天摄入的总热量；既要满足人体对营养素的需要，又要使热量的摄入低于机体的能量消耗，让身体中的一部分脂肪氧化以供机体能量消耗所需。注意饮食的能量密度（能量密度是指一定体积的食物或膳食所产生的能量），即选择体积较大而所含的能量相对低一些的食物，因1 g脂肪提供9 kcal能量，而1 g蛋白质或1 g碳水化合物只提供4 kcal能量，因此1两煮鸡块要比1两炸鸡块的能量低得多。蔬菜和水果的体积大而能量密度较低，又富含人体必需的维生素和矿物质，因此以蔬菜和水果替代部分其他食物能给人以饱腹感，而且不致摄入过多能量。在平衡膳食中，蛋白质、碳水化合物和脂肪提供的能量比，应分别占总能量的15%～20%，60%～65%和25%左右。

不要认为限食就是单纯限制谷类等主食的量，不吃或少吃谷类等主食的观点和做法是不可取的。谷类中的淀粉是复杂的碳水化合物，有维持血糖水平的作用，不至于进食后使血糖升高得太快，也不至于会很快出现低血糖。低血糖会导致饥饿感，而使进食的食物量加大。富含淀粉的谷类食物也富含膳食纤维，对降低血脂和预防癌症有一定好处。减少总的食物摄取量时，也要相应减少谷类主食的量，但不要减少谷类食物占食物总量的比例。限制和减少能量摄入应以减少脂肪为主。血脂异常者应限制摄入富含饱和脂肪酸和胆固醇的食物（如肥肉、内脏、蛋黄），适当注意选择一些富含优质蛋白质（如瘦肉、鱼、蛋白和豆类）的食物。优质蛋白质含必需氨基酸较多，适量的优质蛋白质可以与谷类等植物蛋白质的氨基酸起互补作用，提高植物蛋白质的营养价值。在能量负平衡时，摄入足够的蛋白质可以减少人体肌肉等组织中的蛋白质被动员来作为能量而被消耗。

超重和肥胖症的“治疗”应以限制和调配饮食为基础，但只限制饮食而不同时增加体力活动或不采取其他措施时，减重的程度和持续效果均不易达到满意的程度。建议采用中等程度降低能量摄入并积极参加体力活动的做法，使体重逐渐缓慢地降低到目标水平。因此，最好使其每天膳食中的热量比原来日常水平减少约 1/3，这是达到每周能降低体重 0.5 kg 目标的一个重要步骤。低能量减重膳食一般设计为女性 1000 kcal/d～1200 kcal/d，男性 1200 kcal/d～1600 kcal/d，或比原来习惯摄入的能量低 300 kcal～500 kcal。避免用极低能量膳食（总能量摄入低于每天 800 kcal 的膳食），如有需要，也应在医护人员的严密观察下进行。在用低能量饮食时，为了避免因食物减少而引起维生素和矿物质不足，应适量摄入含维生素 A、$B_2$、$B_6$、C，以及锌、铁、钙等微量营养素的补充剂。可以按照推荐的每天营养素摄入量设计添加混合营养素补充剂。一些临床观察结果发现，用上述中等程度低能量膳食 1 年后体重降低的效果，与用极低能量膳食的效果一样好，甚至更好（见表 12－5）。

**表 12－5　不同减体重措施对健康指标的影响比较**

| 指　标 | 单独控制饮食<br>（极低热量饮食） | 适量控制饮食结合运动<br>（适当限制总能量） |
|---|---|---|
| 最大摄氧量（$VO_2max$） | 降低 | 改善 |
| 瘦体重（FFM） | 损失 | 增加或保持 |
| 体脂肪% | 丢失少 | 丢失多 |
| 营养缺乏 | 容易发生 | 一般不会发生 |
| 胰岛素敏感度 | 不确定 | 改善 |
| 肌肉和韧带力量 | 降低 | 肌肉张力和韧带力量改善 |
| 体力 | 下降 | 改善，耐久力提高 |
| 静息代谢率（RMR） | 下降 | 保持或增加 |
| 精神状态 | 压力大 | 改善，对减体重有自信心 |
| 血清 HDL－C 水平 | 下降 | 提高 |
| 减体重计划 | 不易坚持 | 容易执行和坚持 |
| 减体重后反弹 | 容易发生 | 一般不会发生 |

对于饮食的控制应该循序渐进、逐步降低，不可骤然猛降。对成年轻度肥胖者，可按每月稳步减肥 0.5 kg～1.0 kg，即每天负能量 125 kcal～250 kca1 的标准来确定其一日三餐膳食的供能量。而对成年中度以上的肥胖者，当以每周减肥 0.5 kg～1.0 kg，每天负能量 500 kcal～1000 kcal 为宜，并应适当从严控制；但尽量勿使其每人每天膳食的供能量低于 1000 kca1，因为这是可在较长时间内坚持的最低安全水平。

在饮食总能量摄入减少的情况下，应注意各营养素的均衡。正常情况下，碳水化合物、脂肪和蛋白质三大供能物质的供能比例分别是 60%～70%、20%～25%、12%～15%。作为肥胖病人的膳食能量的分配应较正常要求适当降低碳水化合物的比值，提高蛋白质的比值，而脂肪的比值以控制在正常要求的上限为妥。故有人推荐三大供能物质的供能比例依次为 40%～55%、25%～30%和 20%～30%。但是膳食纤维不在限制之列。膳食纤维是一类食物中不被人体胃肠消化酶所分解的、不可消化的成分，已成为继碳水化合物、蛋白质、脂肪、无机盐和微量元素、维生素、水之后的第七营养素。由于其并不提供能量，而且能够吸水膨胀，增加饱腹感，减少食欲，因而对于减肥能起到很好的作用。但减肥期间仅仅通过饮食增加膳食纤维摄入量对于减肥作用不大，这是由于：①生活水平提高，粗粮、蔬菜摄入减少，即使增加饮食量也不会增加膳食纤维摄入量；②即使食用膳食纤维含量多的食物，往往也会造成总热量摄入增多，于减肥不利，所以有必要进行膳食纤维类制剂的补充。

## 第七节　目前减肥过程中的一些错误认识

### 一、快速减肥

研究发现，快速减肥一般是通过腹泻（脱水）的方式来达到目的，所减轻的只是身体的水分，对已存在的脂肪组织本身并无真正的作用，进食和饮水后体重会很快反弹。另外，脱水减肥也是一种危险的减肥方式。水分是人体重要的组成部分，具有保持人体内环境平衡的作用。脱水后，身体内环境遭到破坏，人体失去与外界保持平衡的功能，导致代谢紊乱和毒素在体内蓄积，这又进一步加重内环境紊乱，形成恶性循环。同时，腹泻可导致胃肠道功能失调、皮肤失去弹性、营养物质大量丢失。这种减肥者往往有头晕、乏力、厌食、抵抗力下降、精神萎靡、虚脱等表现，严重者甚至导致死亡。快速减肥和反弹的反复进行，给肥胖者带来的不仅仅是身体上的危害，更多的肥胖者则对减肥丧失信心，从而造成更大的心理压力。因此，世界卫生组织规定：减肥应遵循 0.5 kg/w～1 kg/w 和持续减重的匀速减肥原则。

### 二、多吃主食会发胖

主食是指我们平常所说的“饭”，包括米饭、馒头、面条等，在营养学上将其称之为碳水化合物，俗称“糖”，它是人体最主要的也是最直接、最经济的能量来源物质。现在许多人认为主食是引起肥胖的元凶之一，因此想通过不吃主食达到减肥或保持体形的目的。当然，过多的糖摄入尤其是精制糖会在体内转变成脂肪蓄积起来，但这也是由于总能量摄入超过了能量消耗造成的。想想人们还在为解决温饱问题而发愁的年代不是天天吃馒头、米饭这些主食吗，可那时候有多少人肥胖？而且脂肪在体内分解的过程中，需要有糖的一些代谢中间产物的参与，脂肪酸在体内分解代谢时产生的乙酰基需要与碳水化合物代谢产生的草酰乙酸结合才能进入三羧酸循环而最终被彻底氧化。当碳水化合物不足时，因草酰乙酸不足使得脂肪酸不能被彻底氧化分解，反而对减肥不利。因此，在减肥节食的过程中要控制食物的总摄入量，尤其是减少一些高脂肪的食物，而不可过分阻止主食的摄入。

### 三、减肥过程中吃得越少越好

适当地控制饮食对于减肥是有很大帮助的，但节食必须有限度，并不是吃得越少越好。过度节食，一方面容易引起胃肠道功能失调，影响身体健康，严重者会导致神经性厌食症；另一方面，会引起安静时代谢率降低，机体安静时能量消耗减少，并不利于减肥。

### 四、只要多运动就能减肥

机体活动，尤其是体力活动是人体热能消耗的主要因素，在激烈运动时机体的能量消耗比安静时提高 10~20 倍。因此，就能量消耗而言，运动减肥对所有人都有效，这是毋庸置疑的。但为什么有些人参加锻炼后体重不仅没减反而增加了呢？众所周知，减肥最基本的原理是能量的负平衡，即热能的消耗要大于热能的摄入。锻炼后体重不仅没减反而增加，不外乎两种情况：一是运动中消耗的热能不足；二是运动后摄入的热能物质过多。有些人认为，只要参加了锻炼就能减肥，不管能量消耗多少，运动后便大吃大喝，补充的热能远远超出了消耗掉的能量，这岂能不胖？由此可见，既坚持体育锻炼，又适当节食，才是正确的减肥之路。

### 五、减肥与力量训练无关

研究表明：随着年龄的增加，40 岁以后机体安静时代谢率（RMR）将以 1%~3%的速度逐年下降。RMR 的降低在很大程度上归咎于随年龄增加而导致的瘦体重（LBM）的减少，而力量训练能明显增加肌肉体积，提高瘦体重和安静时代谢率，因而增加能量消耗。

### 六、减肥应进行针对性的练习

腹部堆积着赘肉确实影响美观，而且脂肪在身体内均匀分布比集中在腹部对身体要好，这是因为腹部过多的脂肪会妨碍内脏器官的功能。所以，腹部肥胖的人有着强烈的减肥欲望，于是刻苦地进行腹部锻炼，希望能够减掉腹部脂肪。有人每天做上百次仰卧起坐动作，已做了几个星期，可是还不能缩小凸出的腹部。为什么呢？这是因为不是练哪儿就能减掉哪儿的脂肪，局部减肥几乎是不可能实现的。当机体要动用脂肪的时候，脂肪来自遍布全身的脂类物质，并非来自某运动部位的脂肪。仰卧起坐对增强腹部肌肉是很好的运动，但是不能使局部脂肪有效地消失。那么，怎样才能使脂肪消失呢？这一点似乎比较简单，只要使运动消耗的热量大于从食物中摄取的热量就行了。因此，要想减少局部脂肪，必须在全身锻炼的基础上，再进行局部运动，才会达到良好的效果，并且还要注意控制饮食。

# 第十三章　健美增肌与营养

健美是一项极富魅力的健身运动，是一门基于高强度的力量训练与摄入合理均衡营养的艺术。健美增肌的营养有其显著特点，与一般健身运动的营养补充不同，肌肉增长遵循“肌肉需先解离而后才重新建造”的增肌原理，其营养补充应该满足“热量摄入大于热量消耗”，这样才能保证肌肉生长所需要的足够热量。此外，合理地安排碳水化合物、蛋白质、脂肪的摄入量和比例，促进肌肉合成、抗分解的营养补充措施，都是肌肉增长的重要营养保障。

## 第一节　健美增肌原理

### 一、肌肉的结构和能量供应

#### （一）肌肉的结构

肌肉的组成成分中，蛋白质占肌肉干重的75％～80％，与收缩机制有关的蛋白质占肌肉蛋白质的50％～ 60％。肌肉收缩的物质基础是粗、细肌丝。

肌细胞（又称为肌纤维）是肌肉的基本结构和功能单位。每个肌细胞含有数百至数千条与肌纤维长轴平行排列的肌原纤维。肌原纤维由粗肌丝（主要由肌球蛋白组成）和细肌丝（主要由肌动蛋白、原肌球蛋白、肌钙蛋白）组成，全长都由暗带（A 带）和明带（I 带）呈交替规则排列，在显微镜下呈现有规律的横纹排列。肌肉收缩是由于肌小节中细肌丝在粗肌丝之间滑行造成的。

#### （二）肌肉收缩的能量来源

骨骼肌收缩时，肌纤维的收缩蛋白、肌球蛋白和肌动蛋白在连接与分离的循环过程中消耗能量，其能量来自 ATP 分子反应：

$$\mathrm{ATP}+\mathrm{H_2O}\xrightarrow{\mathrm{ATP}\text{酶}}\mathrm{ADP}+\mathrm{Pi}+\text{能量}$$

可见，ATP 能够直接为肌纤维利用，是肌肉收缩的直接能源物质。事实上，人体各种生理活动所需要的能量，基本都由 ATP 供给。ATP 是生物体内瞬时能量的供体，不是能量的储存形式，故有人形象地称呼 ATP 是能量流通的“货币”。人体 ATP 最终来源于糖、脂肪、蛋白质的氧化分解。

ATP 合成基本上是 ATP 水解构成的逆转：

$$\mathrm{ADP}+\mathrm{Pi}+\text{能量}\rightarrow\mathrm{ATP}+\mathrm{H_2O}$$

（三）健美增肌运动时的能量供应系统

细胞内可以提供能量合成ATP的分解代谢途径主要有三条，它们共同构成运动时的能量供应系统。

1. 磷酸原（ATP-CP）功能系统

磷酸肌酸（CP）分解释放能量合成ATP，由ATP和CP分解反应共同构成磷酸原功能系统。

2. 糖酵解功能系统

肌糖原和葡萄糖分解生成乳酸的过程中，释放能量合成ATP，构成不需要氧的糖酵解功能系统。

3. 有氧代谢功能系统

在有氧条件下，糖、脂肪和蛋白质被氧化分解生成二氧化碳和水的过程中，释放能量合成ATP，构成有氧代谢功能系统。

三大功能系统是紧密相连、不可分割的。人体处于不同的活动水平，耗氧量和代谢特点也不同，向机体提供能量的功能系统主次有别，但没有绝对的界限。

## 二、健美增肌训练是关键，营养是保证

增长肌肉体积是一门基于高强度的力量训练与摄入合理均衡营养的艺术。训练与科学的营养共同作用于肌肉才能促使它们恢复与生长，充足的睡眠和休息是身体在训练周期中最好的恢复。

（一）训练是关键

一般认为，“肌肉需先解离而后才重新建造”，健美训练实质上是一个不断进行的刺激—反应—适应过程，是一个肌肉结构与机能的破坏与重建的循环过程。

健美运动利用各种器械或徒手进行超负荷训练（包括逐渐增加负荷强度、训练次数、训练密度和运动总量等），使得做功的肌肉得到强烈的刺激，消耗大量能源物质，引起肌肉的微细结构产生一定程度的损伤，即所谓的疲劳，这也是为什么训练后肌肉产生酸痛感觉的原因。训练后的恢复期，如果在最短的时间内快速补充运动中所消耗的能源物质，使损伤的肌肉组织得以迅速修复，就能够促进肌肉体积与力量得到有效的改善和增长。

训练是如何刺激肌肉增长的？

原因一：训练引起的肌肉体积增大，主要原因是肌纤维增粗和肌纤维数目增加。

训练后需要安排有足够的恢复时间，因为在身体结构和机能重建完成后，在能量物质补充措施的帮助下，运动中所消耗的能量物质以及所降低的身体机能不仅能得以恢复，而且会超过原有水平，即超量恢复，这里指肌肉蛋白质合成增加。

原因二：肌纤维周围结缔组织增厚、肌肉毛细血管网增生以及肌纤维内其他内含物（肌红蛋白、磷酸肌酸、肌糖原等）增加，也是肌肉体积增大的原因 。

结缔组织增厚可以保护肌肉和神经接点，使肌力增强；肌肉中丰富的毛细血管为“浸浴”其中的肌细胞吸收氧气和营养物质创造了有利条件，有利于提高训练水平和促进肌肉更快生长；肌红蛋白、磷酸肌酸和肌糖原的增加提高了肌肉的氧和能量储备。这样，整个肌肉变得更为发达，力量得到提高，从而达到塑造体形的目的。

（二）营养是保障

健美圈里流传这样一句话，健美“一半靠练、一半靠吃”，这种说法不无道理。如果被破坏了的肌肉未能得到及时的恢复就继续进行高强度训练，这时机体尚未完成重建过程，不但不能提高运动能力，反而加重微细结构的损伤程度，使得身体疲劳发生积累，运动能力进一步下降，时间长了就会产生过度训练：肌肉生长缓慢、力量下降、肌肉长时间酸痛僵硬，并伴随精神状态不佳、疲劳感等症状，反而影响肌肉的生长。为了获得良好的恢复效果，除了要合理安排训练课内容，还要在训练后注意营养补充，这样才能保证肌肉持续、稳定的增长。

## 第二节　健美常见误区

### 一、过度限制脂肪

过多摄入脂肪不仅会引起肥胖，而且会使机体产生过量胆固醇，影响心血管系统的健康。因此，脂肪成为健美爱好者需要限制的营养素，20%的脂肪摄入量是较为合理的。许多健美爱好者常年采用无油饮食，将脂肪的摄入量控制在10%～15%，不仅影响体内睾酮的分泌，同时由于限制的脂肪部分主要是油，因而造成不饱和脂肪酸和维生素E的缺乏，并影响脂溶性维生素的吸收。

### 二、赛前过早限制食盐

有报道，健美运动员赛前发生低钾血症，导致肌肉抽搐并死亡。赛前减脂期间，健美运动员会通过控制热量摄入来达到减少皮下脂肪的目的。在赛前1周左右，会逐渐控制盐和水的摄入以进一步控制皮下水分和增加肌肉的清晰度。许多健美运动员赛前由于过早或过于严格控制所有电解质的补充，因而出现低血钾、肌肉抽搐的现象，这就需要合理地进行电解质的补充。即使在赛前1周，运动中丢失的除了钠以外的其他电解质都应该得到充足的补充。其实，影响皮下水分状态的主要是钠盐，而钾盐由于主要存在于细胞内而有利于增加肌肉的充盈度，所以赛前1周需要限制的主要是钠盐，而钾盐的补充则可以一直持续到赛前。可以服用除钠电解质胶囊对健美运动员进行钾盐等电解质的补充，从而有效地防止低血钾、肌肉抽搐的现象出现，同时一定程度上增加肌肉的充盈度。

## 第三节　健美增肌的科学训练

科学的训练是健美增肌的基础，训练不合理就不会有好的增肌效果。训练强度不够，肌肉没有达到应有的损伤水平，对肌肉生长的刺激不明显，肌肉生长就会缓慢；相反，训练强度超过了人体所能承受的范围，对肌肉的损伤过大，也不利于肌肉的修复和生长。目前，世界上已经摸索出很多行之有效的健美训练方法。以“韦德健美训练法”为例，该法采取的是循序渐进的超负荷训练原则，对不同层次的训练对象安排了不同重量、不同强度、不同组次、不同频率的训练方法，经过几十年不断的改进和充实，已经培养出为数众多的健美冠军，也证明科学训练对于健美增肌具有决定性的作用。

## 一、充足的营养

训练是基础，营养同样不能忽视。好的营养是生命的能源，更是健康和肌肉增长的保证。要想使肌肉得到更好的增长，在科学合理的营养方面有四大关键因素必须要做到：

（1）摄入足够的热量。

（2）补充优质原料。

（3）促进合成，减少分解。

（4）保持适宜激素水平。

## 二、充足的睡眠和休息

肌肉获得增长是在休息过程中进行的，因而睡眠对肌肉的逐渐增长显得非常重要。睡眠有助于生长激素的释放，帮助肌肉增长。为更好地提高睡眠的效果，需注意不要使训练时间过于接近上床时间，因为训练会使人受到刺激而引起兴奋和活跃。因此，在入睡前一定要使自己处于安静状态。

睡眠是保证能量补充和使人精力充沛的最好方法，一个好的睡眠是完成训练计划的保证。正常情况下，增肌的人每天大约需要 8 个小时的睡眠时间。

## 三、科学的监控

科学的训练计划和合理的营养方案必须建立在科学监控的基础上，而国内的健美运动者常采用的监控手段仅仅是测量围度、称体重、测皮褶厚度等，不能从根本上为训练计划和营养方案提供依据。针对以上情况，我们认为健美运动者们真正需要的是一套“运动营养智能化专家系统”，其内容应该包括以下几个方面。

### （一）体成分测试

运用简单、快捷、准确的测试仪器对身体成分做出分析，测试内容包括：瘦体重、脂肪、水分的重量、肥胖度的评估、健康状况的综合评定。此项测试可持续和动态地反映健美运动者的训练效果，并为下阶段训练计划的安排提供参考依据。

### （二）营养调查和营养配餐

根据健美运动者的膳食记录对其营养状况进行统计、分析，并根据运动者的体重、年龄和体成分情况做出个性化的营养配餐。配餐包括每餐不同食物的搭配和实际摄入重量，以及配餐的营养分析结果。

### （三）营养生化测试

选取具有代表性的血液或/和尿液指标进行生化测试，主要选择反映肌肉状态及蛋白质代谢的相关指标：血尿素（BU）、血清肌酸激酶（CK）、血清睾酮（T）。了解健美运动者的肌细胞在高强度训练后的恢复状况，了解健美训练造成的肌肉微细结构的损伤程度、肌肉蛋白质的分解及合成代谢状况和疲劳程度，以指导训练计划的安排和营养方案的制订，使身体得到最大程度的恢复。

1. 血尿素

体内蛋白质和氨基酸分解代谢产生氨，氨代谢的主要途径是在肝脏转变为尿素，经血液循环至肾脏排出体外。因此，尿素是体内蛋白质和氨基酸分解代谢的最终产物。正常生理活动时，尿素的生成和排泄处于平衡状态，使血尿素浓度保持相对稳定。运动时，肌肉中能量代谢平衡遭到破坏，蛋白质和氨基酸分解代谢加强，尿素生成增多，使血中含量增高。因此，血尿素可作为反映机体疲劳程度和评定机能状况的重要指标。

2. 血清肌酸激酶

人体骨骼肌、心肌、脑中都含有肌酸激酶，尤其骨骼肌最为丰富。正常时，血清肌酸激酶是由骨骼肌和心肌细胞中的肌酸激酶透过细胞膜进入血液的结果，其数量很少。运动引起肌细胞膜的通透性升高或肌细胞受到损伤，肌酸激酶大量进入血液循环，其中尤以肌肉牵拉的机械性损伤或产生血肿等原因较为重要。由于 CK 在血清中上升与细胞损伤有关，因此是评定疲劳程度和恢复过程的重要指标。一般情况下，血清肌酸激酶过高，表明运动负荷过大，身体未能恢复，需要调节运动负荷量。

3. 血清睾酮

在运动训练对人体形态和机能的改造中，睾酮起着重要的作用。身体机能良好时，血清睾酮水平变化不大，且有体能增强伴有血清睾酮增加的趋势；而在疲劳、过度训练或机能状态不好时，血清睾酮水平则会下降。所以，测定血清睾酮值可用以评定受试者的机能状态。需要注意的是，训练期前后进行取样比较时，受试者的状态应保持一致，如受试者处于安静状态，并且取样前一天运动负荷应大致相同，以避免短期因素掩盖长期训练对血清睾酮的影响。由于血清睾酮值的个体差异较大，因而仅用某一次血清睾酮测定值来评价受试者的血清睾酮水平是不全面的，应注意累计监测数据进行纵向比较更为有意义。在不受任何药物干扰的情况下，当运动员增加训练量后，血清睾酮值低于训练前的 25%以上，并持续不回升时，应对训练量进行调整。运动员理想的血清睾酮值是：男性 T>558 ng/dl，女性 T>37 ng/dl。

## 第四节　健美增肌的营养补充要点

增长肌肉体积是大强度的力量训练与合理营养完美结合的艺术。训练与科学的营养共同作用于肌肉才能促使它们恢复与生长。每个健身俱乐部都会配备专业的健身教练指导您的训练，但普遍缺乏具有专业认证的运动营养师。那么如何吃才算合理呢？根据对健美训练者多年的跟踪调查和实践经验的总结，得出健美训练者的每天增肌营养公式：

高能量+高蛋白+低脂肪+“促合成因子”=肌肉生长

如何才能保证科学合理的营养呢？首先，日常饮食非常重要，因为膳食是人类从外界获得能量和营养的最主要途径。日常膳食的合理与否，会直接影响到能量摄入是否充足、各种营养素摄入是否平衡以及能否满足肌肉增长的需要。

### 一、补充足够的热能

健美训练离不开能量的供给，肌肉收缩的动力来源于能量。健美训练时，人体内尤其是骨骼肌内，消耗的能量大大增加，肌肉的生长更是需要摄入充足的热量。因为每增加0.45 kg（约1磅）的肌肉，身体大约需要2500 kcal的热量。

为了保证肌肉的生长，能量摄入必须达到每天每千克体重50 kcal以上。比如，一个体重60 kg的人，要增长1磅的肌肉，每天需摄入能提供3000 kcal热量的食物。当能量储备充足以后，运动能力和肌肉做功的能力都会大大提高，从而增强训练的效果。以75 kg的健美运动者为例，他每天至少需要摄入3750 kcal以上的热量，1两米饭含有57 kcal的热量，那么3750 kcal的热量就需要大概6.5斤米饭。所以，单纯靠吃米饭来提供如此之多的热量是不可能的，这就要求我们除了主食的补充以外，还要多方面地选择食物来源。

著名的《Flex》杂志编辑克里斯·斯科特曾说过：如果你摄入的热量小于消耗的热量，就不可能长体重。想增大肌肉体积的人需要进行负重训练，提高热量摄入并多休息，这是一个综合的过程。肌肉是人体新陈代谢的调节器，肌肉增多了，新陈代谢速度就会提高。所以，你需要摄入更多的热量来保持增多的肌肉。

## 二、合理安排碳水化合物、蛋白质、脂肪三大营养素的摄入量

### （一）合理安排三大营养素的能量摄入比例

健美营养专家推荐（2004年）：健美增肌过程中，为了保证增肌训练的强度和训练后肌肉超量恢复所需要的能量，应该保证碳水化合物的摄入达到总热量摄入的55%～60%；为了满足肌肉生长所需要的原料，需要保证适宜的蛋白质摄入量达到总能量摄入的25%～30%；同时控制脂肪摄入量为15%～20%。也有专家支持健美运动三大营养素的摄入比例是：碳水化合物占60%～65%，蛋白质占15%～20%，脂肪占20%。

### （二）补充足够的碳水化合物

健美训练时能量主要由糖原提供。糖原是碳水化合物在肝脏和肌肉中储存的形式，称为肝糖原和肌糖原。

进行健美训练时如何安排糖的补充？

（1）补充时间：在训练或比赛前或早餐时摄入富含碳水化合物的膳食，为训练提供足够的能源做好准备。为了得到良好的训练效果，还须注意在运动前、中、后补充运动饮料。此外，训练后的一餐对健美运动者来说同样至关重要，摄入适当的碳水化合物可以将训练造成的肌肉分解供能状态转变为增大肌肉体积的合成状态。

（2）补充糖量：国际健美联合会营养专家克里斯·艾科特建议，碳水化合物的摄入量一般是每日每千克体重：女性为4.4 g～5.5 g，男性为5.5 g～7.7 g。

（3）糖的食物来源：血糖指数（GI）是指各种食物摄入后血糖和胰岛素增加的程度。葡萄糖血糖指数为100，85～100为高GI，60～85为中GI，60以下为低GI。应该选择中低血糖指数的食物进行（见表13－1）补充。摄入高GI指数食物的副作用，一方面引起血糖和胰岛素水平的波动；另一方面，会刺激引起可怕的分解代谢。因为机体会分泌另一种激素——胰高血糖素，这种激素可导致分解代谢，破坏肌肉组织。

大负荷训练会耗尽肌肉的氨基酸和糖原储备（后者是训练时的主要能量来源）。随着训练的进行，机体不断消耗肌肉的糖原储备。如果糖原储备过低，就会迫使机体改变能量来源——动员更多的蛋白质作为燃料。一部分蛋白质来自食物，而大多数来自肌肉，这势

必造成肌肉蛋白的分解，不利于肌肉体积的增长。因此，这就是碳水化合物作为健美训练时的主要能量来源的另一个原因——为了节省蛋白质。有研究显示，补充碳水化合物能明显降低血液中蛋白分解产物——尿素的浓度，从而起到节约蛋白质、促进肌肉合成的作用。

**表 13-1 血糖指数水平与常见食物列表**

| 高 GI | 中 Gl | 低 GI |
|---|---|---|
| 白面包 | 通心粉 | 苹果 |
| 葡萄干 | 面条 | 桃 |
| 香蕉 | 麦片粥 | 烤土豆 |
| 蜂蜜 | 土豆片 | 豌豆 |
| 蔗糖 | 黑葡萄 | 果糖 |
| 葡萄糖 | 绿葡萄 | 乳类 |
| 麦芽糊精 | 橘子 | 番茄汤 |

### 三、补充优质蛋白原料

健美训练是通过“超负荷”引起的“超补偿”，从而使肌肉增粗增多的。要想达到“超负荷”必须有足够的能量来源，而做到“超补偿”又必须有丰富的修复材料。蛋白质就是肌肉的修复材料。尽管碳水化合物和蛋白质二者产能相同，但其供能顺序不同（先是碳水化合物，然后才是蛋白质），因此健美训练前后的饮食应合理安排。

训练前的一段时间内，为了增加和维持体内糖原的储备，应该逐渐增加碳水化合物的摄入；训练后，以修复受损的骨骼肌组织为主，应增加蛋白质的摄入。

健美增肌应该怎样安排蛋白质的补充？

原则一：不同蛋白质食物搭配食用，生物价值更高。

这是因为不同的食物蛋白质中必需氨基酸组成不同，混合食用以后，在人体内重新构成组织蛋白质的时候，可取长补短，从而提高其生物价值，这就是食物蛋白质的互补作用。一般来说，蛋白质的食物来源差别愈大，搭配的种类愈多，其互补作用就愈大。研究表明，各种氨基酸必须同时摄取才能达到最高的利用率，摄取时间若间隔 1 h～2 h，其利用率将受到一定的影响。因此，在训练期进行膳食调配时，蛋白质的来源要多样化，多种食物要混合食用并要防止将富含优良蛋白质的食物集中在一天或一餐食用，应平均分配，以提高其生物价值。

原则二：为了满足肌肉的生长，蛋白质的摄取量需达到每日 1.6 g/kg～2 g/kg。

不少健美运动者都相信蛋白质吃得越多越好，其实不然。研究发现，肌肉增长和蛋白质摄入量是有一定的相关性，但是在 1.6 g/kg～2 g/kg 体重左右较为适宜。蛋白质摄入过少，肌肉合成的原料不足，会影响肌肉的增长；蛋白质摄入过多，多余的蛋白质并不能进一步促进肌肉的增长，反而增加热量的摄入，同时增加肝、肾的负担。

原则三：尽量选择低脂肪、低胆固醇的蛋白质来源。

我们来算算这样一笔账：对于一名 75 kg 的健美运动者，他每天需要摄入蛋白质为

150 g，如果是从牛肉或者鸡蛋摄入的话，需要摄入牛肉 750 g，或者草鱼 835 g。这个数字对于大多数人来说是非常多的，我们姑且让他吃下这么多的食物，但我们还会发现，他的脂肪摄入量也是非常多的，牛肉来源的脂肪摄入量为 18 g 左右，草鱼来源的为 43 g 左右。因此，单纯从肉类摄取蛋白质，即便选择低脂肪肉类，脂肪摄入量也是比较可观的，更不用说选择猪肉、肥牛、带皮鸡肉等脂肪含量较高的肉类来源了。

在食物补充的同时，为了有效控制脂肪摄入量可以选择乳清蛋白。乳清蛋白是最好的蛋白质来源，它不仅含有丰富的氨基酸，而且其合适的氨基酸组成比其他的蛋白质更易于被人体利用，而组建成自身的肌肉蛋白。

### 四、一天进餐多次

贯穿全天多次进餐可持续为肌肉提供生长所需的营养，使机体保持在合成状态。除了每天补充增肌粉之类的运动营养食品 1～2 次外，还应正式进餐 3 次以上，且每餐的营养应丰富且均衡，不仅包含一定量的蛋白质和碳水化合物，还应包括膳食纤维、维生素和无机盐等营养素。

### 五、补充足够的水

健美运动者需要的水比普通人更多，因为与普通人相比，健美运动者摄入了更多的蛋白质及其他的营养素，营养素的运输以及代谢废物的清除都需要大量的水。与此同时，伴随运动排汗的增加，身体会丢失大量的水。身体缺水会引起代谢废物在体内堆积，同时肌细胞体积下降，影响肌细胞内蛋白的合成。除了平时要注意补水，伴随每一次运动合理补水对提高运动质量也至关重要。

补充方法：运动前两小时，补充 250 ml～500 ml 的液体；运动前即刻，补充 125 ml～250 ml 的液体；运动中，每隔 15 min～20 min 补充 120 ml～250 ml 液体；运动后，体重丢失多少，则补充多少液体。需要指出的是：不要口渴了才补充，更不要补白水，因为白水会加重水及其他营养素的丢失。同时，尽量避免用碳酸饮料、浓果汁、茶、咖啡、啤酒来补水，最好用运动饮料，不仅补水，还能补糖、补维生素和电解质。

# 第十四章 儿童、青少年的运动与营养

## 第一节 儿童、青少年运动营养需求

### 一、能量

根据青少年学生时期的生长发育特点，此时期的能量供给要考虑到基础代谢、生长发育和运动活动这三方面。

（一）基础代谢

基础代谢是指人体在基础状态下的能量代谢，基础代谢所消耗的能量是人体最基本的能量消耗。所谓基础状态，是指满足以下条件的一种状态：清醒、静卧，未做肌肉活动；前夜睡眠良好，测定时无精神紧张；测定前禁食 12 h～14 h；室温保持在 20℃～25℃。青少年学生基础代谢所需的能量占总能量的比例高于成人，其体重和体型的不同也影响基础代谢，体型越高大，体表面积就越大，机体向外界散热就越大，基础代谢也就越高。

（二）生长发育

机体生长发育中形成新的组织以及组织的新陈代谢均需要能量。生长发育所用的能量占总能量的比例随年龄的增长而下降，一般来说，9～17 岁时生长发育耗能占总能量的1%～2%。

（三）运动活动

运动活动所需要的能量在青少年学生能量消耗中占有重要部分，运动所消耗的能量主要取决于运动的强度和时间。

青少年学生具体能量摄入推荐量见表 14－1：

**表 14－1 我国普通青少年学生营养膳食能量推荐摄入量（单位：kcal/d）**

| 年龄（岁） | 男 | 女 |
|---|---|---|
| 9 | 2000 | 1900 |
| 10 | 2100 | 2000 |
| 11～13 | 2400 | 2200 |
| 14～17 | 2900 | 2400 |

### 二、宏量营养素

（一）碳水化合物供给

碳水化合物的主要功能是提供能量，其在体内以糖脂和糖蛋白的形式发挥多种作用。

此外，碳水化合物中的膳食纤维，对刺激肠蠕动、排便和预防便秘有一定功效。对于处于生长发育期的青少年学生来说，在体内保持足够的糖原储备是十分必要的。因此，要注意摄取含碳水化合物丰富的食物，如米饭、馒头等。中国营养学会在2000年提出的建议是：普通青少年学生碳水化合物供能占总能量的比例应为55%～65%。

（二）蛋白质供给

青少年学生正处于生长发育阶段，此阶段按单位体重计算所需蛋白质最多，蛋白质的相对供给量要高于成人。中国营养学会在2000年提出了我国普通青少年学生蛋白质的膳食推荐摄入量（见表14－2）。

**表14－2　我国普通青少年学生膳食蛋白质推荐摄入量（单位：g/d）**

| 年龄（岁） | 男 | 女 |
|---|---|---|
| 9 | 65 | 65 |
| 10 | 70 | 65 |
| 11～13 | 75 | 75 |
| 14～17 | 85 | 80 |

青少年运动人群的日常活动量高于普通的青少年学生，针对这一情况，我国陈吉棣教授建议：青少年运动人群每天需要比同龄人增加摄入10 g～20 g蛋白质。

在众多蛋白质中，动物蛋白质和大豆蛋白质的质量好，氨基酸组成形式符合机体组织细胞合成的需要，有利于吸收利用，属于优质蛋白质。优质蛋白质摄入量应占蛋白质摄入总量的30%以上。

（三）脂肪供给

处于青春期的青少年学生出现生长发育的高峰，生长速度明显加快，能量需要也达到高峰，食物摄入量明显增多，但脂肪供能在总能量中的比例却有所下降。2～7岁的儿童膳食摄入脂肪的能量占总能量的30%～35%，7～17岁的青少年其比例减少到25%～30%。脂肪中的多不饱和脂肪酸对细胞膜功能、基因表达、心血管疾病防治和生长发育等方面有重要作用，但也有潜在的脂质过氧化作用；单不饱和脂肪酸具有预防心血管疾病的功效，但没有脂质过氧化作用。因此，青少年学生应注意多摄入含单不饱和脂肪酸较多的植物油，少摄入含饱和脂肪酸较多的动物脂肪。

## 三、微量营养素

（一）维生素供给

维生素的种类很多，青少年学生对不同种类维生素的需要也有所差别。

1. 维生素A

维生素A参与细胞的增生和分化，与生殖系统的发育和功能有关，并且其有助于保持良好的视力。维生素A的缺乏会引起眼干燥症、疾病抵抗力下降等症状。我国青少年学生推荐维生素A每天摄入量：男子为800 μg，女子为700 μg。同时，青少年学生在补充维生素A时还应该特别注意，由于维生素A属于脂溶性维生素，因此其在体内具有蓄积性，长期大量摄入会引发中毒现象。

2. 维生素 $B_1$

维生素 $B_1$ 与能量代谢关系密切，能量消耗越多，所需维生素 $B_1$ 就越多。青少年学生学习压力大，再加上处于生长发育阶段，所以对维生素 $B_1$ 的需要量也高。缺乏维生素 $B_1$，可导致运动神经系统和感觉神经系统的障碍。普通青少年学生的建议维生素 $B_1$ 摄取量为 0.41 mg/1000 kcal～0.55 mg/1000 kcal，即每提供 1000 kcal 能量，同时提供维生素 $B_1$ 0.41 mg～0.55 mg。

相对普通的青少年学生，青少年运动人群的运动活动量较多，因此青少年运动人群的建议维生素 $B_1$ 摄取量为 1 mg/1000kcel。

3. 维生素 $B_2$

维生素 $B_2$ 主要的生理作用是参与生物氧化，缺乏则会出现口角炎、舌炎、皮炎等症状。基于维生素 $B_2$ 存储能力较小的特点，在补充维生素 $B_2$ 时，不应断断续续，要遵循适量长期的原则。青少年学生的建议维生素 $B_2$ 摄取量见表 14－3。

**表 14－3 我国青少年学生维生素 $B_2$ 每日推荐摄取量**

| 年龄（岁） | 推荐摄入量（mg/d） |
|---|---|
| 7～11 | 1.0 |
| 11～13 | 1.2 |
| 14～17 | 1.5（男）<br>1.2（女） |

4. 维生素 C

维生素 C 与组织生长发育和修复有关，同时具有防止骨质脆弱和牙齿松动的作用。维生素 C 还可以促进铁的吸收，保持机体的免疫能力。缺乏维生素 C 会导致坏血病。青少年学生处于生长发育期，对于维生素 C 的需要较成人要多，我国普通青少年膳食维生素 C 每日的推荐摄取量为 100 mg。由于过量服用维生素 C 会引起腹泻，甚至出现泌尿系统结石，因此应该依据推荐量科学适量地进行补充。相对于普通青少年学生，我国专家建议青少年运动人群维生素 C 的推荐供给量为 35 mg/1000kcal～40 mg/1000kcal。

5. 维生素 D

维生素 D 具有调节钙磷代谢、维持血钙水平稳定的作用，同时在促进骨骼和牙齿的生长发育方面也起到了重要的作用。青少年学生如果维生素 D 摄入不足，则会发生轻度佝偻病和骨质软化症。维生素 D 在体内同样具有蓄积性，故应控制其摄入量。我国青少年学生推荐维生素 D 的摄入量为 5 $\mu$g/d。

6. 维生素 E

维生素 E 为人类必需的营养素，作为一种功能卓越的抗氧化剂，可以保护细胞膜、细胞骨架及细胞蛋白质免遭自由基的攻击，从而具有抗肿瘤、维护免疫系统功能的作用。维生素 E 的缺乏会导致肌肉营养不良、神经系统功能异常、循环系统损害等症状。同时，过量服用维生素 E 会引起恶心、呕吐、腹泻等胃肠道不良反应。我国普通青少年学生推荐维生素 E 的摄入量为 14 mg/d。青少年运动人群维生素 E 的摄入量应比普通青少年学生高，但目前还没有出台具体的其摄入推荐值。

（二）矿物质和微量元素供给

1. 钾、钠、钙、镁

钾离子对于维持正常肌肉神经细胞兴奋性和心肌功能具有重要作用，因此青少年学生应该多吃些含钾较高的绿色蔬菜、水果，并且在天热和运动中大量出汗时还应注意补充含有钾盐的运动饮料。

钠离子在维持体内水电解质平衡和酸碱平衡上起到重要作用。青少年学生在进行体育运动后，大量出汗，可导致钠离子的大量丢失，此时如果只补水不补钠，则会产生低血钠症。钠的补充也可以通过饮用含有钠盐的运动饮料来实现。

青少年学生时期骨骼生长迅速，对钙的需求很高。骨骼增长高峰女子为10～14岁，男子为12～16岁，18岁后增长速度放慢。在此期间，保证钙摄取量的充足对于骨骼发育和骨骼健康十分重要。因此，青少年学生应注意加强钙的补充，并且同时还要注意所补充的钙的质量，需要增加各种奶制品的摄取。

镁离子参与肌肉兴奋时的收缩，机体缺镁时会出现抽搐现象。含有叶绿素的蔬菜是镁的良好来源，同样如果大量出汗，则应该补充含有镁盐的运动饮料。

我国普通青少年学生的钾、纳、钙、镁推荐摄入量见表14－4。

**表14－4　我国普通青少年学生的钾、钠、钙、镁推荐摄入量**（g/d）

| 年龄（岁） | 钾 | 钠 | 钙 | 镁 |
|---|---|---|---|---|
| 7～11 | 1.5 | 1.0 | 0.8 | 0.25 |
| 11～13 | 1.5 | 1.2 | 1.0 | 0.35 |
| 14～17 | 2.0 | 1.8 | 1.0 | 0.35 |

相对普通青少年学生，青少年运动人群的日常活动量较多，因此青少年运动人群的钾、钠、钙、镁推荐摄入量会相应有所增加（见表14－5）。

**表14－5　我国青少年运动人群的钾、钠、钙、镁推荐摄入量**（g/d）

| 年龄（岁） | 钾 | 钠 | 钙 | 镁 |
|---|---|---|---|---|
| 7～11 | 2～5 | 1～3 | 0.8～1 | 0.3～0.4 |
| 12～17 | 3～6 | 2～4 | 1～1.2 | 0.4～0.5 |

2. 锌、铜、铁、硒

锌离子具有多种生物功能，最重要的是参与多种酶的组成，与酶的活性有关。青少年学生锌缺乏将会引起生长迟缓、性成熟受阻、雄激素浓度下降以及瘦体重减少等现象。在进行锌的补充时应注意锌的可耐受最大摄入量，不可过量，以免出现毒副作用，并影响其他金属矿物质的吸收。

铜离子是生物催化剂，能够维持机体的造血机能，并具有促进结缔组织形成，维护中枢神经系统功能的作用。铜缺乏可以引起血管疾病。

铁离子在机体中参与氧的运载、交换和组织呼吸过程。青少年学生生长发育快，瘦体重和血容量增加，对铁的需要量增加。铁缺乏可引起缺铁性贫血。因此，青少年学生应该多摄入铁含量高的食物，如猪肝、黑木耳、海带等，并且为了确保铁的吸收率还可配合一些食用补铁剂。

硒在机体内具有抗脂质过氧化、清除自由基、保护生物膜等重要作用。含硒较高的食物有动物内脏、海产品、肉类等。

我国青少年学生推荐的锌、铜、铁摄取量见表 14−6。

**表 14−6 我国青少年学生锌、铜、铁推荐供给量**（mg/d）

| 年龄（岁） | 锌 | 铜 | 铁 |
| --- | --- | --- | --- |
| 7～11 | 13.5 | 1.2 | 12 |
| 11～13 | 16 | 1.8 | 17 |
| 14～17 | 18 | 2.0 | 22 |

相对普通青少年学生，青少年运动人群的日常活动量较多，因此青少年运动人群推荐的锌、铜、铁摄取量会相应有所增加（见表 14−7）。

**表 14−7 我国青少年运动人群推荐的锌、铜、铁摄入量**（mg/d）

| 年龄（岁） | 锌 | 铜 | 铁 |
| --- | --- | --- | --- |
| 6～9 | 15～20 | 2.5～3.0 | 20 |
| 10～12 | 20～25 | 3.0～3.5 | 20 |
| 13～17 | 20～25 | 3.0～3.5 | 25 |

### 四、膳食纤维

膳食纤维是指不能被人体小肠消化吸收，而在人体大肠内能部分或全部发酵的可食用的植物性多糖成分及其类似物质的总和，包括纤维素、半纤维素，果胶、树胶、木质素以及相关的植物物质。根据膳食纤维的溶解性，科学家们将其分为可溶性纤维（soluble fiber）和不可溶性纤维（insoluble fiber）。绝大部分植物性食品都含有两种纤维，只是比例有多有少而已，而且成熟的、过熟的以及谷皮较多的食物中，膳食纤维的含量比精细的谷物制品如精白粉、精白米、嫩蔬菜中的含量高得多。由于人体并不含有分解膳食纤维的酶类，所以膳食纤维在小肠内不能被消化吸收，而只能在大肠内受细菌发酵的作用而分解。

根据研究，膳食纤维在人体内具有重要作用：①降低血胆固醇水平，预防心脑血管疾病；②促进胃肠蠕动，减少便秘、肠道疾病的发生；③预防糖尿病；④控制体重。

美国膳食纤维专家委员会提出美国健康成年人的膳食纤维推荐量为每人每日摄入 20 g～35 g 为宜，或以每千卡（4.2 MJ）能量摄入 10 g～13 g。中国营养学会 1998 年推荐的膳食纤维每日摄入量为 24.9 g～36.4 g。对于儿童青少年来讲，由于膳食纤维降低了食物中的能量密度，影响其他营养素的消化吸收，因此过高的膳食纤维摄入对身体的生长发育不利。

# 第二节　青少年体质健康与营养

## 一、常见的体质健康问题

处于儿童青少年时期的中小学生是人体出生后生长发育最快的阶段，而且也是心理、智力发育和成熟的关键阶段，其健康成长关系着国家和民族的兴衰。因此，关注青少年学生的健康成长是家长、学校和社会的重要责任。

影响青少年学生体质健康的因素包括生活方式、环境因素、生物因素和卫生服务水平等。其中生活方式和行为是现代社会中影响青少年学生健康最主要的因素。有数据表明，人的健康10%～15%取决于医疗保健，15%～20%来自于遗传，20%～25%依赖于环境，生活方式和行为则占50%～55%。尽管现在随着社会经济的发展，人们生活水平日益提高，但青少年学生的体质健康方面仍然存在许多不容忽视的问题。例如，儿童青少年营养不良和营养过剩的"双峰"现象，一方面身材瘦长、低体重的"豆芽菜"没有减少，另一方面肥胖儿童却在急剧增多。早在1994年3月，两位全国政协委员在全国政协第八届二次会议上就呼吁，我国青少年学生体质健康状况存在令人担忧和亟待解决的问题。2000年及2002年全国学生体质健康调研结果显示，青少年学生体质健康存在很多问题，主要包括以下几个方面。

### （一）速度、爆发力、力量等素质继续呈下降趋势

与2000年相比，2002年我国学生的速度、爆发力、力量等素质继续呈现下降趋势，除反映速度素质的50米跑成绩下降幅度较小外，其余各方面素质的下降幅度明显。

与2000年相比，2002年反映下肢爆发力的立定跳远水平有75%的年龄组呈下降趋势，7～18岁男生平均下降1.75 cm、女生平均下降1.00 cm（其中，7～12岁的小学生平均下降0.33 cm、13～18岁的中学生平均下降2.4 cm、19～22岁的大学生平均下降5.1 cm）。

反映腰腹肌力量的仰卧起坐（女生）水平与2000年相比，7～12岁小学女生、13～18岁中学女生、19～22岁大学女生分别平均下降2.8次、3.7次、3.4次。（由于2000年调研指标中没有男生仰卧起坐指标，因此，无法对男生仰卧起坐指标进行比较。）

### （二）反映肺功能的肺活量指标继续呈下降趋势

2002年，青少年学生的肺活量在2000年比1995年下降的基础上，又有所下降。7～18岁男女学生的平均肺活量与2000年相比分别下降了168 ml、78 ml，19～22岁大学生的情况基本相同。

### （三）超重及肥胖学生明显增多，已成为城市学生的重要健康问题

2002年监测结果显示：学生中的肥胖检出率，在2000年比1995年上升的基础上继续上升。其中，7～18岁城市男生由1995年的3.98%上升为2000年的8.86%和2002年的11.50%，城市女生由1995年的3.46%上升为2000年的5.60%和2002年的7.74%；乡村男生由1995年的0.9%上升为2000年的2.74%和2002年的4.48%，乡村女生由1995年的1.97%上升为2000年的2.43%和2002年的4.27%。

7～12岁小学生是肥胖检出率最高的人群，男生在10～12岁年龄段最高，女生在13～15岁年龄段最高，尤其是城市男生，肥胖检出率上升最快，其中10～12岁城市男生由1995年的6.05%上升到2000年的11.68%和2002年14.46%。男女生肥胖的发生均有年龄提前的趋势，这提示我们学生体质健康与营养教育应该从低年龄抓起。

学生体质健康方面存在问题的原因是多方面的，不同地区存在的问题也不尽相同，其原因亦各异。学生体能下降、肺活量下降、肥胖比例增加的主要原因是学生体育锻炼不足(包括时间和强度均不够)，这其中既有学校场地不足、时间安排以及体育活动内容安排上的问题，也有学生自身缺乏刻苦锻炼的毅力问题。人们生活水平的普遍改善，热量、脂肪等摄入过多以及食物结构的不合理，加之科学营养知识的宣传普及滞后，更加导致了学生肥胖的发生。另外，随着社会生活节奏的加快，社会竞争加剧，由此导致的升学压力大、精神紧张也是影响学生健康的不可忽视的原因。

如何提高学生体质和促进学生身体健康是当前社会、学校及家长所面临的一个十分重要的任务，其中科学规律的运动和合理均衡的营养是两个非常重要的方面。适度的体育锻炼只被证实是一个健康行为，有利于提高身体健康和心理健康。随着学校素质教育的普及，体育锻炼已经成为学生生活中必不可少的一部分，它不仅可以促进青少年的生长发育，更重要的是保证他们有强健的体质以应付繁重的学习。合理均衡的营养同样可以促进青少年学生的生长发育和身体健康，并且有利于他们进行科学的体育运动，享受运动带给他们的乐趣和健康。然而，目前科学营养知识的缺乏，严重阻碍了这一目标的实现，不仅导致体质下降，甚至影响到了身体健康。另外，不合理的体育锻炼常常导致青少年学生在课堂上无精打采，体力活动和学习不能二者兼顾。因此，如何做到给予青少年学生合理的营养补充以保证其体育锻炼、紧张学习和生长发育的共同需要，也成为提高青少年学生体质健康的重要内容。

## 二、青少年肥胖的运动及营养干预措施

### (一) 青少年学生肥胖的运动干预措施

防治肥胖的最基本原则是使人体长期持续地处于能量摄取与消耗的负平衡状态，这对于青少年肥胖人群来说也是如此。但是，青少年人群又不同于成年人，因为他们还处于生长发育阶段，所以在处于一定程度能量负平衡的同时还要保证充足的营养素摄入，满足身体生长发育的需要。现在治疗肥胖常用的方法有饮食治疗、运动治疗、药物治疗和手术治疗等。各种治疗方法一般都以减少热量摄入为基础。化学减肥药物治疗通过抑制食欲、减少吸收、提高代谢水平等途径达到减肥的目的，但并非对所有人群都有效，并且它还有一定的副作用。手术治疗虽然有效，但仅适用于非常肥胖的患者，而且还有不少手术并发症。目前认为，控制饮食和积极运动仍然是治疗青少年肥胖的两个主要手段，尤其是运动疗法比较适合青少年人群使用。关于运动减肥的机理以及运动减肥的运动处方，前面章节已经有比较详细的介绍，这里不再进行详细说明。但是，青少年减肥一定要注意不能减得过快过猛，以免影响到生长发育和身体健康，并且青少年一定注意不能进行大负荷的力量练习，以免骨骺过早愈合，影响到骨的生长和身高的增长。

### （二）青少年学生肥胖的营养干预措施

1. 饮食疗法

原则上，青少年肥胖的饮食处理与成人有所不同。儿童和青少年正处在机体生长发育的高峰期，如何在保证足够的营养供应和减轻体重两方面选择一个最佳的平衡点，确实是一件不太容易做到的事。一般来说，为了避免影响青少年儿童的生长发育，饮食疗法应本着宜宽不宜紧的原则，一些比较激进的饮食治疗方法，如禁食疗法、半禁食疗法都不宜采用。青少年减脂期间饮食总原则如下：

（1）在控制总热量摄入的基础上，保证减肥期间的营养均衡。饮食治疗所提供的能量应能保证青少年学生完成日常生活、学习和体育锻炼的需要。

（2）教育青少年学生养成不吃零食的习惯，尤其要注意避免高脂肪、高热量的零食，如巧克力（脂肪含量在40%以上，高于肥瘦猪肉的脂肪含量）、花生（脂肪含量在44%，一两花生相当于二两猪肘子肉）等。切忌高油脂的食物，如油炸食品。

（3）采用饮食和运动联合治疗的方法来帮助严重肥胖学生减肥比单纯使用饮食疗法的效果好。选择各种各样低热量、高营养素含量的食物，如脱脂奶类、蛋类、鱼类、豆腐等。选择“好”的碳水化合物：应该选择含高纤维素的碳水化合物，如各类粗粮、杂粮、全麦谷物、水果、蔬菜、含有低聚糖的运动饮料等，它们都属于“好”的碳水化合物，可以防止胰岛素水平的剧烈波动，减少脂肪在机体内的合成。有专家指出，控制孩子体重直线上升最有效、最方便的方法是限制他们看电视和打游戏机的时间。在美国，一项对192名小学4年级学生所做的调查中发现，每天只看1小时电视（包括玩游戏机）的学生，9个月后体重比那些没有对看电视时间做出限制的学生体重要轻一些。

2. 配合运动使用营养食品

（1）左旋肉碱。左旋肉碱（L-carnitine）作为一种类维生素的重要营养物质存在于体内，是脂肪代谢过程中一种酶的组成成分。它能够作为脂肪酸运输的载体，以乙酰基左旋肉碱的形式将中长链脂肪酸从细胞线粒体膜外转移到膜内，在线粒体基质中氧化产生能量，因此有利于加快脂肪的代谢。左旋肉碱在人体内能够由赖氨酸、蛋氨酸、烟酸等物质少量合成，饮食中也能摄入一些，但一般人只能从膳食中吸收50 mg，动物肉是左旋肉碱的主要食物来源。在减肥运动过程中，建议每天左旋肉碱的摄入量不应少于250 mg～500 mg。左旋肉碱的充足，有利于脂肪的顺利运输，因此运动时补充左旋肉碱可以加速脂肪燃烧，从而达到消耗体脂的效果。

（2）增加饱腹感类的营养食品。减重期间可以使用一些增加饱腹感、减少食欲类的运动营养食品，如魔芋、可溶性膳食纤维等。它们可以在胃中吸水膨胀，达到抑制食欲、产生饱腹感且促使食量下降等作用。

## 三、青少年肌力下降的运动及营养干预措施

### （一）增强青少年学生力量素质的运动干预措施

科学的运动训练是肌力增加的基础，训练不合理就不会有好的力量增长效果。训练强度不够，肌肉没有达到应有的微细损伤水平，对肌肉生长的刺激不明显，肌肉就会生长缓慢；相反，训练强度超过了人体所能承受的范围，对肌肉的损伤过大，也不利于肌肉的修复和生长。

青少年学生由于其身体生长发育特点，在进行力量训练时需要注意以下几方面：

(1) 青少年骨骼发育主要表现为长骨的快速增长，骨的弹性大而硬度较小，容易弯曲发生畸形。因此，要特别关注自己身体的正确姿势，在安排大负荷量、高强度的力量和耐力练习时要谨慎，避免引起运动损伤。

(2) 青少年肌肉的增长主要表现为长度的增加，肌肉横断面积小，肌纤维细长，肌肉水分多，蛋白质和无机盐较少，肌肉力量和耐力较差，易疲劳，但恢复较快。因此，不能安排较大负荷量和较长时间的力量训练。

(3) 在发展主要肌肉群的同时，也要注意发展那些发展慢的肌肉群，加强胸、腰、腹部肌肉的锻炼；要注意使大肌肉群的力量练习（如屈前臂肌群）和发展小肌肉群的力量练习（如屈手指肌群）配合起来进行；要使身体某个部位的力量练习和身体的整体力量练习配合起来。

(4) 力量练习前要做好准备活动，练习时注意力应集中在活动的部位，呼吸与动作要配合好，不要长时间憋气；力量练习时，如果练习的负荷大，练习次数就要减少，力量练习必须经常进行，并要逐渐增加练习的负荷，才能收到最佳效果；力量练习后，要做好放松调整，如抖动、自我按摩等，这样可以防止肌肉僵化，提高肌肉弹性。

### （二）增强青少年学生力量素质的营养干预措施

增长肌肉力量是一门基于科学的力量训练与摄入合理均衡营养的艺术。训练与科学的营养共同作用于肌肉才能促使它们恢复和生长。这个问题可以用地震来比喻，发生地震后，原来的建筑被破坏掉了，以后就会在此基础上重建更坚固的建筑。增肌也是如此，锻炼的目的就是破坏原有的肌肉组织，之后被破坏的肌肉组织会重新组建，并且比原来更为强壮。因此，在力量训练后肌肉通常会有酸痛感。锻炼时，要保证一定的训练负荷量，让肌肉逐渐适应更大的运动量；同时要保证充足的营养供给，满足肌肉快速增长的需求。下面就从增加肌肉力量的膳食和运动营养食品补充两个方面详细介绍。

#### 1. 提高青少年学生力量素质的膳食营养干预措施

(1) 补充足够的热能。人体在维持生命和各种活动时均需要消耗一定的热能，力量训练更离不开能量的供给。肌肉收缩的动力来源于能量，力量训练时，人体内尤其是骨骼肌肉，消耗的能量大大增加。肌肉的生长更是需要摄入充足的热量，因为每增加 0.45 kg（约 1 磅）的肌肉，身体大约需要 2500 kcal 的热量，为了促进肌肉生长，每天热量摄入必须达到 50 kcal/kg 以上。

(2) 补充足够的碳水化合物。力量训练时，能量主要由糖原提供。糖原是碳水化合物在肝脏和肌肉中储存的形式，分别称为肝糖原和肌糖原。补充糖原最有效的方法是，在参加锻炼前一餐时摄入富含碳水化合物的膳食，这样可以及早地增加糖原储备，为体育锻炼提供足够的能源。为了得到良好的训练效果，还须注意在运动前、中、后补充运动饮料（补糖为主要目的）。此外，锻炼后的一餐，对增加肌肉力量来说同样至关重要。摄入适当的碳水化合物可以将训练造成的分解代谢状态（肌肉分解供能）转变为合成代谢状态（增大肌肉体积）。为了最大限度地利用训练后合成代谢的机会，最好把每天碳水化合物总量25%安排在训练后立即摄入。训练后按 1∶3 的比例摄入简单碳水化合物（葡萄糖、蔗糖）和复合碳水化合物（如低聚糖），有利于胰岛素（促进糖原合成激素）快速和持久的释放，并可避免低血糖。力量训练会大量消耗肌肉的氨基酸和糖原储备（后者是训练时的主要能量来源）。随着训练的进行，机体不断消耗肌肉的糖原储备，如果糖原储备过低，就会迫使机体改变能量来源——动员更多的蛋白质作为燃料。作为燃料的蛋白质一部分来自食物，而大多数则来自肌肉，这势必会造成肌肉蛋白的分解，不利于肌肉体积的增长。这就是碳水化合物作为力量训练时主要能量来源的另一个原因——为了节省蛋白质。有研究显示，补充碳水化合物能明显降低血液中蛋白分解产物——尿素的浓度，从而达到节约蛋白质和促进肌肉合成的作用，增加肌肉力量。

（3）补充优质蛋白原料。骨骼肌所含蛋白质占人体蛋白质总量的50%，蛋白质是肌肉生长的原料，就像盖房子需要有砖头一样，蛋白质就相当于修建肌肉的“砖头”。进行力量训练的同时补充蛋白质的好处表现在以下几方面：①增加肌肉蛋白质的合成，增强肌肉力量；②在长时间运动时可作为机体的部分能源；③稳定刺激胰岛素的分泌，促进肌肉生长。前面提到过能量来源主要是碳水化合物，那么这里所说的蛋白质就是修复材料。尽管二者产能相同，但其供能顺序不同（先是碳水化合物，然后才是蛋白质）。因此，力量训练前后的膳食应合理安排。训练前的一段时间内，为了增加和维持体内糖原储备，应该逐渐增加碳水化合物的摄入；训练后，以修复受损的骨骼肌组织为主，应该增加蛋白质的摄入。另外，多种不同来源的蛋白质搭配食用可以改善膳食中蛋白质的营养价值。这是因为不同的食物蛋白质中必需氨基酸组成不同，混合食用以后，在人体内重新构成组织蛋白质的时候，可以取长补短，从而提高其生理价值，这就是食物蛋白质的互补作用。一般来说，蛋白质的食物来源差别愈大，搭配的种类愈多，其互补作用就愈大。研究表明，各种氨基酸必须同时摄取才能达到最高的利用率，摄取时间若间隔1 h~2 h，其利用率将受到一定的影响。由于人体所需的八种“必需氨基酸”的含量必须按一定比例同时存在于血液和组织中，人体才能最有效地利用它们来组织蛋白质。因此，在训练期进行膳食调配时，蛋白质的来源要多样化，多种食物要混合食用。另外，不要将富含优良蛋白质的食物集中在一天或一餐食用，而是要平均分配，以提高其生物利用价值。

2. 促进肌肉力量生长的运动营养食品的补充

运动营养食品实际上是一些高度纯化和浓缩的营养素，广泛地存在于食物中。例如，肌酸就是一种天然的在肉类和鱼类食品中大量存在的营养素，同时也是天然存在于我们机体中的物质。有的运动营养食品则是糖、脂肪或蛋白质的代谢中间产物，均为人体生命活动的必需营养品。

只依赖膳食为身体提供营养有很多局限性，如有些食物不容易被人体消化、吸收，高蛋白质食物往往是高脂肪的，食物在烹调过程中会损失一定的营养素，仅靠膳食不能方便、及时、充分地为身体补充营养。运动营养食品完全不受这些因素的限制，能够快捷、方便、高效地为机体提供各种营养素。有些运动营养食品还具有特殊作用，如谷氨酰胺能促进机体内胰岛素及生长激素释放，具有促进肌肉合成作用，并能协助肌肉和肝脏组织摄取氨基酸，促进肌肉生长和恢复。

适用于青少年学生的促进肌力增长的运动营养食品主要有以下4类：

（1）能量补充类。肌肉生长是要消耗能量的，没有足够的热量，就不可能保证肌肉的正常生长。进行力量锻炼的人，每日每千克体重需要能量在50 kcal以上。以80 kg的人为例，他每天至少需要摄入4000 kcal以上的热量：一两米饭含有68 kcal的热量，那么4000 kcal的热量就需要大概6 kg米饭。所以，单纯靠吃饭来提供如此之多的热量是不太可能的，这就要求我们除了吃饭以外，还要额外地补充能量。这一类运动营养食品的代表是各种各样的运动饮料，其主要成分是碳水化合物，使用以后可以起到快速补充能量的作用。以健身饮为例，50 g 固体健身饮中含有 232 kcal 的热量，其中的碳水化合物既有吸收利用迅速的葡萄糖，又有“缓释作用”的低聚糖，还包括蔗糖、果糖等多种糖类，保证了在训练中不同时段对能量的需求供应。此外，健身饮中还包含多种矿物质、维生素和牛磺酸等可以起到在补糖的同时补充电解质和维生素的作用。在训练之前补充足够的碳水化合物，可以防止和减少训练过程中肌肉蛋白质的分解，同时可以使肌肉细胞中有足够的水分以保证肌肉的体积；更重要的是，能量储备充足以后，运动能力和肌肉做功的能力都会大大提高，从而增强训练的效果。

（2）蛋白补充类——肌肉构建的“砖头”。蛋白质的种类比较多，有乳清蛋白、鸡蛋蛋白、大豆蛋白、酪蛋白等。不同种类的蛋白质有其不同的特性和使用目的。其中乳清蛋白的吸收最快，吸收率最高，而乳清蛋白中则以分离乳清蛋白的生物学价值最高。但是，乳清蛋白的半衰期很短，所以一次使用不要超过 30 g，用牛奶冲服可以延缓其消化的时间，进一步增加其在肠道中的吸收。在训练以后，乳清蛋白是最佳的蛋白质补充类运动营养食品，可以快速填充肌肉细胞对蛋白质的需求。鸡蛋蛋白的吸收利用率和生物学价值都低于乳清蛋白，但是它的消化时间相对中等（1.5 h～3 h），因此鸡蛋蛋白可以持续地供给机体对蛋白质的需要。酪蛋白的消化时间非常缓慢，可达 2.5 h～4 h 以上，比较适合在临睡前使用，可以在夜间保证蛋白质的供给。大豆蛋白是植物蛋白中唯一一种完全蛋白，包含人体所需的各种必需氨基酸，但是对于肌肉的增长效果要比乳清蛋白差一些。

（3）肌酸类。肌酸能使青少年学生明显增加瘦体重和力量。这主要有两方面的原因：①肌酸能提高肌肉中磷酸肌酸的含量，为运动释放更多的能量。研究表明，口服肌酸可以使肌肉中的磷酸肌酸含量提高 20%，因而可以明显增加肌肉的爆发力和耐久力，从而使青少年学生可以进行更高强度的训练，通过“肌肉产生力量，力量产生肌肉”的良性循环，促进肌肉的生长。②肌酸可以把水分带进肌肉内，使得肌细胞的体积增大，有利于肌细胞吸收氨基酸等物质，合成蛋白质，因此可以增加肌肉蛋白的合成速度，促进新肌的生长。传统的肌酸产品都是单水肌酸。现在经过科学研究发现，当肌酸与合适比例的碳水化合物以及磷酸盐同时使用的时候，可以增加肌酸的吸收利用率，促进更多的肌酸进入肌肉细胞。提高肌肉中磷酸肌酸的含量，更有利于促进肌肉增长，提高爆发力和耐久力。在此必须提醒大家的是，肌酸的使用方法要正确，在服用期间需注意同时补糖、补水以及补充蛋白质。实验证明，肌酸和糖同时使用，对增加瘦体重和力量的作用更强。

（4）促进疲劳恢复、促合成、抗分解类。肌肉蛋白质始终处于更新与破坏的交替过程：新的蛋白质合成，旧的蛋白质分解。蛋白质的合成与分解决定了肌肉块的大小，当合成大于分解时，肌肉增长；而当合成小于分解时，肌肉缩小。促合成因子就像黏合剂，将合成肌肉的原材料紧紧地聚集在一起，帮助肌肉强壮增力。什么是促合成因子呢？促合成因子就是安全有效的“促合成、抗分解类”运动营养食品。当运动营养食品补充合理时，肌肉的合成占上风，肌纤维增粗，肌肉体积增大；反之，肌肉会逐渐萎缩。常见的“促合成、抗分解类”运动营养食品有乳清蛋白、肌酸、谷氨酰胺、支链氨基酸等。乳清蛋白是最好的蛋白质来源，它不仅含有丰富的氨基酸，而且其合适的氨基酸组成比其他蛋白质更易于被人体利用，组建成自身的肌肉蛋白。肌酸是目前国际公认的增肌强力运动营养食品，它不仅能有效增加力量和运动耐力，还能增加肌肉和降低体脂百分比。谷氨酰胺是人体中分布最广泛、含量最多的游离氨基酸，它可以在一定范围内提高细胞的体积，有助于促进蛋白质和糖原的合成代谢过程；它能够提供大量的氮源，用来合成嘌呤、嘧啶核苷酸等重要的与遗传和机体功能有关的基础生物活性物质；它还是运动中的重要能源物质，是体内多个器官的燃料。若运动时不能及时补充，机体就会分解肌肉蛋白以满足对谷氨酰胺的需求。谷氨酰胺还能增加肌细胞内的水分，为肌肉蛋白质合成提供氨基酸源，同时还能刺激生长激素等促合成激素的释放。另外，谷氨酰胺还能减少肌肉中的乳酸堆积，缓解肌肉酸痛。尤其对大赛前减脂的力量运动员，补充谷氨酰胺能降低因碳水化合物摄入减少引起的肌糖原下降的幅度。支链氨基酸为L－亮氨酸、L－异亮氨酸和L－缬氨酸三种必需氨基酸的混合物。当运动引起蛋白质分解、氨基酸氧化供能时，支链氨基酸占到氨基酸供能总量的60%，即使在休息时，也会有部分支链氨基酸参与供能。因此，补充支链氨基酸可以减少肌肉蛋白质的分解，并加速肌肉蛋白质的合成。没有疲劳的训练是无效的训练，疲劳未能消除的训练是不能持续的训练，训练的疲劳程度和疲劳消除情况是力量训练成败的关键。在力量训练以后及时消除肌肉和身体疲劳。除了肌肉按摩、理疗等手段以外，营养的补充也是不容忽视的。训练前摄入谷氨酰胺和支链氨基酸复合剂可以维持体内氨基酸的稳态环境，降低由训练所导致的肌肉蛋白质的分解速度，延迟疲劳的发生；训练中及时服用谷氨酰胺能有效防止过度训练对机体造成的伤害，加速疲劳的消除；运动后补充谷氨酰胺可以促进肌肉蛋白质的合成，并提高肌肉的绝对力量。此外，补充支链氨基酸还能预防和减轻中枢疲劳。

## 四、青少年心肺功能下降的运动及营养干预措施

### （一）提高心肺功能的运动干预措施

#### 1. 运动对增强心肺功能的作用

运动是增强心肺功能的最有效方法之一，其主要表现如下：

（1）体育锻炼可以使安静时脉搏、呼吸减慢。系统参加体育锻炼后，心肌收缩力量增大，每搏量增多，提高了心脏功能。同时呼吸系统也有与心脏类似的改变，即呼吸频率减慢，潮气量增加，肺活量增大，氧的利用率提高。经常参加锻炼的学龄期儿童，安静时心率可减慢到70多次，较不锻炼的儿童慢。这意味着心脏休息期长，心脏潜力增大。

（2）体育锻炼可以改善机体代谢水平。经常从事体育锻炼可以调节机体合成代谢和分解代谢的动态平衡，这种动态的平衡对于心血管系统和呼吸系统是一种良性刺激，使心肺功能随之加强，而心肺功能的增强又可以促进机体代谢在新的较高水平上达到平衡，这样就可以形成一种良性循环，不断促进心肺功能增强。

（3）有氧运动对于心肺功能有良好的促进作用。游泳、长跑等有氧运动对心肺功能的促进是极其明显的。由于游泳采用在水中进行呼吸，呼吸阻力较大，负荷加重，因而游泳时对心血管系统以及呼吸系统的锻炼效果较好，它对心肺功能、全身代谢过程的促进作用极其明显，心脏每搏量可比安静时增加1倍，每分钟排血量可比安静时增加5～8倍，是一项能使全身肌肉、心肺功能得到全面发展的运动。因此，青少年应充分利用游泳来增强心肺功能。长跑也是对增强心肺功能很有益的运动项目，它不要求锻炼器械，并对不同年龄段和性别的人都比较适合。

2. 增强心肺功能的运动处方制定原则

（1）安全性。运动时所采用的运动强度或负荷量应依据健康状况和原有的心肺功能基础而定，注意区别对待。总之，要在不损害身体健康或不影响儿童青少年生长发育的情况下从事运动锻炼，一般以有氧锻炼为主。

（2）可接受性。运动方式应使锻炼者感兴趣，能长久地坚持运动。儿童青少年的心理特点是好奇心强、忍耐性差，应不断变换锻炼方法、内容以及强度，最好能顺其自然，自行其乐，切忌用成人的标准要求孩子。

（3）预期效果。运动后应使心肺功能上升到一定水平，体质健康状况有所提高，坚持运动能够使心肺功能维持在较高的水平上。

3. 青少年学生增强心肺功能的运动处方

（1）运动项目。应采用以移动身体为主的运动项目，如长跑、散步、游泳、踢球、跳绳、接力跑、骑自行车和娱乐性比赛等，有条件者可在室内的跑步器或活动平板上进行锻炼。

（2）运动强度。儿童青少年如果自身心肺功能差，运动强度不宜过高。以心率为标准，运动时应达到个人最高心率的60%～70%，开始运动时心率可稍低些，如每分钟100～110次；以耗氧量为指标，一般应取个人最大耗氧量的50%～60%作为有氧运动强度。

（3）运动频率。儿童青少年进行体育运动，一是要增强心肺功能，提高身体素质；二是要培养其长期坚持运动的良好习惯，使其直至成年均能保持理想的心肺功能状态。适当的运动频率，还可以使儿童青少年不至于对运动产生厌恶或害怕的心理而中止运动，一般以每周锻炼3～4次为宜。

4. 运动时间

根据儿童青少年心肺功能监测结果、预期目标以及运动强度和频率来安排运动的持续时间，从数月至数年不等，每次运动的时间不应少于30分钟。

此外还有一点需要强调的是，运动时不要忽略运动前的准备活动及运动后整理活动；运动前应进行10 min～15 min的准备活动，包括伸展练习和低强度的有氧运动。这样做不但能够提高肌肉温度，增加肌肉、韧带的伸展性和弹性，预防运动损伤的发生，还可以提高内脏器官的机能水平，以适应身体运动的需要，减轻开始运动时由于内脏器官的不适应所造成的不舒服感觉。剧烈运动后应有5 min～10 min的整理活动，切莫立即静止不动。运动后身体的静止姿势会妨碍强烈的呼吸动作，影响氧的补充；同时还会影响静脉回流，便心输出量骤然减少，血压急剧下降，造成暂时的脑缺血，产生一系列不舒适的感觉，甚至休克。整理活动可以避免这种情况的发生，并能促进肌肉放松，减轻肌肉酸痛。

（二）少年学生心肺功能下降的营养干预措施

在运动处方的实施过程中，若能配合科学的膳食营养，增强心肺功能的效果会更佳。一种合理平衡的健康的膳食计划，是获得良好心肺功能的重要保证。吃得健康，不但有助于增强心肺功能和机体代谢能力，而且还能够帮助维持适宜的体重和良好的身材。

1. 提高青少年学生心肺功能的膳食营养干预措施

生长发育是青少年学生生理上的显著特点，与成年人有所不同，青少年的营养需求除了满足身体基础需要和日常活动需求外，还要满足生长发育的需要。另外，由于青少年学生一般都会参加一定量的体育锻炼和运动训练，使得其在营养需求上与不参加体育活动的一般青少年也有所不同。合理、充足的营养可以保证青少年正常的生长发育和运动训练，有利于心肺功能的提高。

合理的营养与合理的膳食结构有关，平衡的膳食才能保证各种营养素的摄入满足需要。为了改善青少年的营养状况，促进心肺功能的改善，首先要加强青少年学生营养知识宣传教育，让他们了解合理饮食对体育锻炼的好处。增强心肺功能，膳食中很重要的方面是应增加碳水化合物的摄入，可以通过增加主食的摄入来改善；适当减少脂肪含量高的畜肉类食品，部分可用去皮鸡肉、鱼等低脂肉类代替；增加蔬菜、豆制品的摄入，膳食应改变烹调中多油炸的烹饪方法，多选用蒸、炖、水煮等方法，以控制脂肪的摄入。另外，对于青少年而言，无机盐是生长发育不可缺少的营养物质。青少年的食谱中要含有足够的铁、钙等无机盐。铁是人体制造血细胞的主要原料，缺铁会引起贫血，从而严重影响有氧代谢能力。一般的人每天补铁量为 12 mg，经常参加锻炼的人可增加到 15 mg。动物肝脏、瘦肉、豆类和绿叶蔬菜中含铁量比较丰富。钙是骨生长的主要原料，奶制品和豆制品是钙的最好来源，每斤牛奶含钙量 600 mg，可以满足青少年每天需要量的 1/2 左右。

2. 有助于提高心肺功能的运动营养食品

参加体育运动的青少年学生其营养需求与一般学生不同，他们除了要满足正常的学习、生活所需的营养外，还要保持和提高运动能力，增强心肺功能，迅速缓解疲劳，保持旺盛的精力和体力。因此，在合理膳食的基础上，合理的运动营养食品是必不可少的，而在选择这样的食品时，尤其要注意是否针对参加体育运动青少年人群设计，在功能上是否具有补充体能、消除疲劳、补充运动所需维生素和微量元素等作用，以及是否可以提供针对心肺功能下降人群所设计的综合营养补充推荐方案。这也直接影响到参加运动的青少年学生对运动营养食品的接受和喜好程度。运动饮料和能量棒就是两种根据参加运动的青少年人群特点所研制的、有利于增强心肺功能的运动营养食品。

(1) 运动饮料。运动过程中，能量消耗增加，而且由于大量出汗，水、电解质随汗液丢失，引起身体内环境紊乱，机能下降。此时，应及时补充糖、电解质、维生素和水，以满足身体的需要，提高运动健身效果，促进心肺功能提高。运动饮料正是针对参加体育运动的人群而研发的集此四种营养素于一体的新型饮料，健身饮是有代表性的一种运动饮料，运动过程中应该及时饮用。表 14-8 列出了运动饮料与其他饮料的简单比较。

(2) 能量棒。研究表明，能够有效增强心肺功能的运动营养食品构成是高碳水化合物、适度的蛋白质、低脂肪，所以一支具备这些营养要素的能量棒可以在体育运动时给健身者带来有效帮助。能量棒多采用低聚糖或寡糖作为主要原料，并且含有一定量的优良蛋白质，能为人体迅速供能并持久补充能量，对于人体的各种组织特别是肌肉的修复、保持和增长也是非常重要的。同时，良好的吸收性及较长的能量释放时间，使它成为增强心肺功能的运动营养食品的首选。

**表 14－8 运动饮料与其他饮料的比较**

| 饮料种类 | 糖种类 | 糖含量 | 电解质 | 其他营养素 | 渗透压 | 碳酸气 | 咖啡因 |
|---|---|---|---|---|---|---|---|
| 碳素饮料 | 蔗糖 | ≥10% | 微量 | 无 | 高 | 有 | 无或有 |
| 矿泉水 | 无 | 无 | 微量 | 无 | 极低 | 无 | 无 |
| 果汁 | 果糖或加果糖 | ≥10% | 不均衡 | 维生素 | 高 | 无 | 无 |
| 乳饮料 | 乳糖或加蔗糖 | ≥10% | 不均衡 | 维生素 | 高 | 无 | 无 |
| 茶饮料 | 蔗糖 | ≥10% | 微量 | 微量 | 高 | 无 | 有 |
| 健身饮 | 低聚糖、葡萄糖、蔗糖、果糖 | 5%～10% | 适量 | VB、VC、牛磺酸、肌醇 | 低 | 无 | 无 |

# 第十五章　营养素与运动

运动员的运动能力不仅取决于科学训练、良好的身体素质和心理素质，而且取决于良好的健康状态和合理营养。营养虽然不能取代训练，但合理营养是保证良好健康状况和运动能力的基础，有利于机体代谢的顺利进行和生理功能的调节，对运动员机能状态、体力适应、运动后恢复和伤病防治都有促进作用，而且合理营养有助于运动员充分发挥训练效果和竞技能力。营养素缺乏与过量都会影响人体健康、生理功能和竞技状态，从而影响运动能力的发挥。合理营养与科学训练相结合，有利于运动竞技能力的提高；相反，营养不平衡会削弱科学训练的效果，不但降低运动竞技能力，还会影响运动后的恢复和健康水平。因此，在制定全面科学的训练制度时应首先考虑运动员的合理营养。

在全民健身体育运动中，科学的体育锻炼与合理的膳食营养相结合，对增强体质、提高健康水平和防治慢性病具有十分重要的作用。研究证实，大多数慢性病，如肥胖、冠心病、高血压、血脂异常、Ⅱ型糖尿病、骨质疏松、某些肿瘤等，与体力活动或运动不足以及营养不合理有关。合理膳食、保持适宜的体重和适量的体力活动，可有效预防和控制慢性病发生；适量运动和合理营养还具有促进儿童青少年生长发育、增强心肺功能、提高耐力、改善心理状态、预防抑郁症和焦虑症等作用。因此，倡导体力活动和运动已成为许多国家提高国民健康水平与预防慢性病的一项重要举措，对提高全民身体素质和实现健康长寿目标具有十分重要的意义。

竞技体育对运动员体能要求极高。运动时，机体处于应激状态，达到生理负荷极限，体内发生一系列变化，如能量消耗、糖原储备耗竭、体液大量丢失、神经和精神高度紧张、肾上腺皮质和髓质激素分泌增加、酶和辅酶活力增强、代谢过程增强、酸性代谢产物堆积等，可使营养素的代谢和需要发生变化。研究已证实，合理营养提供适宜的能源，增加体内糖原储备，保证体内有充足的水分，提高血红蛋白水平及其携氧能力，调节器官组织、细胞的功能和物质代谢，清除自由基，有利于运动时物质代谢和能量代谢的顺利进行，从而提高运动能力，并促进运动后体能的恢复。

## 第一节　运动与能量平衡

### 一、运动员能量代谢的特点

运动员能量代谢的特点是强度大、消耗率高以及伴有不同程度的氧债等。

氧债（oxygen debt）又称为运动后恢复期过量氧耗，是指机体在运动过程中利用无氧代谢供应能量所欠下的并需要在运动后恢复期所偿还的氧。

体育运动的能量消耗可达到安静时的2～3倍，甚至100倍（如体操技巧和90 kg抓举举重）以上，参加集训的优秀运动员在1小时训练课内的能量消耗可达418.4 kJ～2510.4 kJ（100 kcal～600 kcal）。与不同强度体力劳动比较［轻体力劳动：502.08 kJ/h（120 kcal/h）；中等体力劳动：711.28 kJ/h（170 kcal/h）；重体力劳动：1129.68 kJ/h（270 kcal/h）；极重体力劳动：1548.08 kJ/h（370 kcal/h）］，多数项目运动员在训练时间内的能量消耗率相当于或超出重体力或极重体力劳动的能量消耗率。非机械化劳动每分钟的能量消耗为0.29 kJ～1.26 kJ（0.07 kcal～0.30 kcal），而短跑时，每秒的能量消耗高达12.55 kJ（3 kcal）。但运动与重体力劳动的高能量消耗不同，其能量消耗常常集中在短短的几分钟（如举重、体操）或几个小时内。

## 二、运动能量的来源及影响因素

### （一）运动能量的来源

维持人体生命活动的能源物质包括碳水化合物、蛋白质和脂肪。运动中的能源物质是混合性的，但根据运动强度、类型及缺氧程度的不同，以一种能源物质供能为主。运动中最直接和最迅速的能量来源是ATP，极限强度运动时主要的能源物质是ATP。骨骼肌ATP的储备量很小，1 kg湿肌肉仅为4.6 mmol/L～6.0 mmol/L，只能维持0.5秒最大强度肌肉收缩。体内储备的磷酸肌酸（creatine phosphate，CP）量，1 kg湿肌肉约17 mmol/L，也只能满足几秒钟剧烈运动的需要。运动中ATP消耗后需要不断再合成，以维持运动的需要。糖和脂肪提供运动中ATP再合成所需的绝大部分能量。在无氧情况下，碳水化合物和肌肉内储备的CP，通过磷酸化反应也可提供能量合成ATP。蛋白质、酮体和乙酸仅在某些情况下，才提供少量能量。ATP的不断补充，是通过糖无氧酵解和脂肪与糖有氧氧化实现的。运动中的主要能源是糖和脂肪酸，两者的供能比取决于运动强度，在不同的系统（如神经、内分泌和心血管）中两者的供能比亦不同。运动强度达到最大摄氧量（maximum oxygen uptake，$VO_2max$）的75%或以上时，糖氧化供能的比例增加；运动强度降至最大摄氧量的65%以下时，脂肪供能的比例增加。体内脂肪酸的氧化

**表15－1 骨骼肌细胞利用的能量系统**

| 供能系统 | 运动类型 | 运动举例 |
|---|---|---|
| 三磷酸腺苷(ATP) | 所有运动 | 各种投掷、跳、百米跑等高强度运动 |
| 磷酸肌酸(CP) | 运动开始时，极限强度运动及其后短间歇 | 同上。高强度有间隙的运动训练 |
| 糖无氧酵解 | 高强度运动，尤其是30 s至2 min的运动 | 200 m计时跑 |
| 糖有氧氧化 | 运动持续2 min至5 h，强度越高，利用越多 | 篮球、排球、游泳、慢跑等 |
| 脂肪有氧氧化 | 持续时间长的低强度运动 | 长距离跑步、游泳和骑车 |
| 蛋白质有氧氧化 | 所有低强度运动及糖缺乏时中等度耐力运动 | 耐力性跑步运动等 |

利用必须在有氧条件下进行，运动强度加大、缺氧严重时，则利用很少（见表 15－1）。运动中能源物质代谢情况可通过呼吸商、血液中能源物质（包括葡萄糖、游离脂肪酸、乳酸、甘油等）水平、激素水平和肌肉活检等技术途径来了解。

（二）影响运动时能量代谢的因素

1. 运动强度和持续时间

运动强度大、时间短的运动以无氧代谢供能为主，而强度低、时间长的运动则以有氧代谢供能为主，除百米跑的能量绝大部分由磷酸原系统供给外，多数运动的能量供应是多系统混合性的。运动强度达到 85%~100% $VO_2$max 或大于 100% $VO_2$max 时，主要依赖无氧供能，通过糖无氧酵解途径，ATP 合成率高，为有氧供能的 5~6 倍，可满足短时间做功多的运动，如冲刺跑和举重等。限制 ATP 合成的主要因素是时间短、CP 消耗和无氧糖酵解生成的 $H^+$ 堆积。当运动强度减小、运动时间延长时，糖和脂肪供能比例也发生变化，糖的利用减少，而脂肪的利用增加。跑步运动中冲刺跑时，糖供能占优势，此变化反映了运动的适应过程。糖是运动中能量供给必需的物质，肌肉中储备的糖原耗竭时，运动能力明显下降，且易发生运动损伤。增强长时间运动中动用脂肪的能力，可节约肌糖原，有利于提高运动能力。根据运动时间可将能量供给分为 4 个系统（见表 15－2）。

**表 15－2　不同运动时间的只要功能系统**

| 运动时间 | 供能系统 |
|---|---|
| <30 s | 磷酸原 |
| 0.5 min~1.5 min | 磷酸原核糖酵解 |
| 1.5 min~3 min | 糖酵解和有氧氧化 |
| >3 min | 糖和脂肪有氧氧化 |

2. 肌纤维类型

骨骼肌有 3 种纤维，即红肌（慢肌）和白肌（快肌）Ⅰ型、Ⅱ型。肌纤维构成不同，其供能系统也各异。红肌富含线粒体，由糖和脂肪有氧氧化供能；白肌由糖酵解供能。

3. 训练水平

系统运动训练可改变人体对某一供能系统的依赖。例如：长跑运动员的有氧供能能力比短跑运动员强，而短跑运动员的无氧供能能力较强。有氧运动能力强的运动员对脂肪利用能力亦强。

4. 体内能源物质的储备

体内能源物质是骨骼肌能量代谢可利用的底物。肌糖原含量与运动能力，特别是运动耐力有密切关系。

5. 膳食构成

富含碳水化合物的膳食有利于提高运动耐力，而脂肪产能量虽高，但动用较慢。此外，其他一些营养素如维生素 $B_1$、维生素 $B_2$、尼克酸、铁、镁等与能量代谢也密切相关。

## 三、运动员的能量需要

运动员一天的能量消耗由基础代谢、运动的能量消耗、食物热效应（thermic effet of

food，TEF）以及适应性生热作用（facultative thermogenesis）四部分组成。

（一）基础代谢

对于非运动人群，基础代谢占每天总能耗的比例最大，约为 60%～75%。对于运动员，由于运动训练的能量消耗多，基础代谢的比例相对减少。

（二）运动的能量消耗

在能量消耗的构成中，运动的能量消耗变异最大，也容易发生变化。中等强度运动时，运动能量消耗约占总能量消耗的 15%～30%；高强度运动时，运动能量消耗增加可达到基础代谢的 10～15 倍。运动员的运动能量消耗因运动量（包括运动强度、密度、运动持续时间）的不同有较大差异。集训队运动员在训练课内的能量消耗为 1255 kJ～10878 kJ（300 kcal～2600 kcal），平均为 4184 kJ（1000 kcal）左右，约占一天总能量消耗的 40%，高者可达总能量消耗的 50%。

（三）食物热效应

食物热效应（TEF）以前称为食物特殊动力作用，是指进餐后数小时内发生的额外能量消耗，是由于摄入蛋白质、脂肪和碳水化合物三种能源物质引起的生热效应，即食物在消化、转运、代谢和储存过程中消耗的能量。TEF 约占基础代谢的 10%，而运动员膳食中蛋白质含量较高，故常采用基础代谢的 15%计算。

（四）适应性生热作用

适应性生热作用也称为兼性生效作用，是能量消耗的另一个重要部分，是出于环境温度、进餐、情绪应激和其他因素变化引起的能量消耗。此生热作用低于一天总能耗的 10%～15%。虽然适应性生热作用在人体还很难证明，但可能对长期体重变化有重要影响。

国内调查资料表明，运动员一天能量需要量范围为 8368 kJ～23012 kJ（2000 kcal～5500 kcal），多在 14644 kJ～18410 kJ（3500 kcal～4400 kcal），按体重计算为 209 kJ/kg～272 kJ/kg（50 kcal/kg～65 kcal/kg）。一些运动项目如乒乓球、体操、击剑等运动员在训练中精神活动紧张，并不能都反映在能量消耗上。

## 四、常见运动和体力活动的能量消耗

常见运动和体力活动的能量消耗见表 15－3：

**表 15－3 常见运动和体力活动的能量消耗**

| 活动项目 | 每分钟每千克体重活动的能量消耗 kJ/(kg·min) [kcal/(kg·min)] | 体重 65 kg 男子进行 10 min 活动的能量消耗 kJ(kcal) | 体重 55 kg 女子进行 10 min 活动的能量消耗 kJ(kcal) |
|---|---|---|---|
| 家务劳动 | | | |
| 洗、穿衣、办公室工作 | 0.188（0.045） | 122（29） | 103（25） |
| 烹饪、扫地 | 0.201（0.048） | 131（31） | 111（26） |
| 铺床、清扫房间 | 0.234（0.056） | 152（36） | 128（31） |
| 购物、擦地、擦玻璃、熨衣服 | 0.259（0.062） | 168（40） | 142（34） |

续表15－3

| 活动项目 | 每分钟每千克体重活动的能量消耗 kJ/(kg·min)[kcal/(kg·min)] | 体重 65 kg 男子进行 10 min 活动的能量消耗 kJ(kcal) | 体重 55 kg 女子进行 10 min 活动的能量消耗 kJ(kcal) |
|---|---|---|---|
| 跟小孩玩（坐姿） | 0.167（0.040） | 109（26） | 92（22） |
| 跟小孩玩（立姿） | 0.215（0.060） | 163（39） | 138（33） |
| 走、跑 | 0.368（0.088） | 239（57） | 202（48） |
| 体力劳动 | | | |
| 驾驶拖拉机 | 0.155（0.037） | 101（24） | 85（20） |
| 挤奶（手工） | 0.226（0.054） | 147（35） | 124（30） |
| 挤奶（机械化） | 0.096（0.023） | 62（15） | 53（13） |
| 用电锯 | 0.314（0.075） | 204（49） | 173（41） |
| 踩谷粒 | 0.356（0.085） | 231（55） | 195（47） |
| 铲雪 | 0.481（0.115） | 313（75） | 265（63） |
| 刨树坑 | 0.381（0.091） | 248（59） | 209（50） |
| 炼钢 | 0.385～0.745（0.092～0.178） | 249～493（60～118） | 213～410（51～98） |
| 挖煤 | 0.452（0.108） | 249（70） | 248（59） |
| 耕地 | 0.607（0.145） | 394（94） | 333（80） |
| 伐木 | 1.243（0.297） | 807（193） | 683（163） |
| 演奏乐器 | | | |
| 拉手风琴 | 0.126（0.030） | 82（20） | 70（17） |
| 吉他、笛子、大提琴 | 0.134（0.032） | 86（21） | 74（18） |
| 弹钢琴 | 0.167（0.040） | 109（26） | 92（22） |
| 吹喇叭 | 0.251（0.060） | 163（39） | 138（33） |
| 打鼓 | 0.280（0.067） | 183（44） | 155（37） |
| 休闲活动 | | | |
| 庭院活动 | 0.226～0.297（0.054～0.071） | 146～209（35～50） | 125～176（30～42） |
| 盖土、播种、编篱笆、挖沟、割草 | 0.469～0.540（0.112～0.129） | 305～351（73～84） | 259～297（62～71） |
| 乘车 | 0.113（0.027） | 74（18） | 63（15） |
| 步行：缓慢 | 0.201（0.048） | 131（31） | 110（62） |
| 50 m/min～55 m/min | 0.218（0.052） | 141（34） | 120（29） |
| (110～120)步/分钟 | 0.318（0.076） | 206（49） | 174（42） |

续表15-3

| 活动项目 | 每分钟每千克体重活动的能量消耗 kJ/(kg·min)[kcal/(kg·min)] | 体重 65 kg 男子进行 10 min 活动的能量消耗 kJ(kcal) | 体重 55 kg 女子进行 10 min 活动的能量消耗 kJ(kcal) |
|---|---|---|---|
| 120m/min | 0.406（0.097） | 263（63） | 223（53） |
| 上下楼 | 0.239（0.057） | 155（37） | 131（31） |
| 跳舞 | | | |
| 中等强度 | 0.255（0.061） | 166（40） | 141（34） |
| 剧烈 | 0.347（0.083） | 226（54） | 197（46） |
| 有氧舞蹈（低碰撞） | 0.368（0.088） | 240（57） | 202（48） |
| 有氧舞蹈（高碰撞） | 0.481（0.115） | 312（75） | 265（63） |
| 跳绳 | 0.544（0.130） | 354（85） | 300（72） |
| 钓鱼 | 0.259（0.062） | 169（40） | 142（34） |
| 运动 | | | |
| 体操 | 0.222～0.276（0.053～0.066） | 142～180（34～43） | 121～150（29～36） |
| 武术：太极拳 | 0.326～0.544（0.078～0.130） | 213～355（51～85） | 180～310（43～72） |
| 太极剑 | 0.360（0.086） | 234（56） | 196（47） |
| 少林拳 | 0.506（0.121） | 330（79） | 280（67） |
| 跑步（跑走结合，时间<10 min） | 0.411（0.98） | 268（64） | 226（54） |
| 慢跑 | 0.481（0.115） | 312（75） | 265（63） |
| 越野（200 m/min） | 0.628（0.150） | 408（98） | 346（83） |
| 爬山 | 0.506（0.121） | 329（79） | 279（67） |
| 划船 | 0.251（0.060） | 163（39） | 138（33） |
| 高尔夫球 | 0.243（0.058） | 158（38） | 134（32） |
| 羽毛球 | 0.314～0.381（0.075～0.091） | 205～247（49～59） | 171～209（41～50） |
| 台球 | 0.176（0.042） | 113（27） | 96（23） |
| 乒乓球 | 0.285（0.068） | 184（44） | 155（37） |
| 棒球 | 0.289～0.347（0.069～0.083） | 188～226（45～54） | 159～192（38～46） |
| 排球 | 0.218～0.318（0.052～0.076） | 142～205（34～49） | 121～175（29～42） |
| 篮球 | 0.410～0.557（0.098～0.138） | 267～376（64～90） | 226～317（54～76） |

续表15－3

| 活动项目 | 每分钟每千克体重活动的能量消耗 kJ/(kg·min) [kcal/(kg·min)] | 体重 65 kg 男子进行 10 min 活动的能量消耗 kJ(kcal) | 体重 55 kg 女子进行 10 min 活动的能量消耗 kJ(kcal) |
|---|---|---|---|
| 网球 | 0.456（0.109） | 296（71） | 250（60） |
| 足球 | 0.552（0.132） | 363（87） | 305（73） |
| 滑冰 | 0.352～0.481（0.084～0.115） | 230～312（55～75） | 192～265（46～63） |
| 滑旱冰 | 0.481（0.115） | 312（75） | 265（63） |
| 滑雪 | 0.661（0.158） | 430（103） | 363（87） |
| 自行车（慢骑） | 0.243～0.423（0.058～0.101） | 158～275（38～66） | 134～234（32～56） |
| 自行车（快骑） | 0.423～0.594（0.101～0.142） | 275～384（66～92） | 234～326（56～78） |
| 游泳（10 m/min） | 0.209（0.050） | 137（33） | 117（28） |
| 游泳（20 m/min） | 0.293（0.070） | 192（46） | 163（39） |
| 游泳（30 m/min） | 0.711（0.170） | 462（111） | 388（93） |

# 第二节　蛋白质、氨基酸与运动

## 一、蛋白质、氨基酸在运动中的作用

### （一）营养强力作用

高蛋白质饮食可有效增加肌肉组织，采用高蛋白质膳食（2.8 g/kg）者进行有氧和力量训练40天，与食用等能量中等蛋白质膳食（1.39 g/kg）者比较，高蛋白质膳食者组织蛋白质增加更为明显。但关于力量训练对氨基酸代谢的影响尚不十分清楚。在适量蛋白质营养支持下，肌肉组织仅在进行了一段时间力量训练后才增加。进行力量训练者，尿氮排出量减少，提示摄入的蛋白质有一部分存留而用于构建组织蛋白质。

运动员常用蛋白粉或单一氨基酸加支链氨基酸、赖氨酸、精氨酸和鸟氨酸作为膳食补充。对于运动员，蛋白粉可用作增加总蛋白质摄入量的一条途径，增加肌肉重量，修复运动所致的肌肉组织损伤。但没有证据证明蛋白粉或氨基酸是比天然食物更好的蛋白质来源，或强力作用更显著。

运动中，由于肌肉利用支链氨基酸作为能源，因而血液支链氨基酸水平下降。故有人假设，运动中供给支链氨基酸补充剂有助于维持血液支链氨基酸水平，减少内源性蛋白质分解，从而改善运动能力。但目前没有充分的证据支持该假说。

人生长激素促进合成代谢，具有刺激肌肉生长和促进脂肪分解的作用，因此认为增加这些激素分泌能改善肌肉质量和力量。精氨酸、赖氨酸、鸟氨酸可刺激垂体分泌生长激素。但没有研究证实，单一和复合氨基酸（如鸟氨酸和精氨酸）作为膳食补充可增加力量、爆发力和促进人生长激素或胰岛素的产生。

（二）氧化功能

蛋白质在运动中供能的比例相对较小。有研究报道，氨基酸氧化可提供运动中5%～15%的能量。在体内肌糖原储备充足时，蛋白质供能仅占总能量的5%左右；大多数运动情况下，蛋白质提供6%～7%的能量。在肌糖原储备耗竭时，氨基酸供能可上升至10%～15%，但要取决于运动的类型、强度和持续时间。氨基酸主要通过丙氨酸—葡萄糖循环供能。

（三）补充支链氨基酸可预防运动性中枢疲劳

5－羟色胺是中枢抑制性神经递质。一些研究发现，当运动致使疲劳出现时，脑内的5－羟色胺水平增高，因此提出了中枢疲劳（exercise induced central fatigue）与5－羟色胺有关的假说。5－羟色胺的合成原料为色氨酸，游离色氨酸通过血脑屏障时与支链氨基酸（branched chain amino，BACC）共用一个转运通道，它们之间存在竞争性抑制。运动使血液支链氨基酸水平下降，引起脑内的5－羟色胺含量增加，致运动性中枢疲劳，使运动能力下降。由于血液支链氨基酸水平降低，对色氨酸通过血脑屏障的竞争性抑制消失，使更多的色氨酸进入脑中产生大量的5－羟色胺。目前，有关补充支链氨基酸可提高运动能力或者预防运动性疲劳的证据不多。Blomstrand 等观察到，补充支链氨基酸可减轻中等强度运动（70%$VO_2$ max 60min）后自觉力竭和精神疲劳的程度（降低7%），但对极限强度运动无效。Mattleman 等报道，补充支链氨基酸后，在热应激条件下使中等强度运动能力增强。耐力运动人群补充支链氨基酸的结果提示，单独补充支链氨基酸比支链氨基酸加糖的效果好。支链氨基酸使用量大时，血氨水平升高幅度大，因此小剂量补充较好。

（四）含硫氨基酸的抗氧化作用

谷胱苷肽是体内抗氧化系统的重要组成物质，含硫氨基酸通过硫的转移和巯基的氧化还原反应参与谷胱苷肽的代谢。一些研究显示，补充含硫氨基酸，如蛋氨酸、半胱氨酸和牛磺酸，可以使体内的过氧化指标降低。

## 二、过量补充蛋白质和氨基酸的副作用

在进行渐进性的力量训练时，适宜的蛋白质营养支持可以增加肌肉。但过量补充氨基酸或蛋白质可引起以下副作用：

（1）蛋白质的酸性代谢产物增加肝疲劳。

（2）大量蛋白质导致机体脱水、脱钙。

（3）高蛋白质对水和无机盐代谢不利。

（4）高蛋白质食物常伴随高脂肪摄入的危险性。肾负担，导致肝和肾肿大并易痛风，可引起泌尿系统结石和便秘，会增加动脉粥样硬化和高脂血症。

（5）运动员摄入单一氨基酸，会改变氨基酸池的平衡。

此外，过多蛋白质和氨基酸还可引起胀气、便秘或腹泻等胃肠道不适。因此，运动员在食用平衡膳食时，不必补充氨基酸，尤其不要过量补充氨基酸或蛋白质。

## 三、运动对蛋白质代谢和需要量的影响

### （一）运动调节肌肉组织蛋白质的合成和分解

运动时，肌肉组织蛋白质合成被抑制，蛋白质的适应性合成仅在肝脏内进行，其他组织蛋白质的分解代谢也可能增加，但尚无事实证明运动肌肉中的收缩蛋白分解。肌肉中蛋白质合成抑制的结果，使不被利用的氨基酸留存在代谢池内，代谢池中可利用的游离氨基酸增加。运动时，代谢池中的游离氨基酸浓度和丙氨酸—葡萄糖循环串增加，这与运动引起的糖皮质激素水平增高及胰岛素水平降低有关。在运动后的恢复期，适应性蛋白质合成增加和蛋白质分解率增加，使蛋白质转换率升高。用稳定性同位素示踪法研究运动中蛋白质代谢表明，运动对蛋白质的合成与分解有明显的影响，但尚不清楚个别氨基酸代谢的变化是否影响其长期的需要量。

### （二）运动促进支链氨基酸代谢

应用同位素$^{13}C$标记亮氨酸的恒定灌注技术，观察到在50%$VO_2max$强度下运动2小时，亮氨酸升高的绝对值相当于该氨基酸需要量的90%，运动也刺激肌肉组织丙氨酸的释放。一次性剧烈有氧运动后，亮氨酸的氧化增加数倍，肌肉释放氨基酸和氨增加约40%，血尿素水平和运动后尿氨增加。这些变化提示长时间耐力运动时氨基酸代谢加强。长时间运动时，机体选择性摄取支链氨基酸，说明运动提高肌肉氧化支链氨基酸的能力，而是否所有支链氨基酸氧化都增加，尚待进一步研究。

### （三）运动增加机体蛋白质的需要量

训练状态、运动类型、强度和频率等均影响运动员蛋白质需要量。运动员在剧烈运动训练初期，由于细胞破坏增加、肌蛋白和红细胞再生等合成代谢亢进，以及应激时激素和神经调节等反应，常发生负氧平衡，甚至运动性贫血，而经过一段时间适应后，氧平衡得到改善，因此在大运动量训练的初期应适当增加蛋白质摄入量。日本学者报道，蛋白质摄入量达2 g/kg以上即可防止运动性贫血的发生。长时间剧烈耐力运动训练使蛋白质代谢加强，增加了蛋白质需要量；力量训练因肌肉组织增加，也需要适当增加蛋白质的摄入量。运动强度大，训练次数多，蛋白质代谢加强，需要量增加。另外，在下列情况下蛋白质需要量应适当增加：

（1）能量摄入不足和糖原储备不足，蛋白质的需要量可增加10%。如果膳食中碳水化合物充足，不仅使肝脏和肌肉糖原维持在较高的水平，还具有节约蛋白质的作用。

（2）控制体重项目运动员，需要适当增加蛋白质营养素密度高的食物，以满足该项目的需要，蛋白质供能比可达到总能量的18%。

（3）素食者膳食中应有足量优质蛋白质。

（4）生长发育期的儿童青少年参加运动训练时，应增加蛋白质摄入（约10%～15%），以满足生长发育的需要。根据氮平衡实验的结果，青少年运动员的蛋白质需要量为每千克体重2 g～3 g。

（5）运动员在训练中出汗量较多时，特别是在高温环境下，汗氮的丢失可占氮排出量的10%～14%，使蛋白质需要量增加。

## 四、运动员蛋白质参考摄入量

运动员的蛋白质需要量比一般人高。日本及一些东欧国家提出2 g/kg蛋白质可满足

运动员的需要，而西欧一些研究报告提出 1.4 g/kg（1.2 g/kg~1.7 g/kg）蛋白质即可满足运动员的需要。根据氮平衡实验结果，我国运动员蛋白质的适宜摄入量占总能量的12%~15%，约每千克体重 1.2 g~2 g，其中包括蛋白质或氨基酸营养补充剂。国外运动员蛋白质需要量见表 15-4。

表 15-4 国外运动员蛋白质需要量的估计

| 目标人群 | 蛋白质需要量 g/(kg·d) |
| --- | --- |
| 静态生活（男、女） | 0.84 |
| 优秀男子耐力运动员 | 1.6 |
| 中等强度耐力运动员 | 1.2 |
| 业余耐力运动员 | 0.84 |
| 力量运动员（早期训练、足球/橄榄球） | 1.7 |
| 力量运动员（稳定状态） | 1.2 |
| 业余和治疗的力量运动 | 0.84 |
| 女运动员 | 比男运动员减少 25% |

运动员的蛋白质摄入不仅应在数量上满足需要，在质量上优质蛋白质应占至少 1/3 以上。从目前膳食标准和膳食结构来看，我国绝大多数运动员的蛋白质供给是超标的。提倡增加植物性蛋白质比例，可采用谷类主食和豆类食物混合食用。

## 第三节 脂肪与运动

### 一、脂肪在运动中的作用

（一）运动的能源

作为能源物质与碳水化合物相比，脂肪具有能量密度大、产能量高的特点。对能量需要量较大的运动员，摄入脂肪可起到减小食物体积、减轻胃肠道负担的作用。

（二）为长时间、低强度运动项目提供能量

小于 55%$VO_2max$ 的长时间、低强度运动，如超长距离马拉松和铁人三项等，呼出气中 25%~50%$CO_2$ 来自脂肪酸氧化，而高强度运动则主要由糖有氧氧化或无氧酵解供能。

（三）节约糖原，提高耐久力

高强度训练的运动员脂肪氧化分解的能力高。研究报道，高强度训练的马拉松运动员体脂少，脂肪细胞直径小，最大吸氧量高。

（四）中链甘油三酯的强力作用

中链甘油三酯（medium-chain triglyceride，MCT）由含 6~12 个碳原子的中链脂肪酸组成，主要存在于椰子油、棕榈油或人工合成的氢化椰子油中。由于能量密度高[34.9 kJ/g(8.3 kcal)]，可提供 2 倍于等量碳水化合物所提供的能量，MCT 越来越受运动员的青睐。此外，MCT 易于吸收，比碳水化合物优先产能。如果 MCT 与等能量高碳水化合物同时食用，酮体生成量最小。因此，为了增加每天能量的摄入量（如运动员需要增重时）或提高运动中能量的摄入，甚至立即需要能量（如增加运动饮料或食物）时，可将 MCT 脂肪加到运动员膳食中。由于 MCT 以中链脂肪酸形式直接吸收入血液，其代谢程度与葡萄糖一样快，因此认为 MCT 可通过节约运动中葡萄糖的利用而提高运动能力。尽管现有的研究资料尚不肯定 MCT 确有强力作用，但在集训期，当能量摄入下降时，MCT 可用于增加能量的摄入，也可符合 MCT 的碳水化合物饮料或运动饮料应用于耐力运动项目（如铁人三项、马拉松等），而增加能量摄入。需要注意的是，运动员应在比赛前用 MCT，以免出现胃肠道功能紊乱。

## 二、运动对脂肪代谢的影响

### （一）影响运动中脂肪代谢的因素

#### 1. 运动强度和运动持续时间

低强度运动（20%$VO_2max$）时。从脂肪组织释放入血液的游离脂肪酸是肌肉收缩的主要能量来源，而肌肉内甘油三酯（triglyceride，TG）脂解很少。65%$VO_2max$ 的中等强度运动时，脂肪代谢最旺盛，脂肪组织和肌肉内 TG 均分解，氧化供能增加。随着运动强度增加到 85%$VO_2max$ 时，游离脂肪酸进入血浆的速度显著减少，肌肉内 TG 分解不再增加。此时，肌糖原分解，乳酸堆积，抑制脂肪动员。脂肪在运动中作为能量来源的利用情况见表 15-5。

**表 15-5　脂肪在运动中作为能量来源的利用情况**

| 脂肪能源物质 | 利用情况 |
|---|---|
| 血浆乳 微粒 | 不是主要来源 |
| 血浆极低密度脂蛋白 | 不是主要来源 |
| 血液中游离脂肪酸 | 主要来源，游离脂肪酸来自脂肪组织的脂肪细胞，低中强度（25%～50% $VO_2max$）运动时利用；随着运动强度的增加，利用减少 |
| 肌肉游离脂肪酸 | 主要来源，游离脂肪酸来自肌肉内的甘油三酯，低强度运动时利用减少；随着运动强度的增加（大于 50%$VO_2max$）利用增加 |

注：在高强度（大于或等于 65%$VO_2max$）运动时，总的脂肪氧化利用下降。

剧烈运动后，血乳酸水平增高，抑制脂肪组织分解。脂肪组织分解减少使肌肉摄取游离脂肪酸减少时，肌肉中甘油三酯分解，为收缩肌供能，在高强度自行车运动和抗阻力力量运动中能观察到肌肉甘油三酯分解的现象。但与糖和糖原分解相比，由脂肪代谢输出最大做功能力仍相对较低。

关于运动持续时间对脂肪代谢的影响，在 25%$VO_2max$ 的低强度运动后 2 小时与开始 30 分钟，总脂肪和总碳水化合物的氧化几乎没有变化，可能是肌肉内能源物质（TG 和糖原）随着中等强度持续时间延长（大于 90 分钟）供能减少的结果。但在 65% $VO_2max$ 运动时，脂肪酸进入血液的速度和葡萄糖的利用随时间的延长逐渐加快。

#### 2. 运动训练程度

系统的体育训练会使骨骼肌线粒体数量、体积、单位重量增加，以及肌肉毛细血管的密度和脂蛋白脂酶的活性增加。因此，训练水平高的运动员利用脂肪酸的能力强。高强度训练的马拉松运动员在 70%$VO_2max$ 强度下运动时，75%的能量供应来脂肪。脂肪代谢加强，可节约糖原，提高耐力。训练有素的运动员肌肉氧化酮体的能力也比无训练者强。

3. 限制肌肉细胞摄取脂肪酸的因素

脂肪组织分解产物游离脂肪酸是氧化供能的主要物质，尤其是在低强度、长时间运动中。长链脂肪酸代谢是一个复杂过程，涉及许多因素，如脂肪动员、游离脂肪酸在血液中的转运、从血液转运至肌细胞、膜转运、脑浆内转运以及细胞内代谢。无论是休息还是运动时，脂肪动员都是影响游离脂肪酸代谢的重要因素。

4. 限制肌肉脂肪酸氧化的因素

游离脂肪酸的氧化速度取决于三个过程：①脂肪组织和循环血液中 TG 的水解作用以及游离脂肪酸从血浆向脑浆的转运；②肌肉内 TG 的可利用性和水解速度；③游离脂肪酸的活性和跨线粒体膜的转运。在游离脂肪酸转运最充分的情况下，前两步可能是限制脂肪氧化的主要因素。在短时间运动或长时间运动的最初阶段，脂肪组织和肌肉 TG 的水解作用不充分，游离脂肪酸供应不足，使游离脂肪酸氧化的速度超过游离脂肪酸的动员，导致血浆和肌细胞内游离脂肪酸浓度下降。为满足能量供应的需要，来自糖原的碳水化合物的氧化供能必然增加。

最近一项研究证明，在中低强度（44%$VO_2max$）运动时，通过抑制脂肪动员可限制游离脂肪酸的氧化。运动前摄入碳水化合物（0.8 g/kg），血浆胰岛素升高，抑制脂肪的分解，减少运动中游离脂肪酸的氧化。通过注射脂肪乳剂和肝素使血浆游离脂肪酸浓度升高时，如摄入碳水化合物，脂肪氧化虽增加，但不能恢复到禁食时的高水平。这些结果表明，摄入碳水化合物（提高血浆胰岛素浓度）有抑制骨骼肌游离脂肪酸氧化的作用。

5. 糖代谢水平

糖代谢增强时，脂肪分解受抑制。糖代谢障碍，生成的草酰乙酸量不足时，脂肪酸氧化生成的乙酰 CoA 不能与草酰乙酸缩合成柠檬酸进入三羧酸循环氧化，就会限制脂肪酸在线粒体氧化供能。

6. 肉碱

游离脂肪酸从骨骼肌细胞进入线粒体分解需要肉碱（carnitine）转运系统。肉碱促进游离脂肪酸转移进入线粒体进行氧化代谢。基于增加肉碱摄入量可增加游离脂肪酸利用这一理论，近年来有不少使用肉碱提高运动能力的研究报道，但其效果尚无一致的结论。

7. 其他

肌肉供氧充足时，游离脂肪酸浓度增高，抑制肌肉摄取葡萄糖。脂肪分解需要脂肪酶，因此脂肪酶活性是影响脂肪利用的重要因素。

（二）运动对血脂、脂蛋白及其受体的影响

优秀运动员血肌含量高。运动通过加速脂质转换，降低血液中甘油三酯和低密度脂蛋白胆固醇（LDL−C），增加高密度脂蛋白胆固醇（HDL−C）水平。运动使体内甘油三酯水平降低，与内源性合成甘油三酯减少、脂蛋白的活性提高和促进甘油三酯清除等因素有关。动物实验结果显示，有氧运动可上调动物肝脏低密度脂蛋白受体（LDL−R）、ApoA1 和 HDL 受体 SR−$B_1$ 基因的表达，降低高脂血症大鼠血清和 Apo E 基因缺陷小鼠动脉粥样硬化斑块中胆固醇、甘油三酯、LDL−C 和 Apo B，升高 HDL 和 Apo A，从而有效预防高脂血症，延缓动脉粥样硬化的进程。

### 三、运动员的脂肪需要量和参考摄入量

运动员膳食脂肪的适宜供能比应为25%～30%。饱和脂肪酸，单不饱和脂肪酸，多不饱和脂肪酸三者之比应是1∶1∶（1～1.5）。世界各国运动员膳食调查结果显示，当运动员脂肪摄入量过高（约占总能量的35%～45%）时，脂肪代谢产物蓄积会降低耐力并引起疲劳，摄入过多脂肪还会降低蛋白质和铁等营养素的吸收利用；高脂肪常伴大量胆固醇的摄入引起高脂血症。因此，应适当限制运动员膳食中的脂肪摄入。但如果脂肪不足，食物的质量和色香味受影响，造成运动员食物摄入量减少，而且运动员的膳食要求量少质精，能量密度高，所以又不可过多减少脂肪的供给量。登山运动员因经常处于缺氧状态，膳食中的脂肪含量应比其他项目的运动员少。游泳及冬季运动项目（如滑雪、滑冰）等，因运动员机体散热量大，食物中脂肪量可以比其他项目高些，但也不应超过总能量的35%。

## 第四节　碳水化合物与运动

### 一、碳水化合物在运动中的作用

（一）提供运动所需的能量

短时间、高强度运动所需能量绝大部分由碳水化合物（糖）供给，长时间、低强度运动也首先利用糖氧化供给能量，可利用糖耗竭后才动用脂肪或蛋白质提供能量。运动中，肌肉摄取葡萄糖的量可达安静时的20倍或更多。葡萄糖容易氧化，且氧化完全，代谢终产物二氧化碳和水不会增加体液的酸度。糖氧化时耗氧量少，消耗等量氧，糖的产能效率比脂肪高4.5%，这一优点在供氧不足的情况下尤为重要，有时可成为决定比赛胜负的主要因素。

（二）延缓疲劳发生

肌糖原耗竭或低血糖与长时间运动疲劳有关，原因是肌肉内ATP不断合成的原料是糖和脂肪。运动前、中、后补糖有提高耐力的作用，补糖不仅可以提高耐力项目运动员（如马拉松、铁人三项、长距离骑车或游泳等，以及运动时间在45分钟到2小时以上的训练或比赛）的运动能力，而且对持续3 min～6 min高强度的间歇性运动（如球类）或高强度冲刺性运动也有作用。补糖的强力作用机制尚不很清楚，可能与肌肉内糖的高利用度有关。糖提高运动能力与运动中糖的可利用度和糖的氧化率有关。

葡萄糖可透过血脑屏障营养神经细胞，大脑因缺乏营养物质储备，主要依靠葡萄糖氧化供应能量。血糖浓度降低时，首先影响中枢神经系统，产生疲倦或头晕等症状。有报道，补糖可使血浆甘油三酯分解减少，游离脂肪酸浓度降低，同时使游离脂肪酸与色氨酸竞争白蛋白结合位点的作用减弱，从而使血浆中游离色氨酸浓度降低，游离色氨酸/支链氨基酸随之降低。色氨酸是5-羟色胺的前体物，5-羟色胺浓度降低可使中枢神经系统疲劳后延。有报道提出，补糖5 ml/(kg·h)与补水比较，血浆游离色氨酸浓度显著下降，肌肉、心血管和代谢功能方面疲劳指标均好转。此外，摄入糖对预防神经性低血糖症有益。

（三）减轻运动致免疫应激

运动中补糖使血糖浓度保持正常水平，减少应激激素的分泌，调节免疫功能。血糖下降与下丘脑—垂体—肾上腺活化有关，补充糖可使皮质醇和生长激素减少，粒细胞、单核细胞吞噬作用及炎性细胞因子等反映免疫应激程度的指标均有改善。

（四）增加饱腹感

摄入吸收缓慢和不易消化吸收的碳水化合物，能延长出现饥饿感的时间。

## 二、运动前、中、后补糖的意义

体内糖储备包括肌糖原、肝糖原和血糖三类。肌糖原约 250 g，是含量最大的糖储备，肝糖原共计 75 g～90 g，血糖仅 5 g～6 g。体内糖储备总量约 300 g～400 g。大于 1 小时的运动，如长跑、长距离游泳、自行车运动、滑雪、马拉松、铁人三项、足球、冰球、网球等，可耗竭体内糖储备。糖原耗竭影响运动能力，特别是耐久力。运动前或运动中适量补充糖有利于维持血糖水平并提高运动能力，延缓疲劳的发生。

肌糖原储备充足的足球运动员与肌糖原储备不足者相比，冲刺的次数多，跑步的总距离也长，说明糖原储备明显影响运动能力。体内糖原水平对耐力有明显影响，并受膳食中碳水化合物补充量的影响（见表 15－6）。

**表 15－6　膳食对肌糖原水平和耐力的关系**

| 膳　食 | 肌糖原（g/100 g 湿肌肉） | 运动至衰竭的时间（min） |
|---|---|---|
| 混合膳食 | 1.73 | 113.6 |
| 高脂肪、高蛋白质 | 0.63 | 56.9 |
| 高碳水化合物 | 3.31 | 166.5 |

肌糖原水平的降低与疲劳和运动性损伤的发生关系密切。运动前补糖可增加体内肌糖原、肝糖原储备和血糖浓度。运动前体内肌糖原含量越高，运动到衰竭的时间（耐久力）越长。运动中补糖可提高血糖水平、节约肌糖原、减少肌糖原消耗，从而延长运动时间。运动后补糖是为了加速肌糖原恢复和能量供应。

## 三、补糖的方法和措施

（一）运动前、中、后的补糖

1. 运动前补糖

可在大运动量前数日内增加膳食中碳水化合物的量为总能量的 60%～70%（或 10 g/kg），也可采用改良的糖原负荷法（在赛前一周内逐渐减少运动量，赛前一天休息，同时逐渐增加膳食中碳水化合物的量为总能量的 70%）；或在赛前 1 h～4 h 补糖 1 g/kg～5 g/kg（赛前 1 小时补糖时宜采用液体糖）。关于避免在赛前 30 min～90 min 补糖，预防血中胰岛素升高的理论，现有不同的观点和争论。有人提出，运动前摄入糖，使血糖和胰岛素水平增加，虽然肠道是进行性吸收糖，但运动开始时，由于血胰岛素升高、肌肉收缩运动使肌肉摄取葡萄糖增加以及肝糖原输出抑制等联合作用，使血糖下降；另有人提出，运动开始后，肾上腺素和去甲肾上腺素释放，会抑制胰岛素的分泌，因此血糖仍然升高。考虑到影响血糖因素的复杂性，如胰岛素、肌肉收缩活动对肌肉葡萄糖摄取的影响，胰岛素、儿茶酚氨刺激和抑制的平衡，肝糖原输出量和糖吸收量等，建议在使用补糖措施提高运动能力时，应提前进行适宜补糖时间的试验。一般认为，运动前补糖有利于扩大体内糖池，增加糖的可利用度和氧化率，因此仍主张运动前在不影响胃肠道功能的情况下，尽量多补充糖。

2. 运动中补糖

每隔 30 min～60 min 补充含糖饮料或容易吸收的含糖食物，补糖量一般不大于 60 g/h(1 g/min)。可以采用含糖饮料，少量多次饮用，也可以在运动中使用易消化的含糖食物（如面包、蛋糕、巧克力）等。

3. 运动后补糖

应优先恢复内源性糖原消耗。开始补糖的时间越早越好，最好在运动后即刻或最初 2 小时内补糖 50 g，以后每隔 1 h～2 h 连续补糖。运动后 6 小时内，肌肉中糖原合成酶含量高，可使进入肌肉的糖达到最大量，补糖效果最佳。补糖量为 0.75 g/kg～1.0 g/kg，24 小时内补糖总量达到 9 g/kg～16 g/kg（约为 500 g—600 g 糖）。

（二）补糖类型

1. 葡萄糖

葡萄糖吸收最快，最有利于肌糖原合成。

2. 果糖

果糖吸收后主要在肝脏进行代谢，其合成肝糖原的量约为葡萄糖的 3.7 倍。果糖引起胰岛素分泌的作用较小，因此不抑制脂肪酸动员，但使用量大时，可引起胃肠道功能紊乱。果糖的使用量不宜超过 35g/L，并应与葡萄糖联合使用。

3. 低聚糖

低聚糖一般由 3～8 个单糖组成，甜度小，渗透压低（为葡萄糖的 1/4），吸收速度比单糖和双糖慢。因此，可通过补充低聚糖使运动员获得较多的糖。

4. 淀粉类食物

淀粉类食物含糖量为 70%～80%，但释放慢，因此会引起血糖或胰岛素突然升高。除含有多糖外，淀粉类食物还含有维生素、矿物质和纤维素，可在赛后的饮食中补充。

由于个体对摄入糖的反应的差异较大，建议运动员试用不同类型、不同浓度及口感的饮料，以选择赛前或赛中使用的含糖饮料。有报道，运动后早期（小于 6 小时）摄入葡萄糖或蔗糖，肌糖原的储备率高于摄入果糖。此外，补糖时应同时补充蛋白质，以增加血浆胰岛素敏感性，从而增加运动后糖储备。

（三）血糖指数及其在运动营养实践中的应用

1. 血糖指数

血糖指数（glycemic index，GI）的概念由加拿大营养学家于 1981 年首次提出，是一个衡量碳水化合物对血糖反应的有用指标。其最大特点是避免了个体对碳水化合物食物的绝对血糖反应差异较大的问题。

血糖指数是指分别摄入含 50 g 碳水化合物食物和 50 g 碳水化合物参考食物（葡萄糖或白面包）后 2 小时血浆葡萄糖耐量曲线下面积之比值。血糖指数越小的食物，升高血糖的程度越小，故血糖指数在糖尿病饮食疗法和肥胖控制的临床实践中发挥了举足轻重的作用。

事实上，血糖指数也反映出各种碳水化合物食物的消化吸收速度。研究证实，食物的形式、加工及烹调的程度、淀粉中支链淀粉与直链淀粉的比例、是否含果糖或乳糖（两者血糖指数较低）以及其他一些抗营养物质（如植酸盐、PHA）等，都或多或少影响食物的消化吸收，因此也会不同程度地影响碳水化合物食物的血糖指数。表 15－7 所列是常见食物的血糖指数。

**表 15－7　碳水化合物食物的血糖指数**

| 食　物 | | 血脂指数 | |
|---|---|---|---|
| | | （葡萄糖＝100） | （面包＝100） |
| 高血糖指数（>70） | 葡萄糖 | 100 | 140 |
| | 粟米片 | 84 | 119 |
| | 可可米 | 77 | 110 |
| | 即食土豆糊 | 83 | 118 |
| | 运动饮料 | 95 | 136 |
| | 白面包 | 70 | 101 |
| | 维他麦早餐麦片 | 70 | 100 |
| | 米饭（低直链淀粉） | 88 | 126 |
| 中血糖指数（55～70） | 1 分钟快熟麦片 | 66 | 94 |
| | 穆兹利谷类麦片 | 68 | 97 |
| | 汽水 | 68 | 97 |
| | 米饭（离直链淀粉） | 59 | 83 |
| | 芒果 | 55 | 80 |
| | 橙汁 | 52 | 74 |
| | 蔗糖 | 65 | 92 |
| 低血糖指数（<55） | 成熟的香蕉 | 52 | 74 |
| | 粥品 | 49 | 70 |
| | 含多种谷物的面包 | 45 | 64 |
| | 牛奶 | 27 | 39 |
| | 巧克力 | 49 | 70 |
| | 苹果 | 36 | 52 |
| | 橙 | 43 | 62 |
| | 果糖 | 20 | 28 |

注：血糖指数是以葡萄糖为参考食物计算得来的，所得的数值乘以 1.42，可转化为白面包的标准。

2. 血糖指数对运动营养的指导作用

在运动营养领域，通过控制血糖指数来调节糖类的摄入，可以提高运动成绩。有越来越多证据支持使用血糖指数来制定运动中的补糖策略。

研究证明，低血糖指数食物，可以温和地提高血糖水平，因此富含低血糖指数的膳食可以保证机体的碳水化合物持续稳定供应，节约糖原，改善耐力水平，是一种适宜于长时间运动之前补充的良好碳水化合物来源。相反，高血糖指数的食物能提高血糖水平和胰岛素反应，因此有助于运动后提高血糖水平和增强胰岛素反应，有利于糖原储备，运动后补充较为有利。血糖指数为制定训练中碳水化合物补充策略提供有用信息，可作为碳水化合物选择的参考指标。

### 四、运动员碳水化合物参考摄入量

运动员膳食中碳水化合物供能比应为总能量的60%左右，美国国家健康与医学研究委员会推荐碳水化合物供能比至少占50%～55%。还有人建议，进行长时间运动时，应增加碳水化合物的摄入量为总能量的65%，大强度耐力训练运动员的碳水化合物供给量应占总能量的60%～70%，中等强度运动时为50%～60%，缺氧运动项目为65%～70%。我国运动员每天碳水化合物适宜摄入量为总能量的55%～65%，耐力项目可以增加到70%。

## 第五节　水与运动

水是人体的重要组成成分，具有组成细胞、排泄废物、保护组织、传输营养物质及气体、维持血液容积和调节体温等功能。

水与体育运动的关系密切，运动者的水代谢远高于不运动者。运动过程中机体大量产热，需要通过汗液蒸发的方式散发热量。研究表明，一般人每天出汗约0.5 L，跑步1小时出汗量是安静时的2～3倍，踢一场90分钟足球出汗量是安静时的4～10倍。当运动者从安静状态进入运动状态时，体内的物质代谢加强，若体内水分得不到补充，会导致机体严重脱水，各种生理功能紊乱，造成运动循环衰竭。尤其在高温、高湿环境下进行各种剧烈运动，如一些耐力性项目（如马拉松），由于机体排汗量增加，破坏了体内水分的平衡，从而影响运动者的运动能力，甚至危及健康。运动者在运动、训练或比赛中补充水，可防止机体脱水及过热症。

水营养是合理营养的基础，只有保持良好的水营养，才能保证身体的健康，维持良好的竞技状态，发挥最大的运动潜能。

### 一、水在体育运动中的生理功能

#### （一）运动中能量供应依靠水的参与

水参与体内许多代谢过程。水溶解性强，能溶解多种物质；水流动性大，可加速生化反应，有利于物质运输。营养素的消化、吸收、生物氧化、运输以及代谢废物的排出都必须在水的参与下进行。体内大部分生化反应都在细胞液中进行，并由此完成各种新陈代谢和生理活动。

#### （二）运动时依靠汗液蒸发调节体温

正常体温的维持，是机体产热和散热过程动态平衡的结果。机体热产生的来源是组织细胞的各种代谢活动，安静时产热部位主要是内脏，劳动或运动时产热部位主要是肌肉和皮肤。肌肉收缩需要机械能，而能源物质碳水化合物、脂肪和蛋白质氧化提供的是化学能，机体将这些化学能转化为机械能，转化率为25%，其余75%转化为热能积蓄在体内，使体温升高。肌肉产生的热能由血液带到体表，再通过汗液蒸发的方式散发。所以，运动时出汗是体温调节的重要方式，使体温不致因运动而升高。每蒸发1L汗水，可排出2.4 MJ（575 kcal）热量。

（三）水具有润滑和缓冲作用

水是关节、肌肉和体腔的润滑剂，因为水黏度小，使摩擦面润滑，运动时能减少损伤，同时对组织器官起到一定的缓冲保护作用。

（四）水维持脏器的形态和机能

体内结合水与蛋白质、粘多糖和磷脂等结合形成胶体，使脏器维持一定的形态和坚实性；血液中游离水有利于血液循环流动。失水过多导致血液浓缩、血流减慢，影响供氧和代谢废物的排泄，导致肌肉酸痛、运动能力下降等。

运动员只有在体内水分充足时，才能维持正常的生理功能，调节体温并获得最大的体能。运动时出汗多，供水量也要相应增加。

## 二、运动员水代谢的特点

运动员经常在高温、高湿环境下进行高强度的训练和比赛，因此与普通入相比，运动员在水代谢方面具有以下特点。

（一）出汗速率高，出汗量大

运动员在高温、高湿环境下进行高强度训练或比赛时，为排出体内产生的热会大量出汗。运动强度是影响出汗率的主要因素，运动员的出汗率与运动强度呈正比，运动强度越大，出汗率越高。出汗率还与运动持续时间、环境温度及湿度、热辐射强度和运动员的适应程度等因素有关，环境温度及湿度和热辐射强度越大，出汗率越高。

高强度、大运动量的训练可使运动员的出汗量大大增加。一次高强度、大运动量的训练可丢失汗液2 L~7 L。在25℃~35℃进行4小时长跑训练，平均出汗量可达4.51 L。在温度37.9℃、相对湿度80%~100%的环境中踢足球70分钟，出汗量高达6.4 L，出汗量达体重的6%~10%。运动员在马拉松比赛中的出汗量可达5L，如果运动员体重为70 kg，则失水量为体重的7.14%。

（二）排尿量减少

高强度、大运动量，尤其是在高温、高湿环境下训练，引起大量出汗，致使机体失水量增多，加上运动时肾血流量和肾小球滤过率减少，常常导致少尿或无尿。

（三）水从呼吸道丢失增加

人体在安静时耗氧量为250 ml/min，运动时耗氧量大大增加，马拉松赛时耗氧量可达4 L/min。运动引起机体组织细胞代谢速率增加，氧的需要量和二氧化碳的排出量都增加，因此呼吸频率加快、幅度加深，使水分从呼吸道丢失增加，可达到平时的10~20倍。

（四）代谢水产生增多

为提供足够的能量满足运动需要，组织细胞的代谢加速，脂肪和蛋白质分解代谢产生的代谢水量也增多。

## 三、运动性脱水及其影响

### （一）运动性脱水的原因

运动性脱水是指由于运动而引起体内水分和电解质（特别是钠离子）丢失过多。运动性脱水的常见原因是运动员在高温、高湿环境下训练或比赛大量出汗而未及时补水，也可见于某些运动项目如举重、摔跤等运动员为参加低体重级别比赛而采取快速减轻体重措施，造成机体严重脱水。运动员在低温环境下运动，如登山运动，虽无大量汗液丢失，但因寒冷导致交感—肾上腺系统兴奋，尿液增多，从呼吸道呼出的水分和从皮肤蒸发的非显性出汗也较多，从而可能造成机体脱水。

### （二）运动性脱水对运动能力的影响

根据丢失水分的多少，可将运动性脱水分为轻度脱水、中度脱水和重度脱水（见表15－8）。

**表 15－8　运动性脱水的症状**

| 脱水程度 | 脱水部位 | 脱水量/体重 | 症　状 | 体力下降 |
|---|---|---|---|---|
| 轻度脱水 | 细胞外液为主 | 2% | 血液渗透压升高，血容量减少，血液浓缩，心脏负担增加，口渴，尿量减少 | 10%～15% |
| 中度脱水 | 细胞内外相等 | 4% | 严重口渴，心率加快，体温升高，感觉疲劳加重，血压降低 | 10%～30% |
| 重度脱水 | 细胞内失水增多 | 6%～10% | 血容量减少，心率增加，呼吸加快，恶心，食欲丧失，厌食，容易激动，精神活动减弱，严重时发生幻觉，全身乏力，无尿 | 严重威胁健康，意识丧失，昏迷，甚至死亡 |

1. 轻度脱水

失水量达体重的2%左右时为轻度脱水。轻度脱水以细胞外液即血液和细胞间液的丢失为主。由于血容量减少，造成运动时心脏负担加重，运动能力受到影响。轻度脱水时，表现为口渴、尿少，尿钾丢失增多。

2. 中度脱水

失水量达体重的4%时为中度脱水。中度脱水不仅丢失细胞外液，还丢失细胞内液，两者的丢失量大致相等。此时可表现为脱水综合征，即严重的口渴感、心率加快、体温升高、血压下降、容易疲劳、运动能力下降。

3. 重度脱水

失水量达到体重的6%以上为重度脱水。此时，细胞内液丢失量大于细胞外液丢失量。除了有中度脱水的表现外，还可出现呼吸频率增加、恶心厌食、易激怒、肌肉抽搐，严重时出现幻觉甚至昏迷。

运动员重度脱水时可发生中暑，表现为体温升高、面色潮红、肌肉痛性痉挛、头痛、脉搏加快、虚弱、晕厥等症状。中暑极严重时可引起死亡。

发生脱水时，除心血管负担加重和体温升高等各种表现外，还可导致肾缺血及肾脏损害，出现少尿、无尿、血尿，还可引起泌尿系统结石形成。脱水对呼吸系统的影响可导致最大摄氧量下降，维持最大摄氧量的时间缩短。

对运动员而言，脱水不仅有碍运动成绩的提高，而且有损身体健康。脱水时，电解质损失造成血液浓缩、血液酸碱度发生变化、细胞内外水分及离子浓度发生变化和渗透压发生变化，这些都会使酶活性降低、细胞兴奋性下降，从而导致人体的运动能力降低，引起疲劳。在高温环境下长时间、高强度运动，运动员因长时间出汗而引起脱水，可能发生中暑和机能衰竭，所以防止运动性脱水非常重要。

体液的丢失和运动能力的下降与环境温度、运动强度及时间有关。许多研究证明，脱水影响长时间的有氧运动能力，而在热环境中长时间有氧运动所导致的脱水，更加剧了对运动能力的影响。脱水影响有氧运动能力是通过影响体温调节和心血管功能来实现的，这种影响即使在1%的脱水情况下也会出现。脱水对无氧运动能力的影响尚不清楚。

脱水对亚极量运动和极限工作能力影响较大，而对力量型项目（如投掷、举重、摔跤等）的运动能力影响较小。失水后及时补水比补充蛋白质、糖、脂肪更为重要。

## 四、运动中的合理补水

### （一）补水原则

脱水不仅影响运动员的运动能力，还威胁运动员的健康。因此，运动中合理补水十分重要。怎样补水才能保证合理的水营养？当脱水达体重的2%时，人才感到口渴，而此时运动能力已开始下降，所以不能将口渴作为补水的标志。补水的主要原则是：积极主动补水。

### （二）补水的方式

科学的补水方式为少量多次饮水，可根据不同运动项目在运动前、中、后期及时补水。因为机体中一次摄入大量水分可引起血液稀释，循环血量增加，加重心脏负担，红细胞运输氧的能力反而下降；血液中过多的水分由肾脏和汗腺排出，既增加肾脏负担，又增加能量消耗，并进一步引起矿物质损失。大量水进入胃内，稀释胃液影响食欲和消化功能，如继续运动可引起腹痛、呕吐。在补水的同时还应补充矿物质，以促进迅速恢复体内正常水分，防止或推迟疲劳出现。

1. 运动前补水

结合个人状况、运动项目和天气等具体情况，运动前应适量补水。运动前2小时最好摄入400 ml～500 ml水，对维持体温恒定，延缓脱水发生有益。运动前15分钟可少量饮水，分次饮用。运动员在参加比赛前几天多喝水，虽然多余的水分不能在体内储存，但有利于在比赛开始时体内达到最大的水合状态。运动前不应一次性大量饮水，否则会增加胃肠道、心脏、肾脏负担，增加排尿和出汗量。但在特别炎热的天气，还应额外补液250 ml～500 ml。

2. 运动中补水

运动中补水的目的在于防止过度脱水及过热引起的运动能力下降。运动中每隔15 min～20 min补充200 ml～300 ml运动饮料或水，最好采用含糖和矿物质的运动饮料来补充水分及矿物质。因为在热环境下，运动饮料可被组织迅速吸收。在剧烈运动中，水的最大吸收量为 800 ml/h，故每小时补水不宜超过 800 ml，水温以 8℃～12℃为宜。运动中不宜一次性大量补水，水在胃中停留会造成不适感，影响膈肌运动和呼吸，从而影响运动能力。

3. 运动后补水

因为运动员在运动中补水量往往小于丢失量，所以运动后也要补水，使水出入量达到平衡。补水量可根据体重丢失情况而定。运动后补水也要遵循少量多次的原则，切忌暴饮。短时间内大量饮水虽然可解一时的口福感，但尿量和出汗量的增加，不仅加重了体内矿物质的丢失，还增加了心脏和肾脏负担。运动后，应补充含矿物质或含糖的运动饮料，以促进血容量的恢复。不可只饮用白开水，饮用白开水虽然一时解渴，但可造成血浆渗透压降低，增加排尿量，延长机体的复水时间。暴饮白开水还稀释胃液，影响食欲和消化功能。运动中丢失的体液应在次日早晨得到基本恢复，监测体重可了解复水的程度。

## 第六节　矿物质与运动

### 一、钠与运动

（一）运动对钠代谢的影响

除了从汗液中丢失量较大外，运动员钠和氯的代谢与普通人基本相同。汗液中钠的平均浓度为 1 g/L～4 g/L。一般情况下，汗液中钠和氯的排出量要相互平衡。运动员在高温、高湿环境中训练，汗液中氯化钠的平均浓度可达到 5.7 g/L，运动中氯化钠的丢失量可达 25 g。与安静时相比，运动中血浆钠的浓度明显升高，并可延续至运动结束。运动后血浆钠水平显著降低，可出现低钠血症。

（二）钠对运动能力的影响

钠对保持体液酸碱平衡、维持神经肌肉兴奋性和细胞功能有重要意义。在高温、高湿环境中运动，如果不注意适当补充钠盐，运动员可发生钠缺乏症状。轻度缺乏时表现为食欲降低、消化不良、肌肉软弱无力等症状。严重缺乏时，可表现为恶心、呕吐、多尿、体温升高、心率加快、血压低、头晕、头痛、体能低下、易疲劳、肌肉疼痛、肌肉痉挛及抽搐等。

（三）膳食保障措施

大量出汗的运动中和运动后，应适当补充钠盐。大多数运动饮料含有钠盐，一般为 10 mmol/L～25 mmol/L。运动训练时间持续 3 h～4 h 以上并伴有大量出汗时，其间应适量补充运动饮料，以补充随汗液丢失的钠盐，同时还可以预防运动后的低钠血症。伴有大量出汗的运动后，也应该适量补充含钠盐的运动饮料，以使水分保持在体内，防止脱水。在高温、高湿环境下运动，补充钠盐的多少可根据出汗量估算。出汗量 1 L～2 L，一般不需要补充钠盐，但初练者和对热不耐受的运动员可适当补充。

考虑到钠盐会增加心、脑血管疾病的危险性，WHO 仍建议普通人每人每日食盐（NaCl）的用量不宜超过 6 g（含 Na 约 2.36 g）。除了从食盐中获得钠外，还可从食物和饮料中获得钠。由于运动员对钠的需要量较高，钠供给量应高于普通人。我国运动员每日钠的适宜摄入量为常温下运动或训练应小于 5 g，高温下运动或训练应小于 8 g。

在出汗较多的训练或比赛季节，运动员在进餐时可适当多摄入含盐分较高的食物。单纯钠盐片不仅刺激性大，而且不易吸收，还可引起一时性高血钠，一般不提倡使用。饮用合适量钠盐的低渗性运动饮料，是较理想的补钠方式。

## 二、钾与运动

### （一）运动对钾代谢的影响

运动员与普通人在钾代谢上的主要差异是运动员因大量出汗而丢失大量钾。通常，人体汗钾浓度为 4 mmol/L～8 mmol/L，但运动员在高温环境中训练，汗钾的丢失量明显增加。长跑和马拉松运动员在 22℃～32℃进行训练时，汗钾的排出量为 4 g～4.5 g，占总钾量的 46%～49%，是尿钾的 1.4～1.5 倍。国外学者观察到，运动员在温度为 29℃～30℃、相对湿度为 40%～48%的环境中跑步，钾的一天丢失量高达 6 g 以上。

与安静时相比，运动中血钾的浓度可升高，这与运动中糖原分解、细胞钾释放入血液有关，运动后血钾水平逐渐下降至安静时的水平。但大运动量运动后，血钾水平显著低于安静时。原因是大运动量运动后糖原和蛋白质的合成使血钾进入细胞，造成血钾较低；另外也可能与运动中大量出汗致使钾随汗液丢失，而导致血钾水平下降有关。

### （二）钾对运动能力的影响

钾对肌肉收缩和神经传导有重要作用。钾轻度缺乏时，肌肉软弱无力，导致运动能力下降，并可引起肌肉的运动性损伤。钾严重缺乏时，神经传导功能受损害，神经反射减弱或消失，脉搏微弱，血压下降，心传导阻滞，心电图改变，可出现 T 波平、Q—T 间期延长、U 波等。运动员钾缺乏是导致中暑的一个重要原因。

### （三）膳食保障措施

我国运动员每日钾的适宜摄入量为 3 g～4 g。水果、蔬菜、鱼肉、牛肉、猪肉等食物含钾较多，可通过增加这些食物的摄入来补充钾。运动饮料含有一定量的钾盐，可适当饮用运动饮料以补钾。另外，也可补充含钾的无机盐片剂。补钾盐时应特别注意，尽管大量补钾在肾功能正常时未见副作用和危险，但运动员在运动后无尿或少尿的情况下不要补充钾盐，而是在正常后再补充钾盐。

## 三、镁与运动

### （一）运动对镁代谢的影响

运动中，运动员血清（或血浆）镁浓度的改变与运动强度及运动持续时间有关。短时间、高强度运动使血清（或血浆）镁浓度升高，原因可能是：①运动引起血浆容积减少；②体液酸化或肌肉收缩造成细胞镁流出。长时间耐力运动造成血镁浓度降低。一些研究者认为，由于体内的镁重新分配，镁可能从储存部位移向代谢旺盛组织（如运动肌、红细胞、脂肪组织），红细胞摄取镁可能增强运动期间红细胞的功能，也是 ATP 酶和去磷酸过程所需要的。虽然汗液中镁浓度一般低于 2 mmol/L，但由于运动员的出汗量远远大于普通人，所以运动将增加镁随汗液丢失。有人计算，如果汗液中电解质的总丢失量为 4 mg/L～34 mg/L，镁的吸收率为 35%，要补充 1 L 汗液丢失的镁，则需要补充 10 mg/L～100 mg/L 的镁。运动也造成尿镁排出增加。

### （二）镁对运动能力的影响

镁是调节酶活性、维持骨骼肌和心肌正常收缩、维持神经传导的必需元素。镁是体内

300 多种酶的激活剂和辅助因子，在维持酶的活性方面起作用，在维持神经信号的传递、细胞膜电位和跨膜转运的过程中起重要作用，对维持肌肉细胞的兴奋性也有重要作用，还有稳定细胞核酸结构的功能。细胞内镁的释放，可调节并维持细胞外液中镁的适宜浓度。镁作为细胞内含量仅次于钾的阳离子，对细胞内外的离子平衡、渗透压平衡和膜的通透性都有影响。镁还可与钾一起，调节细胞内外液的 pH 值，在维持机体酸碱平衡中起作用。如果机体的镁平衡失调，可引起神经肌肉兴奋性改变，血浆中镁浓度低下可使神经肌肉电位改变，肌肉兴奋性升高，出现肌肉震颤和痉挛。镁的这些生理功能与运动能力密不可分。体内镁不足可引起食欲减弱、恶心、肌肉展颤、情绪多变等症状，低血镁常伴有低血钾。

（三）膳食保障措施

普通人镁的推荐膳食为 5 mg/kg~8 mg/kg 体重，适量的镁对神经传导和肌肉收缩具有重要作用。运动员对镁的需要量增加，是因为运动员的镁丢失较多。我国运动员每日镁的适宜摄入量高于普通人，为 400 mg~500 mg。

镁广泛存在于多种食物中，植物性食物含镁较多，粗粮、干豆、坚果、绿叶蔬菜、菌藻类含量都比较丰富，是镁的良好来源。动物性食物中，肉、蛋、奶等的镁含量相对较少，而虾米、虾皮的镁含量较高。加工的精制食品以及油脂的镁含量最低。注意膳食的合理搭配，平衡膳食结构，多食用含镁丰富的粗粮、坚果类（如核桃）、豆类、鱼类、绿色叶菜，可以基本满足人体对镁的需要。摄入大量脂肪、磷酸盐和草酸，可影响镁的吸收。从食物中摄入镁不足、吸收差以及排出镁增加，是引起镁缺乏的常见原因。

## 四、钙与运动

（一）运动对钙代谢的影响

运动员常见钙缺乏或不足现象，尤其是女运动员。原因主要是钙摄入不足和钙丢失增加。

1. 钙摄入不足

有 1/3 控制体重（如体操、举重、摔跤等）项目的运动员和闭经的女运动员钙摄入量不足。运动员缺乏营养知识，选择食物不当，奶制品摄入量低。

2. 钙丢失增加

运动可增加钙丢失，运动员在训练和比赛中会随汗液丢失大量钙。汗液中钙含量约 2.55 mmol/L（102.2 mg/L），如果运动员每日出汗 3 L，则约 300 mg 钙随汗液丢失；如果运动员在高温环境下训练和比赛，每日出汗量可达 5 L~6 L，随汗液损失的钙则达 500 mg~600 mg。

（二）钙对运动能力的影响

钙在维持神经和肌肉兴奋性、骨骼肌收缩、细胞信号转导等方面具有重要作用，因此钙对保持运动能力非常重要。钙缺乏可引起肌肉抽搐，长期钙摄入不足可导致骨密度下降、骨质疏松和应激性骨折。闭经的女运动员更易发生应激性骨折。虽然目前女运动员闭经的机制尚不清楚，但骨骼密度低或骨质疏松与机体钙营养状况、运动和雌激素水平三个因素有关。国外资料报道，女运动员三重综合征，即饮食紊乱、闭经和骨质丢失，不仅影响运动能力，而且对女运动员短期和长期健康都可造成不良影响。

（三）膳食保障措施

奶和奶制品含钙丰富，且吸收率高，是钙的良好来源。有的运动员由于对乳糖不耐受，不吃牛奶和奶制品。乳糖不耐受者可以喝酸奶或采取每日少量多次饮奶或其他方法，如饮奶前服用乳糖酶或吃经乳糖酶处理过的奶制品。对于乳糖完全不耐受者或在应激期间（如重大比赛）乳酸不耐受程度增加者可通过其他食物来源补钙或使用钙制剂。小虾皮、海带、豆类、芝麻酱和绿色蔬菜等含钙也较丰富。

运动项目不同，运动员对钙的需求也不同。我国运动员每日钙的适宜摄入量为1000 mg～1500 mg。大运动量项目运动员和在高温环境中训练或比赛的运动员钙摄入量可考虑其上限，即1500 mg。英国推荐11～24岁的闭经女运动员钙的供给量为1500 mg，月经正常女运动员为1200 mg，我国尚无此方面的推荐量。

## 五、铁与运动

（一）运动对铁代谢的影响

运动员铁缺乏，一直是备受关注并与健康和运动能力密切相关的问题。运动训练使铁的需要量增加、吸收量减少和丢失量增加。

1. 铁丢失增加

运动员随汗液丢失的铁较普通人多。以运动员在高温环境下出汗4L计算，随汗液丢失的铁可达1.54 mg～3.70 mg，长跑、竞走、足球等项目运动员每天可随汗液丢失的铁约14 mg；运动员从消化道丢失的铁明显增加；女运动员每次月经丢失铁量也较普通人多。

2. 铁摄入、吸收不足

机体通过小肠吸收食物铁。长跑运动员铁吸收量仅为普通人的1/2。运动员中普遍存在饮食结构不合理，膳食不平衡，摄入脂肪过多，蛋白质及多种维生素摄入不足，影响铁的吸收利用。

3. 铁需要量高于普通人

运动员肌肉湿重每增加10%，则多需铁170 mg；循环血量增加9%，则多需铁约200 mg。在此基础上，再加上肌肉挤压、摩擦、组织损伤所引起的红细胞损伤、溶血，若不给予足够的营养或铁剂补充，很可能发生运动性贫血。

研究发现，女运动员铁储备状况差于男运动员。女子耐力运动员因月经丢失铁，加上不良的饮食习惯，铁储备常处于低水平。膳食调查显示，女运动员铁的摄入量往往低于推荐摄入量。此外，需要控制体重和保持体形的运动项目（如体操、花样滑冰等）中的女运动员在减轻体重期间膳食总摄入量较少，也易造成铁缺乏。

（二）铁对运动能力的影响

运动可加快铁在体内的代谢，长期运动训练组织内储存铁明显下降，而铁储备低会增加发生贫血的危险性。运动员普遍存在铁营养状况不良的现象，青少年运动员、耐力项目运动员、女运动员和控制体重运动员均为缺铁性贫血的易患人群，他们的运动能力和运动成绩均会受到影响。

运动员的铁营养状况不仅与运动能力有关，而且与认知能力有关。研究表明，当运动员的铁营养状况处于缺乏或已经发生缺铁性贫血时，补充铁剂改善铁营养状况、提高运动能力的效果非常显著。如果铁营养状况良好，补铁对运动能力的改善效果则不明显。另外，铁属于过渡金属，在体内可引起自由基连锁反应。如果过量补铁，可引起铁的毒性反应，对运动能力产生不良影响。

（三）膳食保障措施

营养教育、早期检测和适当补铁是预防铁缺乏的重要措施。女运动员最好一年筛查一次，重点应放在长期节食者、月经期长且量多者、运动训练量大的耐力运动员和素食运动员等高危人群，以便早期发现铁缺乏。

我国运动员每日铁的适宜摄入量为 20 mg（大运动量或高温环境下训练时为25 mg）。

动物性食物中含有丰富的铁。动物肝脏、瘦肉、动物全血、禽肉、鱼肉、鸡蛋均是铁的良好来源。运动员应增加动物性铁的摄入，动物性铁主要是血红素铁，比植物性铁更易吸收。维生素 C 和蛋白质可促进铁吸收。肉类（如禽和鱼）与蔬菜混合食用可增加蔬菜铁的吸收，与含维生素 C 的食物（如橙汁）同时食用可增加动物性铁的吸收。黑木耳、芝麻酱、干果、豆类也是铁的较好来源。此外，使用铁制炊具同样可以有效地增加铁摄入量。

对已经出现贫血的运动员，需要进行补铁治疗。由于大剂量补铁可能引起中毒，补铁应在医生严格的监督下进行。预防性补铁应采用小剂量，每日 0.1 g～0.3 g 不可超过 3 个月。铁中毒时会出现恶心、便秘、消化功能紊乱、肝组织中铁沉着，严重时可发生肝硬化。

## 六、锌与运动

（一）运动对锌代谢的影响

长期进行大运动量训练的运动员血清锌含量处于较低水平。运动员血清锌含量低下与运动员锌代谢较快、排出量增多、吸收率下降等因素有关。高温环境下训练，运动员每日随汗液丢失的锌可达 5 mg，且运动员在运动日尿锌排出量高于非运动日。急速、剧烈的短时间运动可使锌从尿液排出增多，运动后恢复期从尿液排出的锌减少。可见，运动引起锌消耗增多，运动员的锌需要量高于普通人。另外，训练期运动员肠道锌吸收率明显降低，可能是运动员发生低锌血症的重要原因之一。训练期肠道锌吸收率降低可能与运动时肠道供血量减少有关。

另有研究发现，短时间、大强度的无氧或缺氧运动，可使血清锌水平升高。剧烈运动后引起血清锌水平变化的原因可能是：①运动导致肌肉损伤，锌从肌肉细胞中溢出进入血液；②运动时机体对锌进行重新分布，调节各组织器官的锌水平，将锌通过血液向需要锌的组织器官转移。例如，女子长跑运动员血清锌水平较低，而红细胞锌水平却较高。

（二）足够的锌对运动能力的影响

充足的锌对肌肉正常代谢十分重要，锌缺乏可引起肌肉生长发育缓慢和重量减轻，可能是缺锌导致骨骼肌总 RNA 减少，骨骼肌 α 肌动蛋白 mRNA 表达下调，蛋白质合成速率下降，含锌酶活力降低。锌缺乏引起大鼠骨骼肌收缩力和大鼠游泳能力明显下降。锌不足的运动员补锌，可加强运动员肌肉代谢，提高肌肉力量。

（三）膳食营养保障措施

我国运动员锌的适宜摄入量为 20 mg（大运动量或高温环境下训练或比赛时为

25 mg)。一般情况下，运动员通过选择富含锌的食物，可满足锌的需要量。锌的来源较广泛，贝壳类海产品（如牡蛎、海蛎肉、扇贝）、畜肉及其内脏均为锌的良好来源。蛋类、豆类、谷类胚芽、燕麦、花生等也富含锌。蔬菜、水果中锌含量较低。如果膳食供给不足，可以考虑使用营养补充剂。

盲目过量补锌可能引起锌过量或锌中毒。过量的锌可干扰铜、铁和其他微量元素的吸收及利用。成人摄入 2 g 以上锌可发生锌中毒，引起腹痛、腹泻、恶心、呕吐等临床症状。我国运动员每日矿物质适宜摄入量见表 15－9。

**表 15－9　中国运动员每日矿物质适宜摄入量**

| 矿物质 | 适宜摄入量 |
|---|---|
| 钾 | 3 g～4 g |
| 钠 | ＜5 g（高温环境训练时＜8 g） |
| 钙 | 100 mg～1500 mg |
| 镁 | 400 mg～500 mg |
| 铁 | 20 mg（大运动量或高温环境下训练为时 25 mg） |
| 锌 | 20 mg（大运动量或高温环境下训练为时 25 mg） |
| 硒 | 50 μg～150 μg |
| 碘 | 150 μg |

## 第七节　维生素与运动

### 一、运动对代谢和维生素需要量的影响

运动训练能增强能量代谢，维生素是能量代谢的辅助因子，适量摄入维生素有利于能量生成并改善神经系统功能。运动量加大时，维生素需要量增加的幅度超过按能量比例计算的数值。研究已证实，肌肉运动可加速维生素缺乏症的发生，并使其症状加重。

运动员维生素的需要量高于一般人群，原因可能是：①运动训练使胃肠道对维生素的吸收率降低；②运动员汗液、尿液及粪便使维生素排出量增加；③维生素在体内的周转率加快；④高强度运动训练的初期适应和剧烈运动训练使能量代谢速度突增。

一般情况下，运动员摄入平衡膳食即可达到各种维生素的生理需要量。运动员在能量摄入充足时，中、低强度运动训练不会引起维生素营养状况恶化，但营养调查结果常显示运动员存在边缘性维生素缺乏。值得注意的是，目前对运动员的维生素营养状况缺乏经常性监测，维生素的吸收程度及其在食品加工、储存、制备过程中的损失常被忽略。运动员的膳食营养素供给量标准尚不完善，还不能准确评价运动员的维生素营养状况。

运动员是维生素补充的主要目标人群，额外补充维生素的目的是增强运动竞技能力、延缓疲劳发生和加速能量供应。尽管缺乏摄入大剂量维生素可提高运动能力的证据，但许多运动员仍采用大剂量补充维生素的措施，补充剂量超过供给量的 10 倍，甚至上千倍，

不仅花费大，而且脂溶性维生素如维生素 A 和维生素 D 可在体内蓄积，引起中毒，危害健康。

## 二、维生素与运动能力

维生素与运动能力的关系已引起广泛重视。维生素参与机体的各种代谢过程，缺乏或不足时会对运动能力产生不利影响。维生素轻度缺乏，表现为倦怠、食欲缺乏、头痛、便秘、易怒、疲劳、活动能力减弱、抵抗力下降、做功量减少、运动效率降低；维生素进一步缺乏，可导致生活能力及组织器官功能衰退。

维生素补充与运动能力关系的研究结果不一致。有报道，受试者食用维生素 $B_1$、维生素 $B_2$、维生素 $B_6$ 和维生素 C 含量低的饮食（摄入量仅能满足 1/3 需要量），8 周后四种维生素轻度或中度缺乏，有氧做功量降低 16%，无氧阈值降低 24%；再以 2 倍维生素需要量进行补充，2 周后受试者的运动能力得到改善，但未能恢复到缺乏前状态，可能与体内维生素营养状况未完全恢复有关，且维生素要在体内转变成辅酶才能发挥作用。所以，在赛前纠正 B 族维生素缺乏状况，应在比赛 2～3 周前补充，补充时间短可能无作用。

目前，尚缺少单独补充维生素 $B_1$、维生素 $B_2$、维生素 $B_6$ 和维生素 C 可提高运动能力的有力证据。维生素 $B_1$、维生素 $B_2$、维生素 $B_6$ 和维生素 C 缺乏，将影响红细胞转酮醇酶活力和有氧运动能力。运动员补充 1～3 个月的 B 族复合维生素，虽然血中维生素水平和红细胞转酮醇酶活力增加，但运动能力未见改善。Vander Beck 给运动员补充多种维生素，观察到运动员的最大摄氧量、射击准确性和神经肌肉兴奋性得以改善。但另一些研究未观察到维生素 $B_1$、维生素 $B_2$、维生素 $B_6$ 和维生素 C 营养状况与最大摄氧量或其他运动能力有任何联系。

维生素 $B_{12}$ 缺乏可降低红细胞携氧能力，影响最大有氧运动能力和亚极量运动能力，但运动员与普通人一样，维生素 $B_{12}$ 缺乏罕见。

目前未见有关补充维生素 A 和维生素 D 引起运动能力改变的报道。补充维生素 A 对运动能力无作用，对均衡膳食、维生素 A 营养状况良好的运动员，无须额外补充维生素 A。胡萝卜素和维生素 A 的抗氧化作用是否能降低自由基所致运动损伤仍需要进一步研究。

补充维生素 E 对提高高原训练的运动能力有一定作用。受试者补充维生素 E 后，在海拔 1667m 处最大摄氧量增加 9%；在海拔 5000 m 处最大摄氧量增加 14%。Nagawa 等还发现，补充维生素 E 后，运动员在海拔 2700 m 和 2900 m 高度上进行力竭运动后血乳酸浓度显著下降。一般运动训练状态下，不提倡补充维生素 E，尤其是补充大剂量维生素 E，因为大剂量维生素 E 可减弱蛋白质分解。Booth 曾提出，蛋白质分解是刺激运动后蛋白质合成所必需的。补充维生素 E 对体能的影响仍缺少证据，维生素 E 与运动致肌肉酸痛和损伤以及肌肉蛋白质转换之间的关系有待进一步研究。

缺乏维生素可导致工作能力下降，纠正维生素缺乏或不足，可提高运动能力。但如果运动员体内维生素状况已处于良好水平时，额外甚至超常量补充（DRI 的 10 倍或更多）一种或几种维生素制剂，效果往往不明显。过量补充某种维生素会引起体内维生素失衡。过量摄入脂溶性维生素 A 和 D，可在体内蓄积而引起中毒，如维生素 D 中毒可引起异位钙化。过量补充水溶性维生素也会引起严重的副作用，如维生素 C 摄入过量，可引起胃肠道不适、维生素 $B_{12}$ 缺乏、尿液酸化及草酸结石形成、肾脏及膀胱损害等毒性作用。所以，有必要对运动员维生素营养状况进行定期监测。

### 三、运动员的维生素参考摄入量

#### （一）维生素 $B_1$

运动可增加维生素 $B_1$ 的需要量，维生素 $B_1$ 的需要量与运动强度及气温条件等因素有关。体力活动时，维生素 $B_1$ 的消耗量增加、排出量减少。此外，运动员维生素 $B_1$ 的需要量还与运动负荷量有关。耐力运动和神经系统负担较重的运动项目，如游泳、马拉松、体操、乒乓球等项目需要较多维生素 $B_1$。有报道，维生素 $B_1$ 的供给量为 5 mg/d 时，游泳运动员的耐久力增加；马拉松运动员每日维生素 $B_1$ 摄入量达到 10 mg 时，才能保持机能正常；乒乓球运动员每日摄入 4 mg 维生素 $B_1$ 时，尿排出量才能达到正常水平。

我国运动员维生素 $B_1$ 适宜摄入量为 3 mg～5 mg。因此，应尽可能从食物中摄取维生素 $B_1$，必要时可服用维生素 $B_1$ 制剂。

#### （二）维生素 $B_2$

训练可能增加维生素 $B_2$ 的需要量。虽然我国优秀运动员维生素 $B_2$ 缺乏或不足的检出率低于维生素 $B_1$，但仍有约 20%～30%的运动员处于维生素 $B_2$ 不足或边缘性缺乏状况。因此，应特别关注生长发育期的少年儿童和能量消耗大、控制体重或减轻体重以及素食运动员的维生素 $B_2$ 营养状况。

我国运动员维生素 $B_2$ 适宜摄入量为 2 mg～2.5 mg。

#### （三）其他 B 族维生素

由于运动引起代谢加速，Manore 建议运动员和运动活跃人群应增加维生素 $B_6$ 摄入量。理论上，维生素 $B_6$ 耗损会影响糖原分解和无氧代谢能力，但糖原磷酸化酶不是糖原分解的限速酶，维生素 $B_6$ 耗损时其活力变化不大，不影响糖原代谢；维生素 $B_6$ 严重耗损会影响血红蛋白的合成，影响氧的转运。因为运动中氨基酸分解供能不超过总能量的 10%，尚不清楚维生素 $B_6$ 不足对氨基酸分解的影响是否会损害运动能力。我国运动员维生素 $B_6$ 适宜摄入量为 2.5 mg～3.0 mg。

维生素 $B_{12}$ 缺乏罕见，但完全素食人群容易发生缺乏，故完全素食的运动员应注意适量补充维生素 $B_{12}$。我国运动员维生素 $B_{12}$ 适宜摄入量为 2 pg。

#### （四）维生素 C

运动可增加维生素 C 的需要量。一次运动可使血中维生素 C 含量增加，而组织器官中维生素 C 含量减少。为了使体内维生素 C 达到饱和水平（口服维生素 C 500 mg 后，应达到 4 小时尿排出量为负荷量的 50%），运动员在训练期维生素 C 的适宜摄入量为 140 mg/d，比赛期间为 200 mg/d。改善运动员维生素 C 的营养状况，最好通过增加膳食中的新鲜蔬菜、水果来增加维生素 C 的摄入量。

#### （五）脂溶性维生素

运动员维生素 D 和维生素 E 缺乏少见。维生素 A 的需要量随运动强度、生理状况及视力紧张程度而变化。有报道，运动员在高原或低氧压条件下训练，补充维生素 E 有提高最大摄氧量、减少氧债和降低血乳酸的作用。维生素 E 毒性较低，但过量补充维生素 E 可减弱白细胞杀菌能力，还增加维生素 K 的需要量，当补充量达到200 mg～1000 mg 时，可出现消化功能紊乱、软弱无力等症状。因此，在高原训练情况下，维生素 E 的补充应适量。室内训练的运动员应适量增加维生素 D 的摄入。我国运动员每日维生素适宜摄入量（AI 值）见表 15－10。

**表 15－10　中国运动员每日维生素适宜摄入量（AI 值）**

| 维生素 | AI 值 |
| --- | --- |
| 维生素 $B_1$ | 3 mg～5 mg |
| 维生素 $B_2$ | 2 mg～2.5 mg |
| 维生素 $B_6$ | 2.5 mg～3.0 mg |
| 维生素 $B_{12}$ | 2 μg |
| 尼克酸 | 20 mg～30 mg |
| 叶酸 | 400 μg |
| 维生素 C | 140 mg（比赛期 200 mg） |
| 维生素 A | 1500 μgRE（视力紧张项目 1800 μgRE） |
| 维生素 D | 10 μg～12.5 μg |
| 维生素 E | 30 mg（高原训练 30 mg～50 mg） |

# 第十六章 常见食物与营养

通过摄取食物而获得所需的能量和营养素，是人体取得营养的主要途径。各种食物由于所含的营养素和能量不同，对人体营养需要的满足程度也不同，所以食物的营养值价有高低之分。在自然界除人乳外，迄今还未发现一种天然食物能完全满足人体所需的能量和各种营养素。每种食物各具特色，其营养价值的高低是相对的。

食物有酸性和碱性之别，摄取食物要注意酸性和碱性食物的合理搭配。应掌握常见食物的营养特点，注意不同食品营养素的相互补充作用，了解强力食品的营养价值和特殊生理生化与营养学功能及其合理朴充。常见食物有：酸性食物、碱性食物、谷类营养、豆类营养、强力食品。

## 第一节 酸性食物和碱性食物

### 一、食物的酸碱性

所谓食物的酸碱性，是指食物中的无机盐属于酸性还是碱性。如果食物中含有较多的非金属元素，如磷、硫、氯等，在人体内经过生物氧化后，生成带有阴离子的酸根，可使体液表现为酸性，这种食物我们称为酸性食物。例如：猪肉、牛肉、鸡肉、鸭蛋类、鲤鱼、牡蛎、虾，以及面粉、大米、花生、大麦、蛋黄、啤酒、白糖等均为酸性食品。

一些食物如我们常吃的各种蔬菜、水果和牛奶等含有丰富的金属元素钾、钠、钙、镁等，在人体内经过生物氧化后可使体液呈碱性，这种食物我们称为碱性食物。例如：豆类食品、菠菜、莴笋、萝卜、土豆、藕、洋葱、西瓜、香蕉、梨、苹果、牛奶等均为碱性食品。碱性要素主要成分是钾、钙、钠、镁，这四种元素是人休运动和脑活动所必需的营养成分。

随着生活水平提高，人们偏食精米、精面、大鱼大肉等酸性食品，如果长期过多摄取这些食品，就会影响大脑功能。那么是否要少吃酸性食品呢？也不是，酸性和碱性食品适量配合食用才是健康、平衡的饮食生活。所以，多吃水果、蔬菜，多吃奶制品是十分重要的，二者不可偏废。

### 二、酸性食物和碱性食物的搭配

人体内部环境基本是中性的，略偏碱性。在新陈代谢过程中产生的大量酸性物质，都被血液中的缓冲物质所中和，不至于使人体内部环境呈酸性，但有时也可造成紊乱。例如，人患腹泻时，排泄物呈碱性，体液会因酸性物质相对增多而呈酸性；大量呕吐时，胃酸损失过多，体液又可呈碱性。另外，每餐进食时，食物都有一定的酸碱度，也会影响人体的酸碱平衡。

日常膳食中一定要注意酸、碱食物的合理搭配，否则，进食酸性食物过多，可造成血液偏酸性。为了中和这些酸性物质，又必须消耗体内大量的钙、镁等碱性元素，而引起缺钙等一系列症状，如皮肤病、神经病。特别是在节假日里，如果肉类较多，就更应该注意搭配一些新鲜蔬菜、水果等碱性食物，以免造成机体酸碱平衡失调。

运动员由于剧烈运动，体内酸性物质增多，使疲劳容易发生，对运动不利。所以运动员在运动中或运动后宜补充碱性饮料和碱性食品，因为它们可以中和运动员体内的酸性物质，延缓疲劳的发生，并且在运动后有利于疲劳的快速消除。在运动员膳食中，也应注意不宜多摄取酸性的食物，应根据食物的酸碱性合理选择。

## 第二节　常见食物的营养

食物营养是指食物含有的营养物质以及食物的营养功用和营养价值。通过摄取食物而获得所需的能量和营养素，是人体取得营养的主要途径。各种食物由于所含的营养素和能量满足人体营养需要的程度不同，营养价值有高低之分。实际上，在自然界除人乳外，迄今还未发现一种天然食物能完全满足人体所需的能量和各种营养素。每种食物各具特色，其营养价值的高低是相对的。

### 一、谷类营养

谷类是植物的种子。可以食用的谷类有很多种，在我国主要是稻米、小麦、玉米、高粱和小米。谷类食品在我国膳食构成中占有突出重要地位，是我国人民的主要食物，也是膳食中能量的主要来源，含糖高达70%～80%，主要成分是淀粉，还富含多种营养成分。

谷类中蛋白质含量为7%～16%。一般说来，谷类的蛋白质中都缺乏赖氨酸而亮氨酸又过剩，这就使得谷类蛋白质营养价值不高，不能将谷类作为蛋白质的唯一来源。弥补这一缺陷的方法就是经常食用营养价值高的含蛋白质丰富的食品，如牛奶、鸡蛋、肉类。豆类等谷类的淀粉含量相当丰富，是人体主要的能量来源。谷类中的脂肪较少，所含的无机盐中50%为磷，不含维生素C、维生素D和维生素A，主要含B族维生素。

由于谷类构造的特点，它所含的营养素分布不均衡，加工时，维生素和无机盐都损失严重，如果长期食用精制的米面，很容易导致某些营养缺乏。所以提倡在一餐中粗、细粮搭配着吃，使机体获得全面的营养。淘洗米的过程中也会造成一些营养素的损失和破坏，因此应该用冷水淘洗，减少淘洗次数，缩短淘洗时间，以便能多保留部分营养素。制作面食时，一般的蒸、烤、烙、煮等方式，营养素损失较少，而煎炸、加碱，可使维生素极度破坏。

#### （一）小麦

小麦是世界上1/3人口的主要食物，它含有淀粉、淀粉酶、蛋白分解酶、糖类，以及多种维生素。小麦制成的面粉可分为标准粉、富强粉和精白粉，标准粉加工程度较低，保留了较多的胚芽及外膜，其中蕴藏有大部分营养成分，故营养价值较高。以面食为主食的地区宜选用标准粉。精白粉加工程度最高，胚芽及外膜保留最少，维生素和无机盐的损失也最多，营养价值不及标准粉。但是，精白粉脂肪含量少，容易保存，其植酸及纤维素含量也较少，因此其消化吸收率比标准粉高。

麦胚芽具有增加细胞活性，改善人脑细胞功能，增强记忆，抗衰老以及预防心脑血管疾病等作用。小麦麸皮含有丰富的粗纤维、维生素和无机盐，目前食品工业已经把它作为食品添加剂加入到面包、饼干中，制成高纤食品，深受消费者的喜爱。

中医认为，小麦味甘咸、性凉，有生津止汗、养心益肾、镇静益气、健脾厚肠、除热止渴的功效。它适用于体虚多汗、舌燥口干、心烦失眠等症，特别以浮小麦（用水淘小麦，不沉于水的叫“浮小麦”）效果为佳，有补心敛阴止汗，治疗自汗盗汗、虚劳潮热等症。

（二）玉米

黄玉米中含有一定量的胡萝卜素，在鲜玉米中还含有一定量的维生素 C（干品中没有）。玉米的营养成分相当丰富，含有蛋白质、糖类、脂肪、磷、铁、钙、镁等多种成分。加工玉米后提取的玉米胚，其脂肪含量丰富，出油率达 16％～19％。玉米油为优质食用油，人体吸收率达 97％以上；其不饱和脂肪酸含量占 85％左右，其中油酸为 36.5％，亚油酸为 47.8％，亚麻油酸为 0.5％，经常食用可以降低血液胆固醇含量，对冠心病、动脉硬化症有辅助疗效。玉米油中还含有丰富的维生素 E，有抗脂质过氧化作用，对延缓衰老和抗运动性疲劳都有功效。另据报道，玉米还具有防癌作用。

中医认为，玉米味甘、性平，可利尿、利胆、止血、降血压。玉米须与咖啡因并用，可增强并延长利尿作用；玉米须的浸出液可明显降低血压，并有预防和治疗癌症的作用。玉米根和玉米芯用水煎服，可治疗尿路结石、膀胱炎和尿道炎等引起的尿急、尿频和尿道灼痛等症。

（三）稻米

稻米为我国人民的主食之一，淀粉含量极其丰富。稻米蛋白质含量并不很高，只有8％，但其蛋白质的氨基酸组成较接近人体的需要，蛋白质的利用率较其他谷类食物高。此外，还含有铁、钙、磷等无机盐，以及富含半纤维素、纤维素、维生素 $B_1$ 和可溶性糖。

中医认为，粳米味甘、性平，有健脾养胃、止渴除烦、固肠止泻之功效，可治肠胃不和、小便不畅、烦渴等 7 症。糯米味甘、性平，有暖脾胃、补中益气、浓缩小便之效，可治胃寒、消渴、尿频、夜尿等症。紫黑米富含钙、铁，有补血、健脾、理中及治疗神经衰弱等作用；此外还能提高血红蛋白含量，对治疗和预防贫血有一定作用。

（四）荞麦

荞麦是一种耐饥抗寒食品，它含有丰富的亚油酸、柠檬酸、苹果酸和芦丁，可防治高血压及心血管疾病。但因其较难消化，故不宜多食。

中医认为，荞麦味甘、性平寒，有宽胸、下气、消积通便等作用。

## 二、豆类营养

豆类包括大豆（黄豆、青豆、黑豆等）、绿豆、豌豆、蚕豆、豇豆与红豆等。

（一）大豆

大豆的蛋白质含量丰富，是精肉的 2 倍，是鸡蛋的 3 倍，是牛奶的 12 倍，大豆蛋白是唯一能替代动物蛋白的植物性食品。所以有“植物肉”、“绿色的乳牛”等美誉。大豆脂肪中含有 50%以上人体必需脂肪酸，可提供优质食用油。大豆中还有较多的维生素和钙。

整粒大豆煮熟后的蛋白质消化率只有 60%左右，若把大豆加工制成各式各样的豆制品，如豆浆、豆腐、腐竹和豆芽等，就可使大豆蛋白质消化率提高到 90%以上。豆浆中的蛋白质略比牛奶高，铁含量是牛奶的 25 倍，其他营养成分则不如牛奶。豆乳产品脱除了豆腥味，不含胆固醇，八种必需氨基酸较平衡，在豆乳中加入维生素或其他配方可制作成婴儿食品，适合于对牛奶、乳糖有过敏反应的婴幼儿食用。豆腐、豆腐干、腐竹中都含有较高的蛋白质，无机盐和维生素也相当多。干豆中几乎不含维生素 C，但经过发芽做成豆芽后其维生素 C 含量大大增加，其含量与新鲜蔬菜、水果相差无几。大豆及豆制品经接种真菌后可制成多种发酵豆制品，如豆酱、豆豉、臭豆腐和各种腐乳，这些发酵制品因为经过微生物的作用，变得更易消化吸收，维生素 $B_{12}$ 含量增加，促进人体造血和神经营养作用。

现代药理学研究发现，大豆中含有大豆皂甙、大豆黄酮、大豆素、丁香酸、染科木素等化学成分，具有镇静、解痉挛、抗脂质过氧化、抗衰老、抗疲劳作用，还可明显增加冠状动脉和脑血流量，降低心肌耗氧量和冠状动脉血管阻力，改善心肌的营养，并且还具有雌激素样作用。

大豆中含有抗胰蛋白酶因子，能抑制胰蛋白酶的消化作用，加水煮熟可将这种物质破坏，所以大豆类食物须充分加水煮熟后再食用。

中医认为，大豆味甘、性平，有滋补、活血、利尿、祛风、解毒等功效。它可用于治疗水肿胀满、风痹、黄疸水肿、痢疾腹痛、产后风症以及痈肿疮毒等症。

（二）绿豆

含丰富的糖类、蛋白质、多种维生素和无机盐。绿豆蛋白质中赖氨酸含量较高，含硫氨基酸较低；糖类主要是淀粉；无机盐以铁、钙、磷为主。

中医认为，绿豆味甘、性寒，有清热解毒、消暑利水等功效。它适用于中暑烦渴、食物中毒、草药中毒等，也适用于高血压。以绿豆汤当茶饮，对防治咽喉肿痛、大便燥结等有效。绿豆果皮的清热解毒作用比其他豆类强，并且适用于眼病，有明显退翳作用。

（三）豌豆

豌豆含丰富的糖类、蛋白质、多种维生素和无机盐。新鲜豌豆中含还有少量的维生素 C。豌豆蛋白质中赖氨酸含量较高，但蛋氨酸和色氨酸含量较低。

中医认为，豌豆味甘、性平，有和中下气、利尿、止泻、消肿等功效。用青豌豆煮熟淡食，或将嫩苗捣烂取汁服用，可治疗糖尿病、高血压、心脏病等。

（四）蚕豆

鲜蚕豆中含有较多的胡萝卜素和维生素 C。蚕豆蛋白质中含赖氨酸较多，但蛋氨酸含量较少。

由于蚕豆中还含有抗胰蛋白酶和血球凝集素等有害物质，所以食用前要充分加热使之失活。此外，还有一种毒素尚无去除办法，所以经常食用蚕豆就会发生溶血性贫血，即蚕豆病。

中医认为，蚕豆味甘微辛、性平，有健脾、利湿、和中等功效。蚕豆花有止血、止带、降血压等作用。蚕豆衣可治水肿、小便不通等症。

（五）豆制品

豆制品在加工过程中一般要经过浸泡、细磨、加热等处理，使其中所含的抗胰蛋白酶被破坏，大部分纤维素被去除。这样可明显提高豆制品的消化吸收率，营养价值也较高。有些豆制品由于在加工制作时加入了盐卤等，其无机盐如钙等的含量会有所提高，可成为钙的良好来源。

中医认为，豆腐和豆浆味甘、性平，有宽中益气、清热散血、祛虑润燥、清肺化痰等功效。豆腐皮味甘淡、性平，可清肺热、止咳、消痰等。豆腐乳味甘咸、性平，可养胃调中、促进食欲。用黑豆加工制成的淡味豆豉味苦、性寒，具有解暑清热、透疹解毒功效，可用于热病时胃中痰涎结滞、胸闷烦吐等症。

## 三、蔬菜类营养

蔬菜含有人体所需的多种营养素，在人们的膳食构成中占有重要地位，是我们日常生活中不可或缺的食物。尤其是我们现今的膳食，一般含有大量的蛋白质、脂肪、糖及盐，而只有少量的膳食纤维、维生素及无机盐。蔬菜含有大量的水分、丰富的酶类、多种维生素（如β－胡萝卜素、叶酸、维生素C、维生素E）及膳食纤维，几乎不含蛋白质和脂肪。一般在绿叶蔬菜中维生素C含量最高（如雪里蕻），其次是根茎类蔬菜（如萝卜），瓜类蔬菜（如冬瓜）中含量相对较少。机体所需的维生素C 90%以上由蔬菜供给。胡萝卜素在各种绿色、黄色及红色蔬菜中含量较多，尤其是在韭菜、油菜、胡萝卜中。蔬菜中无机盐也十分丰富，如油菜、芹菜富含铁，雪里蕻、苋菜富含钙。有些蔬菜如魔芋、薯类及藕还含有较多的淀粉。蔬菜中的纤维素是膳食纤维的主要来源，虽不被人体消化吸收，但能刺激消化液分泌和肠道蠕动，利于排便，对预防肠癌有一定作用。

如果膳食中没有蔬菜，机体内就很容易缺乏维生素及膳食纤维，就会降低身体的免受感染及抵抗疾病的能力。

蔬菜的种类很多，根据所食用的植物部分不同大致可分为下列各类：

（1）叶菜类。大部分的绿色叶菜含有极丰富的β－胡萝卜素、维生素C、钙质、大量膳食纤维及叶酸。菠菜及西洋菜含有更丰富的铁质。

（2）花、芽及茎类。这类蔬菜含丰富的维生素C、钙质、钾及膳食纤维。

（3）种子及豆芽类。这类蔬菜含有大量的蛋白质、糖类、B族维生素、钙质、膳食纤维。

（4）瓜果类。这类蔬菜含有大量的水分，因此能量相对较低。部分的瓜果类蔬菜含有丰富的维生素C及β－胡萝卜素。

（5）根茎、球茎及块茎类。这类蔬菜含有丰富的淀粉及膳食纤维。

（6）菌藻类。这类蔬菜含有丰富的膳食纤维、无机盐及抗氧化剂。食用菌不仅味道鲜美，而且具有高蛋白、低脂肪的特点，享有“保健食品”的美誉。此外，食用菌还含有较多的$B_1$、$B_2$、$B_{12}$及无机盐，如木耳中含有丰富的微量元素。许多蘑菇中还含有特殊化学成分，能降血脂、降血糖，清除细菌、病毒，有的还有抗癌效果。藻类如海带、紫菜、发菜等含有大量的钙质。

(7) 坚果及干豆类。坚果及干豆类含有丰富的蛋白质，亦含有脂肪、糖类及B族维生素。

据美国科学家的最新研究发现，番茄、豆类和花椰菜具有令人惊奇的抗癌效果。在众多蔬菜中，绿色与白色花椰菜如大白菜抗癌的效果最好。

蔬菜不宜长期存放，应先洗再切；如需烫熟，应整洗整烫后再切，烫时要水宽火大，时间短；不要切得太细太碎，以减少维生素的损失。切好的菜应及时烹调，烹调后及时食用。炒菜时要大火炒，不宜加盐过早，不用铜制炊具。含草酸较多的菜如菠菜、蕻菜等，可先用沸水烫熟，以除去较多的草酸。能生吃的尽可能生吃，或烫洗后加醋调拌食用。下面介绍常见蔬菜的营养特点。

(一) 白菜

白菜已有几千年历史，有大白菜和小白菜之分。通常所称的白菜都指大白菜，也称球白菜、包心白菜等。大小白菜营养成分及其含量大致相似，白菜除含有丰富的维生素C、钙、磷等外，还含有铁、胡萝卜素、维生素B等，特别是微量元素锌在蔬菜中名列前茅。白菜的食用有炒、熬、溜、脆等多种做法，是我国北方冬春两季的主菜。

中医认为，白菜味甘、性温，有通利肠胃、宽胸除烦、消食下气等功用，可用于治疗咳嗽、便秘等症。多食白菜对预防痔疮和结肠癌有益。

(二) 菠菜

菠菜几乎含有人体所需的各种营养元素，其胡萝卜素含量是白菜的数倍，而且极易为人体吸收利用。菠菜中铁含量也很高，吸收率可达50%。

中医认为，菠菜味甘、性凉，有健胃和中、润肠通便、止渴、解酒等功效，可用于治疗便秘、贫血、夜盲症、糖尿病、高血压和肺结核等症，并能促进胰腺分泌，帮助消化。

(三) 韭菜

韭菜除含糖、蛋白质、各种维生素及无机盐、钙、磷、铁等外，还含有大量的粗纤维及硫化物。韭菜具有较高的药用价值。

中医认为，韭菜熟食性温，生食性热。其叶和根具有兴奋、散瘀、活血、止血、止泻、补中、助阳、通络等功效，适用于跌打损伤、呃逆反胃、胸痛、肠炎等症。但是，胃虚有热、消化不良者不宜食用。

(四) 芹菜

芹菜植株不同部位的营养素含量也不相同。叶部的蛋白质、糖类、胡萝卜素及维生素C含量明显高于茎部，但钙、磷、铁含量又明显低于茎部。此外，芹菜含有丰富的维生素P，具有降低毛细血管通透性、加强维生素C的作用。

中医认为，芹菜味甘苦、性凉，有平肝清热、祛风利湿、醒脑健神、润肺止咳等功效，可用于治疗高血压、血管硬化、神经衰弱、月经不调等症。

(五) 黄花菜

黄花菜又名金针菜，未加工的鲜品含有秋水仙碱，秋水仙碱本身无毒，但是吃了以后在体内会被氧化成毒性很大的二秋水仙碱。据实验推算，只要吃3 mg秋水仙碱就足以使人恶心、呕吐、头痛、腹痛，如果量再大可出现血尿或便血的症状，20 mg可以致人死亡。所以，黄花菜多制成干品食用，干品是经蒸煮加工的，秋水仙碱已被去除，吃了不会发生中毒现象。

黄花菜干品的营养价值也相对较高，蛋白质、钙、磷含量非常丰富，但不含维生素C。

中医认为，黄花菜味甘、性凉，有养血、平肝、利水，消肿、镇静、安脑等功效，可用于治疗头晕耳鸣、咽痛、心悸、吐血、便血、乳疮、水肿等症。

（六）土豆

土豆又名马铃薯，19世纪后期由华侨从南洋群岛带回中国，故又有洋芋之称。土豆营养成分比较齐全，有“十全十美”的食品之美称。土豆的淀粉约有90%可被人体吸收，它对肥胖人食用十分有利。土豆的蛋白质为完全性蛋白质，赖氨酸含量较高。其无机盐成分除钙、铁、磷外，还含有较多的钾和镁。如果将土豆与全脂乳粉同用，可提供人体需要的全部营养素。土豆的药用价值也很高。

中医认为，土豆有和胃、调中、健脾、益气等功效，适用于治疗各种胃病，习惯性便秘、皮肤湿疹等症。

（七）胡萝卜

红胡萝卜含糖高，味甜；黄胡萝卜含糖较低，味淡。胡萝卜所含糖类以蔗糖为主，富含胡萝卜素和维生素C。胡萝卜素含量因部位不同而异。直根顶部比下部多，外围组织比髓部多，故肉厚心小的胡萝卜含胡萝卜素较多。胡萝卜含挥发油，具有芳香气味，能促进消化。

中医认为，胡萝卜味甘、性平，有补中下气、利胸膈、调肠胃、安五脏等功效，可用于治疗头晕耳鸣、咽痛、心悸、吐血、便血、乳疮、水肿等症。此外，胡萝卜还有降血压、强心、抗炎、抗过敏等作用。

（八）萝卜

不同品种萝卜的营养素含量大致相同。萝卜所含的糖类以葡萄糖和戊糖含量较高，富含维生素C，还含有多种酶、木质素以及少量芥子油、挥发油等，故萝卜既有甜味又有辛辣味。

中医认为，萝卜味甘辛、性平微凉，有健胃消食、止咳化痰、顺气利尿、清热解毒等功效，可用于治疗消化不良、胃酸胀满、咳嗽痰多、胸闷气喘等症。

## 四、菌藻类食品营养

（一）蘑菇

蘑菇营养素含量比较丰富，干蘑菇中因水分减少营养素含量明显提高。蘑菇富含蛋白质、钙、磷和铁，还含有多种游离氨基酸、糖类、叶酸、钾、锰、铜、锌等。蘑菇食疗的药用价值非常高。

中医认为，蘑菇味甘、性凉，有益胃气、悦神、化痰、止吐止泻等功效。

现代医学研究表明，蘑菇中含有干扰素诱导剂，能诱发干扰素的产生，因而对水泡性口炎病毒、脑炎病毒等有较好疗效。日本科学家从蘑菇中提取出一种具有抗癌作用的多糖，对乳腺癌、皮肤癌、肺癌都有一定的效果。鲜蘑菇水煎浸膏片可治疗迁延性或慢性肝炎。所以，肝脏病人宜食用蘑菇。蘑菇还具有降低血液胆固醇的作用，蘑菇中的酪氨酸酶具有降血压的功能，蘑菇是高血压和心血管病人理想的保健食品。此外，蘑菇还具有一定的降血糖作用，糖尿病患者消化不良时宜食蘑菇，因其含有胰蛋白酶等多种酶类，能分解蛋白质和消化脂肪。药理研究表明，蘑菇培养液还具有抑制金黄色葡萄球菌、伤寒杆菌、大肠杆菌生长的作用。

蘑菇食疗的药用价值：

(1) 取粳米 50 g，常法煮粥，半熟时加入洗净切丝成块的蘑菇 10 g，煮至米熟时食之，可治胃热呕吐、肠热泻痢、食欲缺乏。

(2) 取鲜蘑菇 6 g，活鲫鱼一条，清水煮不加盐，熟后食鱼喝汤，可治小儿麻疹透发不快。

(3) 取蘑菇 10 g，煎汤，日服 1 次，可治慢性支气管炎，咳痰。

(4) 取蘑菇焙干研末，温开水送服，每次服 3 g，日服 2 次，可治子宫功能性出血、肠风下血、痔疮出血等。

(二) 香菇

香菇是一种优质的食用菌，含有丰富的蛋白质、无机盐和维生素。100 g 香菇中含蛋白质 16.2 g，磷 28 g，尼克酸 23.4 g；含有多种游离氨基酸，乙酰胺、胆碱、腺嘌呤麦角甾醇、海藻糖等；含不饱和脂肪酸较多。香菇多糖有较强的抗肿瘤作用，所含嘌呤和香菇干粉可抑制体内胆固醇的形成与吸收，促进胆固醇的分解与排泄，防止血脂升高。香菇中的麦角甾醇在阳光照射下可转化成维生素 D，可防治佝偻病。

中医认为，香菇味甘、性平，有益气补虚、健胃、透疹等功效，可用于治疗食欲缺乏、吐泻乏力、小便淋浊等症。

(三) 银耳

银耳又名白木耳，具有较高的营养价值和药用价值。银耳的钙含量非常高，但维生素含量较少。还含有大量脱氧核糖核酸、酶类、杂多糖、酸性低聚糖等，可明显增强机体免疫机能，兴奋骨髓造血功能，促进蛋白质和核酸的合成。

中医认为，银耳味甘淡、性平，具有补肾生津、滋阴润肺、止咳化痰、益气活血等功效。银耳很早就被我国人民所认识，是历来著名的滋补佳品。临床上，银耳大多用来作为病后滋补的良药，也用来防治高血压、血管硬化、白细胞减少症和肿瘤等。

(四) 黑木耳

黑木耳含丰富的蛋白质、无机盐和多种维生素。黑木耳所含糖的种类丰富，有甘露聚糖、甘露糖、葡萄糖、木糖、戊糖等；脂肪含量虽然不高，但种类也较多，有卵磷脂、脑磷脂、鞘磷脂等；无机盐中钙、磷、铁含量比较高；此外还含有许多甾醇类，如麦角甾醇等。

中医认为，黑木耳味甘、性平，具有益气、凉血、止血等功效，可用于治疗咯血、吐血、崩漏、血痢等症。现代医学研究表明，黑木耳具有抗血小板聚集和降低血凝的作用，可减少血液凝块，防止血栓形成，有助于防治动脉硬化症。

(五) 紫菜

紫菜又名红藻，富含蛋白质、钙、磷、铁、胡萝卜素、核黄素、烟酸等营养素，还含有胆碱、磷脂、糖醛、锌、锰、碘等。

中医认为，紫菜味甘咸，性寒，有清热解毒、利尿化痰等功效，对于甲状腺肿或水肿有一定治疗。现在发现紫菜还可以治疗贫血、头皮屑、龋齿等。紫菜最常见的食用方法是汤菜，可与鸡蛋、香菇、虾米、豆腐等配汤，不但味道鲜美而且营养丰富，对人体健康大有益处。

（六）海带

海带有较高的营养价值，尤其富含无机盐、钙、碘等。此外，还含有大量纤维素。

中医认为，海带味甘咸、性寒滑，具有瘿瘤、化痰、散结、利尿等功效，可用于治疗淋巴结肿、慢性气管炎、水肿等症。

## 五、水果类营养

水果是人们的日常食品之一，品种丰富，风味各异。水果中的营养素主要是维生素和无机盐。维生素以维生素 C 为主，还有胡萝卜素。含维生素 C 较多的水果是鲜枣、山楂、柑橘、柠檬等，含胡萝卜素较多的是芒果、杏及枇杷。水果中的无机盐以钙、钾、镁、钠等为主。水果中还有各种糖和多种有机酸，糖与酸的比例决定了水果的风味，而且有机酸对维生素 C 的稳定性起保护作用。新鲜水果中含有较丰富的水分，不含脂肪和蛋白质。

常食用的硬果有很多种，如花生、核桃、栗子和各种瓜子等，这些硬果中，脂肪、蛋白质、无机盐和维生素 $B_1$、$B_2$ 都极丰富。

干果是新鲜水果加工干制而成，风味独特又便于保存运输。干果中维生素 C 不及新鲜水果多，而钙、铁等无机盐相对较多，常吃的干果有葡萄干、柿饼、红枣和莲子等。蜜饯制品是新鲜水果经糖渍而成，既可改善风味又便于保藏，但是这类食品仍易变质，所以应注意其保质期。

水果在生长、收获、运输和销售过程中，很容易被污染上细菌、虫卵和农药，因此在食用前应用流动的清洁水彻底冲洗，然后削皮再吃。对一些不能削皮的水果如草莓、葡萄等，可先用清水洗净后，在淡盐水中浸泡一会儿，或用无毒的清洁液洗后再食用。

（一）猕猴桃

猕猴桃是一种夏季开白色花的上等水果。其味道甘甜，果汁富含水分、粗纤维、多种氨基酸、果胶、胡萝卜素等，尤其以维生素 C 含量最突出，维生素 PP、糖类及各种蛋白酶也十分丰富。猕猴桃可鲜果去皮食用，也可榨汁服用，现在还有不少的加工产品上市。

中医认为，猕猴桃味酸甘、性寒，有解热、生津、通淋等作用，是一种极好的强身滋补品，而且具有一定的抗癌作用。

（二）葡萄

葡萄含糖类的主要成分是葡萄糖，其次是果糖、蔗糖、木糖等。葡萄中维生素 K、胡萝卜素等维生素的含量非常丰富，还含有卵磷脂、氨基酸和大量有机酸，如酒石酸、草酸、柠檬酸、苹果酸等。葡萄汁、子、皮内均富含强力抗氧化物质——白藜芦醇及类黄酮等成分，它们在皮及子中的含有量更胜一筹。白藜芦醇及类黄酮具有阿司匹林药物的溶栓、抗血凝效益，可防御缺血性脑中风，如脑梗死、脑血栓等。有人对健康受试人及恒河猴进行的两项小型科研中发现，如果每天饮用 3 杯紫葡萄汁，可使血小板聚集力降低 40%。美国科学家的研究还发现，葡萄中的白藜芦醇具有较强的抗癌、阻抑癌细胞扩散效应。我国科学家成功地从普通葡萄子中提取出具有超强效力的抗氧化物质——原花素低聚物（OPC），并证实它能有效清除人体内多余的自由基，具有增强人体免疫功能和延缓衰老的功效。

中医认为，葡萄味甘、性寒，虽属药果兼优的养生佳品，但因其性寒凉，故当脾胃不和、虚寒泄泻时应忌食。

为了获取较多的有益成分——白藜芦醇及类黄酮，人们不妨将鲜葡萄洗净后连皮带子榨汁并粉碎后同食。

（三）红枣

红枣的营养十分丰富，含有对人体有益的 14 种氨基酸和多种人体必需的有机酸，维生素含量高出苹果、香蕉 50 多倍，有“活维生素丸”的美称。此外，红枣还含有各种糖类（如葡萄糖、果糖、多糖等）、黄酮类、生物碱、大量的黄磷酸腺苷以及苹果酸、油酸、亚油酸等。

中医认为，枣味甘、性温，有补中益气、养血安神、生津液、解药毒的作用，可用于脾胃血虚、食欲缺乏、大便稀烂、疲乏无力、气血不足、心悸失眠等症。但红枣生食易损脾作泻，中满者忌食。凡龋齿疼痛，下腹胀满，大便秘结者不宜食用。

现代研究发现，红枣可促进蛋白质的合成，增加机体抵抗力，还有利于保肝、镇静、降压、止咳、抗痰和抗过敏等作用。

（四）杏子

杏子含糖 15%，富含胡萝卜素，蛋白质和无机盐含量也比苹果、梨、桃等水果高。杏中还含有儿茶酚胺、黄酮类等。特别杏仁的营养更加丰富，其含有苦杏仁甙、杏仁油，具有防治癌症的作用。杏的药用部分主要是杏仁。

中医认为，苦杏仁味辛苦甘、性温，有祛痰、润肺、止咳等功效，可用于伤风感冒等引起的咳嗽、多痰、气喘及大便燥结等症。甜杏仁味甘、性平，多用于肺虚久咳、干咳无痰及大便不畅等。

（五）香蕉

每 100 g 香蕉中含蛋白质 1.2 g、脂肪 0.5 g、糖类 20 g，还有丰富的维生素。此外，香蕉还含有果胶、5-羟色胺、去甲肾上腺素、二羟基苯乙酸及多种酶类物质。香蕉不仅营养丰富，而且具有多种药用功效，是药食俱佳的水果。研究发现，患有忧郁症的人适当吃些香蕉，可以增加脑中的神经递质 5-羟色胺，从而驱散悲观、烦躁的情绪，增加平静、愉快感。香蕉含维生素 A、维生素 B、维生素 C 和维生素 E 等多种维生素，且含钠及胆固醇也低，经常食用能有效地防治血管硬化，降低血中的胆固醇和高血压。另外，常吃香蕉的人不仅不会发胖，而且能使皮肤细腻健美。常用香蕉汁擦脸搓手，可防止皮肤老化、脱皮、瘙痒、皲裂，所以香蕉有除皱美容的作用。研究还发现，香蕉中含有一种化学物质，能刺激胃黏膜的抵抗能力，增强对胃壁的保护，从而起到防治胃溃疡的作用。此外，香蕉皮中含有抑制真菌和细菌生长繁殖的蕉皮素，香港脚、手癣、体癣等引起的皮肤瘙痒症，用香蕉皮贴敷患处，能使瘙痒消除，促使疾病早愈。

中医认为，香蕉味甘、性寒，有止渴、润肺肠、通血脉、填精髓等功效，适用于便秘、烦渴、发热、肿毒等症。

（六）花生

花生具有较高的食用及药用价值，它所含的营养成分和有效成分非常丰富。花生中多含脂肪酸，其中以多不饱和脂肪酸含量居多，如亚油酸含量可达 37.6%，易被人体消化和吸收。此外，花生还含有丰富的蛋白质、维生素、无机盐等营养素，以及胆碱、嘌呤、甜菜碱等物质。近年来，国外的专家对花生的研究取得了引人注目的进展。墨西哥专家最新实验表明，花生、花生油中含有丰富的植物固醇，特别是β−谷固醇，这种物质已被实验证明具有预防心脏病及肠癌、前列腺癌和乳腺癌的功效。美国科学家在花生中发现了一种生物活性很强的天然多酚类物质——白藜芦醇，这种物质可以预防肿瘤类疾病，也可以降低血小板聚集，还可以预防和治疗动脉粥样硬化、心脑血管疾病。美国学者艾尔・敏德尔 1998 年编辑出版的《抗衰老圣典》中，白藜芦醇被列为“100 种最热门有效的抗衰老物质”之一。如今，美国宇航局将花生定为航天食品之一 。专家预计，各种富含白藜芦醇的新产品将会逐渐推出，花生、花生油、花生饮料、花生酱等制品今后会为饮食与健康发挥更大的作用。

中医认为，花生味甘、性平，有润肺、合胃、补脾等功效，可用于烦渴、反胃等症。此外，饭后食用几颗带内皮的生花生且有补血的作用，可以预防和治疗贫血病。

（七）桃

桃含糖 11%左右，果酸、蛋白质、无机盐也含量丰富，还含有较多的粗纤维、苹果酸、柠檬酸等。桃仁中含有脂肪酸苦杏仁甙和维生素等。

中医认为，桃味甘酸、性微温，有生津、润肠、活血、消积等功效，可用于大便燥结等症。

（八）苹果

每 100 g 苹果中含糖 15 g、蛋白质 0.2 g、脂肪 0.1 g，无机盐含量也较高。此外，苹果还含有大量的苹果酸、柠檬酸、酒石酸、鞣酸等有机酸和黏液。苹果皮中含有大量的果胶和粗纤维。

（九）板栗

栗子营养价值很高，甘甜芳香，含锭粉 51%～ 60%、蛋白质 5.7%～ 10.7%、脂肪 2.0%～ 7.4%，胡萝卜素、维生素 C 分别是花生的 4 倍和 18 倍。此外，板栗还含有维生素 $B_1$、维生素 $B_2$，以及无机盐 Ca、P、K 等。

（十）核桃

核桃是世界四大干果之一，其果仁含有大量的优质脂肪（如亚油酸、磷脂类等）、糖类、多种维生素和人体所需的微量元素。

（十一）山楂

山楂含有多种果胶、果糖，维生素 C、蛋白质、脂肪等含量也十分丰富，钙含量名列前茅。

（十二）西瓜

西瓜含有各类糖，以及丰富的维生素、有机酸、无机盐等。

（十三）荔枝

荔枝素称“果中之王”，果肉含葡萄糖高达 65%以上，维生素、多种酸含量也高。

（十四）柚子

柚子多含甙类和胡萝卜素、维生素等。

（十四）橘子

橘子中多种营养成分并成，有糖类、酸类、维生素 C 等。

## 六、蛋类及其制品营养

蛋类所含的蛋白质中，氨基酸组成比例非常适合人体需要，利用率高达 99.6%，是天然食物中最理想的优质蛋白质。蛋类脂肪主要集中在蛋黄内，蛋清中几乎没有。蛋类中钙、磷、铁等无机盐含量较高，而在蛋黄中又比蛋清中高。蛋类还含有丰富的维生素A、D、$B_1$、$B_2$，主要存在于蛋黄中，蛋清中维生素$B_2$较多。蛋黄中的胆固醇含量很高。近年来，国内外营养学家和医学家对鸡蛋的营养价值及保健功能有了5点新认识，即健脑益智、保护肝脏、防治动脉硬化、预防癌症和延缓衰老。

（一）健脑益智

鸡蛋黄中的卵磷脂、甘油三酯、胆固醇和卵黄素对神经系统和身体发育有很大的作用。卵磷脂体内消化后，可释放出胆碱，胆碱可改善各个年龄组的记忆力。

（二）保护肝脏

鸡蛋中的蛋白质对肝脏组织损伤有修复作用，蛋黄中的卵磷脂可促进肝细胞的再生，还可提高人体血浆蛋白量，增强机体的代谢功能和免疫功能。

（三）防治动脉硬化

美国营养学家和医学工作者用鸡蛋来防治动脉粥样硬化，获得了出人意料的惊人效果，他们从鸡蛋、核桃、猪肝中提取卵磷脂，每天给心血管病患者吃4～6汤匙。3个月后，患者的血清胆固醇显著下降，获得满意效果。

（四）预防癌症

鸡蛋中含有较多的维生素$B_2$，维生素$B_2$可以分解和氧化人体内的致癌物质。鸡蛋中的微量元素，如硒、锌等也都具有防癌作用。根据对全世界人类癌症死亡率进行的分析，人们发现癌症的死亡率与硒的摄入量成反比。

（五）延缓衰老

鸡蛋含有人体几乎所有需要的营养物质，不少长寿老人的延年益寿经验之一，就是每天必食一个鸡蛋。中国民间流传的许多养生药膳也都离不开鸡蛋。例如，何首乌煮鸡蛋、鸡蛋煮猪脑、鸡蛋粥等。

一般的烹调方法，如荷包蛋、油煎蛋及炸、蒸、煮时，对蛋类的营养价值微有影响，仅维生素$B_1$和$B_2$有少量损失。蛋类不应生吃，这是因为蛋类有时可被沙门氏菌污染，生蛋中还含有一些抗营养因子，只有通过烹调，杀死细菌，破坏抗营养因子活性，才有利于人体消化吸收。蛋类营养价值虽高，但不能一次多食，以免增加胃肠和肾脏的负担，不利于健康。

蛋类制品有皮蛋（松花蛋）、咸蛋和糟蛋。皮蛋风味独特，是佐餐佳品，但不宜久存放，20℃室温存放一个月，已破损污染的皮蛋有引起食物中毒的危险，不宜食用。如果将鸡蛋加工成咸蛋后，钙含量就会明显增加，可由55 mg/100 g增加到512 mg/100 g，约为鲜鸡蛋的10倍，特别适宜于想补钙的人，且容易消化，可保存2 ～ 4个月。糟蛋含钙量比鲜蛋高40倍。

储存鲜蛋应放在温度适宜、通风良好、干燥清洁、无异味的地方，以防鲜蛋变质。

## 七、乳类及其制品营养

一般乳类含水86％ ～ 87％，总体固体13％（其中脂肪3.4％ ～ 3.8％、蛋白质3.3％～ 3. 5％、乳糖4.6％～ 4.7％、无机盐0.7％），主要包括牛奶和羊奶，它们也是人们日常生活中的重要食物。这些奶含有丰富的蛋白质、脂肪、乳糖、无机盐和维生素等营养成分，易消化吸收，很适合于老年人、病人和母乳缺乏的婴儿。但是，对婴儿来说，牛奶比母乳的酪蛋白多，脂肪颗粒大，钙磷比例不适当，不利于消化吸收，不饱和脂肪酸和乳糖少，易受细菌污染。羊奶的营养成分与牛奶相同，且比牛奶易于消化，但含叶酸较少，应注意补充。

母乳营养成分丰富，消化吸收率很高，是婴儿最佳食物。母乳中的蛋白质以白蛋白为主，酪蛋白较少且凝块小，易被婴儿消化吸收。母乳中的脂肪以不饱和脂肪酸为主，它是脑发育不可缺少的物质。母乳中的钙含量虽不及牛奶多，但与磷的比例恰当，能被较好地吸收利用。母乳中还含有较多的维生素和乳糖。母乳中的免疫球蛋白和乳铁蛋白还能增强婴儿免疫力，尤其产后 12 天内的初乳，抗体含量更多，可以提高婴儿的抗病能力。

乳类所含的蛋白质主要为酪蛋白，其次为卵球蛋白和卵白蛋白，这是婴幼儿生长发育的必需物质。它们含有人体所需的必需氨基酸。1 L 牛奶可以满足甚至超过成年人每日所需的氨基酸，蛋白质的消化率为 87%～ 89%。乳类所含的脂肪颗粒极小，消化率高，脂肪中油酸占 30%，亚油酸仅占 3%，奶油胆固醇含量为 168 mg/100 g。乳类所含的糖类是 4.6% ～ 4.7%的乳糖，其甜度为蔗糖的 1/6，乳糖对幼儿发育极为有利。乳类的无机盐含量为 0.7% ～ 0.75%，以钙、磷、钾为主，其中钙含量为 115 mg/100 g，易吸收，铁含量较少。维生素以维生素 $B_2$、维生素 A 为主，$B_2$ 含量丰富，夏季奶有部分胡萝卜素和维生素 C。

鲜奶按照不同的需要经过加工后，可制成一系列奶制品如奶粉、炼乳、乳酪、奶油、酸奶等。奶粉种类很多，对那些需要喂奶粉的婴儿，最好使用母乳化奶粉，因其营养成分更接近母乳，而炼乳则不如奶粉，长期只吃炼乳易致婴儿营养不良。

酸奶是鲜奶经过加工后的产品，营养价值很高。它除保留了原乳的营养成分外，其含的乳酸菌对调节人体机能，抑制腐败细菌，增进食欲均有一定作用；同时味道纯正，奶香消爽，不仅提高了奶的营养成分，而且还杀灭了有害细菌，是理想的奶质食品。

## 八、肉类营养

肉类可分成畜肉和禽肉两种。畜肉包括猪肉、牛肉、羊肉和兔肉等，禽肉包括鸡肉、鸭肉和鹅肉等。

肉类蛋白质含量为 10% ～ 20%，瘦肉和内脏中较多，肥肉中较少。肉类蛋白质中氨基酸充足且比例合理，易为人体利用，它是动物性蛋白质的主要来源，与豆类、谷类等植物性蛋白质混合食用，可互相补充，提高营养价值。肉类蛋白质是青少年生长发育不可缺少的物质，可增强记忆，补充体力消耗，优质蛋白还可延缓衰老。值得一提的是兔肉，它是高蛋白、低脂肪的肉类食品，胆固醇含量也少，尤其适合于高血压、心脏病、动脉硬化病人食用。

肉类脂肪含量一般为 10% ～ 30%，提供较多能量。肉类脂肪中饱和脂肪酸及胆固醇含量较高，所以血脂症及动脉硬化者，宜少吃肉类脂肪。肉类为铁和磷的良好来源，钙含量较低。肉类可提供多种维生素，尤其是脂溶性维生素。瘦肉和内脏中含 B 族维生素较多，尤其是肝脏，是多种维生素最丰富的来源。肉类中糖类含量很低。

肉类食品在加工烹调中，除水溶性维生素外，其他营养素含量变化较小。从营养角度来说，肉类烹调以炒为最好，蒸煮次之，烤和炸更次之。在炒炸时，应先用淀粉进行挂糊上浆处理，以减少维生素的破坏和蛋白质的变性。炖煮肉类食品，应用冷水下锅。因为肉类蛋白质遇热凝固，会影响汤汁的鲜味。

肉类加工制品有很多种，如香肠、火腿、腊肉、板鸭、扒鸡等，加工时应选用新鲜原料，防止污染。

## 九、水产类食品营养

水产食品包括各种鱼类和虾、蟹、贝类、海藻类（海带、紫菜）等。

鱼类含有丰富的水分和蛋白质，蛋白质含量约占15%～20%，且鱼类蛋白质属于完全蛋白质，是生物营养价值较高的蛋白质之一。鱼肉质细嫩、松软，进食之后比其他畜禽肉类蛋白质更易被人体消化吸收，吸收率高达97%。鱼类脂肪含量低，一般在3%以下。武昌鱼脂肪含量虽然高达15%，但是脂肪主要集中于鱼皮、内脏和脑部，其脂肪成分与畜肉明显不同，大部分为不饱和脂肪酸，能降低血脂，可用来防治动脉硬化和冠心病等，并且其脂肪消化率高达95%。鱼的无机盐含量比肉类高，达1%～2%，主要是钾、钠、钙、磷等，还有硫、铁、铜、碘等，海产鱼类含碘尤其多，微量元素也较丰富。

鱼类还可提供人体必需氨基酸和维生素A、维生素D及B族维生素。其中鳝鱼含维生素$B_2$高达7 mg/100 g，鱼类肝脏中的维生素A、维生素D可作为膳食及药用鱼肝油的良好来源。由于鱼类营养丰富，含水较多，酶活性高，死后很容易腐败变质。因此，鱼类死后应尽快加工烹调。

虾、蟹中蛋白质较丰富，与畜肉相近。钙、磷、钾和维生素A、$B_2$也较多，且吸收率比植物性食品高。蟹类胃肠内含有大量的病菌和毒素，死后体内蛋白迅速分解，细菌大量繁殖，所以死蟹不能吃。清洗蟹时应做到“四除”，即除蟹鳃、蟹胃、蟹肠和蟹心，烹调时要烧透。

贝类不但含较多的蛋白质，而且维生素$B_{12}$和锌含量远比其他食物丰富。贝类食用前应选活的，用清水仔细冲洗干净，烹调时可放些酒、葱、姜，起到一定的杀菌作用。贝类不易被人体消化，故不能生食，要煮透、烧透再吃。

## 十、天然抗氧化剂

人体在剧烈运动时，机体会产生多余的自由基。

自由基是指那些最外层电子轨道上含有不配对电子的原子、离子或分子。自由基具有高度的氧化活性，极不稳定，它们攻击细胞膜、线粒体膜，与膜中的不饱和脂肪酸反应，造成脂质过敏化增强。这样，膜结构的完整性受到破坏，引起肌肉、肝细胞、线粒体、DNA等广泛损伤从而引起各种疾病，如炎症、癌症、扩张性心肌病、老年性白内障、哮喘等疾患。故自由基是人体疾病、衰老及死亡的直接参与和制造者。

当身体面临这些自由基的伤害时，体内的抗氧化营养素如维生素A、维生素C、维生素E、硒，以及抗氧化酶如超氧化物歧化酶（Superoxide dismutase，SOD）、过氧化氢酶（Catalade，CAT）、谷胱甘肽过氧化酶（Glutathione peroxidase，GSH-Px）等可以清除体内产生的多余自由基，使机体免受自由基的侵害。但是，人在剧烈运动或30岁以后，机体靠本身的抗氧化物已经不能完全清除其产生的有害自由基，需要外源性补充天然抗氧化剂以加快机体内自由基的清除，减少自由基的伤害。下面介绍几种常见的天然抗氧化剂，它们主要是存在于自然界中的植物性成分。

（一）维生素A及β—胡萝卜素

维生素A可以保护视力和口、鼻、喉、肺等的黏膜，并且可以借助维生素C不被氧化，使其在体内更具活性。β—胡萝卜素是维生素A的前体物质，主要存在于胡萝卜和深绿色、深黄色的蔬菜和水果中，它可随身体所需而转换成维生素A，也是清除氧自由基的重要抗氧化成分。

（二）维生素E

维生素E是重要的抗氧化剂，它可以防止维生素B和维生素C的氧化，并和氧气结合而防止其转变成带有毒性的过氧化物。一项研究报告指出，维生素E进入细胞膜中起抗氧化作用，其一个分子可以中和去除50个自由基。因此，对肺而言，它是一种抗污染物质。

（三）维生素C

维生素C可以抵抗感染菌，并可减弱过敏性物质的作用，它还可以防止维生素A、维生素E及某些B族维生素的氧化。此外，维生素C亦可保护皮肤上的免疫细胞以对抗癌症和阳光所造成的伤害，更可淡化出现于肌肤上的老人斑和其他不规则的色素沉淀。

（四）硒

硒是一种无机盐，若和维生素E同时补充时则具有相乘的抗氧化作用。在调查各都市里的市民血液硒含量时，显示出血液中的硒含量和癌症的死亡率有直接的关系，血液中的硒含量愈高，死亡率愈低，反之则愈高。

（五）超氧化物歧化酶

超氧化物歧化酶（Superoxide Dismuladse，SOD）是已知可修复自由基伤害的最强的生化制剂，它是一种暴露在阳光下会被破坏的酵素。但由于它暴露在紫外线、烟雾和汽车废气下较安定，因此可用它来测试细胞内过氧化物的含量。

（六）Pycnogmol

Pycnogmol是从法国水松所提炼出来的一种化合物，经由体外实验可知它具有很强的抗氧化活性，其抗氧化作用方式与维生素E相类似，但其所具有的抗氧化强度却分别是维生素E和维生素C的50倍与20倍。因此，它可减轻放射性的伤害，并可保护细胞膜免于太阳光的伤害。

（七）蜂蜜

美国最新的研究发现，一般常见的食用蜂蜜中含有许多对于防止疾病有效的抗氧化物质。由于蜂蜜是由植物而来，因此蜂蜜中的抗氧化物应该也是这些天然植物中所含的物质。研究员收集了20种不同来源的蜂蜜进行化学分析后发现，各地的蜂蜜所含的抗氧化物质不尽相同，颜色较深的蜂蜜所含的抗氧化物质较颜色浅的蜂蜜多，甚至不同蜂蜜的含量差距高达20倍。

（八）巧克力

科学家以高压液相层析仪（HPLC）针对巧克力所做的成分分析显示，巧克力中含有许多强力的抗氧化物，包括儿茶酚，以及其他多酚类的抗氧化物，这些物质在其他天然植物制品如绿茶中也存在很多，目前认为它们的抗氧化作用可以保护脂肪不受自由基的侵害，所以被认为对防癌、防老化和抗疲劳很有帮助。但是，巧克力中含有大量的能量，如果只是要摄取这些抗氧化物，建议还是由其他来源如绿茶与天然蔬果中摄取。

（九）绿茶

科学家们相信绿茶中所含有的抗氧化成分，可降低世界上抽烟人群患肺癌的几率。如今的研究指出，绿茶亦可减缓皮肤肿瘤的生长。

（十）银杏

银杏是已知现存最古老的树种之一，它可存活千年以上，并可对抗虫害、疾病和污染的侵害。这是因为银否树中含有许多称为黄酮类的抗氧化成分，它们的抗氧化活性高且能保细胞免于自由基的侵害。

（十一）葡萄子

葡萄子中的抗氧化物已被证明其活性较维生素 E 高，可以清除多数具有危险性的自由基，它们亦可保护较薄的血管壁以避免其失去弹性强度，因而可预防或改善静脉曲张所造成的蜘蛛状静脉外观，也是体内抗过氧化物的强力营养素。

（十二）含抗氧化剂的食物

维生素 E：燕麦、花生、人造奶油、罐头桃子、小麦胚芽油、玉米油、葵花油、大豆油、花生油。

维生素 C：橘子、草莓、葡萄柚、青椒、生菜、菠菜、花菜、白菜、芥菜、洋山芋。

胡萝卜素：胡萝卜、红薯、芒果、木瓜、杏、肝、绿叶青菜、绿菜花。

（十三）含抗氧化营养素无机盐的食物

铜：肝、蚝、豆类、干果、可可、全麦面包、葵瓜子。

锌：虾、蟹、蚝、肉类、火鸡、豆类。

锰：米、燕麦、全谷类、干果、豆类、绿叶蔬菜。

铁：肝、蚝、肉、豌豆、李子汁。

硒：鱼、肉、肝、鸡、蛋、牛奶、白面条、白面包。

# 主要参考文献

1. 刘远明．健康价值与健康责任［J］．贵州社会科学，1998，5(4)：25～26.
2. 许军．健康评价．国外医学社会医学分册，1999，136.
3. 苏太洋，韩秀英．健康新概念的内涵［J］．中国健康教育，1998，17～19.
4. 许砚田．体育与健康［M］．天津：天津大学出版社，2000，136.
5. 陈吉隶，陈建芳，吴玉珍，等．优秀运动员的营养状况和改善途径［J］．中国运动医学杂志，1997，(13)：1～6.
6. 陈吉隶，杨则宜，李可基，等．推荐的中国运动员膳食营养素和食物适宜摄入量［J］．中国运动医学杂志，2001，20(4)：340～347.
7. 董立钧．冠心病防治指南［M］．北京：人民卫生出版社，1999.
8. 金龙飞．食品与营养学［M］．北京：中国轻工业出版社，1999.